Faszien – kompakt

Aus Gründen der besseren Lesbarkeit haben wir uns entschlossen, durchgängig die männliche (neutrale) Anredeform zu nutzen, die selbstverständlich die weibliche mit einschließt.

Gunda Slomka

FASZIEN – KOMPAKT

Training für das Bindegewebe

Meyer & Meyer Verlag

Papier aus nachweislich umweltverträglicher Forstwirtschaft.
Garantiert nicht aus abgeholzten Urwäldern!

Faszien – kompakt

Bibliografische Information der Deutschen Bibliothek
Die Deutsche Bibliothek verzeichnet diese Publikation in der Deutschen Nationalbibliografie; detaillierte bibliografische Details sind im Internet über <http://dnb.ddb.de> abrufbar.

Auckland, Beirut, Dubai, Hägendorf, Hongkong, Indianapolis, Kairo, Kapstadt, Manila, Maidenhead, Neu-Delhi, Singapur, Sydney, Teheran, Wien

Member of the World
Sport Publishers' Association (WSPA)

Gesamtherstellung: Print Consult GmbH, München
ISBN 978-3-89899-995-3
E-Mail: verlag@m-m-sports.com
www.dersportverlag.de

INHALT

EXPERTENBEITRÄGE VON:

Mareike Großhauser

- Ernährungswissenschaftlerin (Dr. troph.)
- mit IOC-Sport-Nutrition-Diplom
- Freiberuflich tätig für den Olympiastützpunkt Rheinland-Pfalz/ Saarland
- Autorin von *Ernährung im Triathlon* und *Ernährung im Sport für Vegetarier und Veganer*
- Ernährungsexpertin und Referentin für Sportverbände, Firmen sowie diverse Magazine
- Privater „Food Coach" bekannter Spitzensportler

Ralf Blume

- Selbstständiger Physiotherapeut & Heilpraktiker [PT]
- Leiter der physiotherapeutischen Abteilung beim Fußballbundesligisten Hannover 96
- Vielfache Aus- und Fortbildungen:
  - Manuelle Therapie (DFOMT.org)
  - Medical Flossing (Instructor)
  - FDM-Faszien-Distorsions-Therapie nach Typaldos
  - Mobilisation des Nervensystems nach Butler
  - CranioSacrale Therapie (Upledger)
  - Akupunkt-Massage nach Penzel
  - Kinesio Taping – Medical Taping Concept
  - IAS-Sportphysiotherapeut (Int. Academy for Sportscience)
  - Medizinische Trainingstherapie

- Spinale Therapie nach McKenzie
- Lehrtätigkeit an der Sportschule des Niedersächsischen Fußball-Verbandes (NFV) für DFB- und NFV-Trainer-Lehrgänge
- Assistenzen am Institut für Manuelle Therapie des IFK e. V.

Markus Roßmann

- Dipl.-Sportlehrer Univ.
- Fascial Fitness Master Trainer (FFA)
- Certified Rolfer™
- Begründer der Fascial Walkmethode
- Mitglied der Faszienforschungsgruppe Dr. Schleip
- Mitglied der European Rolfing Association

KAPITEL I

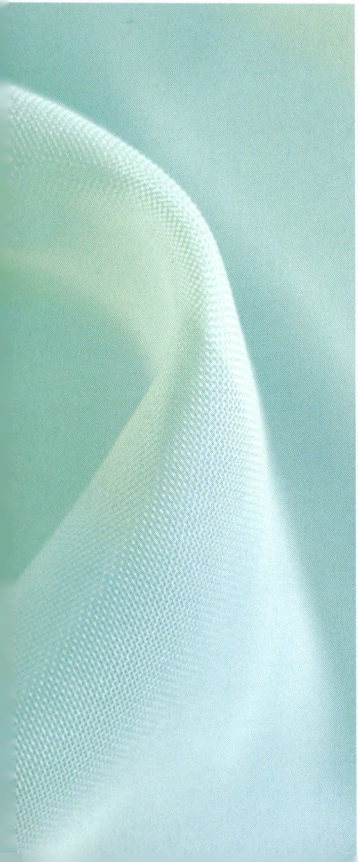

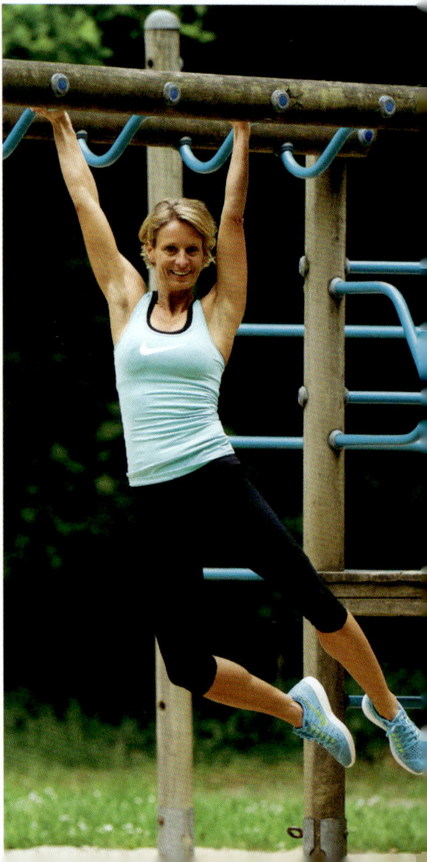

I EINLEITUNG

Willkommen in der bewegenden Welt der Faszien!

Es liegt noch nicht lange zurück und der Begriff **Faszie** war lediglich als medizinischer Fachterminus bekannt. Heute sind Faszien omnipräsent. Der Gigant Faszie findet sich im Leistungssport, im Fitnessbereich und in vielen Kursformaten des GroupFitness Trainings wieder. Ob Rückentraining, BBP, Yoga, Pilates oder funktionales Training – die Faszien sind Stundeninhalt, geben Ideen für neue (oder auch alte, wiederbelebte) Übungen. Therapeuten verlegen ihren Schwerpunkt vermehrt auf Techniken, die das Arbeiten mit der faszialen Struktur in den Vordergrund stellen.

Warum ist das Interesse an dieser faserigen, flüssigkeitsdurchtränkten Struktur plötzlich so groß?

Anlass gab 2007 ein sporttherapeutischer Kongress zum Thema „Connective Tissues" in Boston/USA. Dank verbesserter Ultraschallgeräte konnten neue und aufschlussreiche Bilder faszialer Strukturen präsentiert werden.

Seither wird geforscht und sehr vielschichtig veröffentlicht, sodass heute in vielen Bereichen des Sports ein gutes Grundwissen herrscht, welches Trainer und Therapeuten zur Entwicklung entsprechender Programme motiviert.

Wir sind noch lange nicht mit dem Wissen um unsere Faszien am Ende.

Andrew Taylor Still (Begründer der Osteopathie, 1828-1917) sagte bereits während seiner Lehrzeit:

„Beim Studium der Faszien werden sich mehr reichhaltige und goldene Einsichten auftun als bei irgendeinem anderen Aspekt des Körpers."

Wir wissen heute einiges, noch lange nicht alles ... Wir sind auf dem Weg.

Die faszialen Strukturen sind faszinierend, vielschichtig, besitzen eine unfassbare Aufgabenkomplexität und entsprechend stehen wir am Anfang der wundervollen Aufgabe, die Faszien in den Trainingskontext integrieren zu dürfen.

In den letzten 50-60 Jahren, den Jahren der Existenz und Weiterentwicklung der Sportwissenschaft, lernten wir etwas über das Skelettsystem, die Gelenke, die Knochen und die Bandstrukturen. Wir erfuhren viel über die Funktion und Trainierbarkeit des Herz-Kreislauf-Systems. Wir kennen den Verlauf unserer Muskeln und können spezifische Trainingsreize setzen, um z. B. Kraftausdauertraining oder Kraftaufbau zu trainieren. Wir lernten Ideen zur Stimulation diverser Sensoren des Körpers, um zu entspannen, Toleranzen gegenüber Dehnungen aufzubauen oder Muskeln zu aktivieren.

Die Faszien, die alles umspannende, durchdringende, formgebende, mit Flüssigkeit durchtränkte, sowohl elastische wie auch Festigkeit gebende Struktur, fanden in unseren bisherigen Trainingskonzepten keine Beachtung.

Nun gilt es, sich dieser Herausforderung anzunehmen und das bekannte, für gut befundene Training, inklusive der gesamten Trainingssteuerung, in den Kontext der Faszien zu stellen.

Faszien können und sollen nicht losgelöst von Muskeln, Gelenken und letztendlich den Nerven betrachtet werden. SIE SIND TEIL DESSEN!

Von daher lohnt es, sich damit zu beschäftigen, wo und wie sinnvoll es ist, die Faszien in den Trainingsprozess zu integrieren bzw. die Faszien mit spezifischen Reizen zu stimulieren.

Dieses Kompaktbuch zum Thema Faszien widmet sich der Praxis bzw. der Eingliederung der Faszien in bestehende Trainingssysteme und findet eigene Übungen, die die faszialen Strukturen zur Neubildung und Regeneration stimulieren.

Faszien - kompakt
Training für das Bindegewebe,

findet seine Grundlage und Erweiterung in dem Basiswerk:

Faszien in Bewegung. Bedeutung der Faszien in Training und Alltag, (2014 by Meyer & Meyer; ISBN 978-3-89899-848-2)

Faszien in Bewegung.
Bücher für die Bewegung!

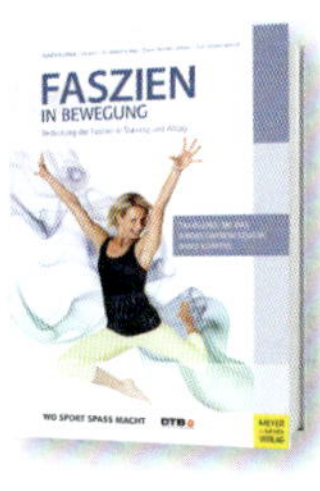

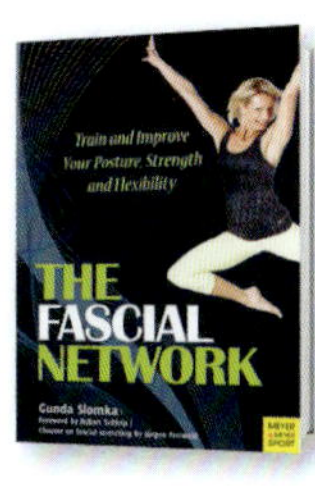

KAPITEL 2

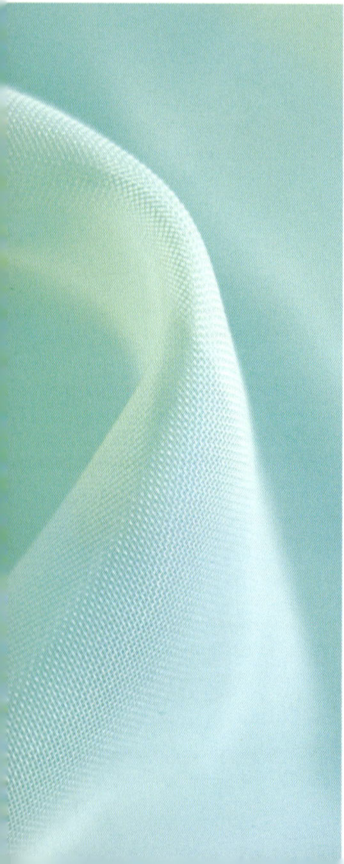

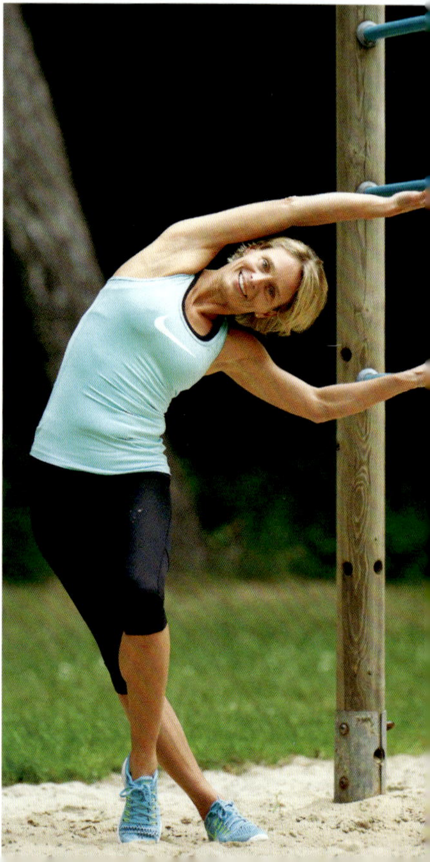

II ZUM INHALT DES BUCHES

II.A WAS FINDE ICH WO?

Faszien steuern jeden Atemzug und reagieren auf diesen. Temperatur wird wahrgenommen und verändert gleichwohl die Konsistenz der faszialen Matrix. Faszien formen den Körper und sind sensibel für jede chemische Veränderung.

Gänzlich alle faszialen Strukturen im Körper haben ihren gemeinsamen Ursprung im dritten Keimblatt während der embryonalen Entwicklung, dem **Mesoderm**. Ihre Grundbausteine entsprechen einander, variieren jedoch entsprechend ihren Aufgaben oder ihrem Belastungsschwerpunkt.

Die Grundbausteine der faszialen Matrix liefern die Basis des fünfgliedrigen Trainingssystems *Faszien in Bewegung*. Bevor Übungsideen zur Einflussnahme auf das fasziale Netzwerk beschrieben werden können, muss die Anatomie und Physiologie der Grundbausteine kennengelernt werden.

Erst wenn verstanden ist, was Bewegung bewirkt, erst dann wird ein Training zum sinnvollen Training – nämlich von der Art des Trainingsreizes spezifisch und klar gesteuert.

Bewegen ist gut, sich mit klarem Trainingsziel gesteuert zu bewegen, besser!

Im Anschluss an die biologische Basis widmet sich der Hauptteil des Buches der Bewegungspraxis.

Fünf Trainingsziele werden vorgestellt, wobei jedes Trainingssystem auf einen anderen Zelltypus im Bindegewebe wirkt oder ein besonderes Ziel im Veränderungsprozess der faserigen, flüssigkeitsdurchtränkten Struktur des Körpers verfolgt.

II.B DAS FÜNFGLIEDRIGE TRAININGSSYSTEM

Das fünfgliedrige Trainingssystem hilft bei der Trainingssteuerung und verschafft einen Überblick im Trainingsdschungel.

Fünf Trainingsziele finden sich in vier Themenbereichen/Trainingssäulen wieder:

Metabolismus – ohne Ernährung geht nichts

Trainingsziel 1: Versorgung ist alles

Synthese – ständig im Umbau

Trainingsziel 2: Fascial Stretch – Ausrichtung der Strukturen
Trainingsziel 3: Die Renaissance des Schwingens und Federns

Kommunikation – in Kontakt mit anderen

Trainingsziel 4: Fascial Power – Kräfte ziehen ihre Bahnen

Embodiment – im Kontakt zu sich selbst

Trainingsbaustein 5: Wahrnehmen – Verfeinern – Entspannen – Kommunizieren

Trainingssäule 1
Metabolismus – ohne Ernährung geht nichts

Die Ernährung spielt im Umbauprozess der Faszien, deren Regeneration und Veränderung eine entscheidende Rolle. Die Flüssigkeit der faszialen Matrix versorgt Nachbargewebe und ist ein Ort der Stoffwechselaktivität. Die Qualität der Matrix steht im wichtigen Kontext zur Salutogenese, der Gesunderhaltung des Körpers.

Sowohl das Ernährungsverhalten wie auch der Bewegungsalltag haben Einfluss darauf.

Trainingssäule 2
Synthese – ständig im Umbau

Bestandteil dieser Trainingssäule sind zwei Trainingsziele:

- Fascial Stretch und
- die Renaissance des Schwingens und Federns.

Beide Bausteine wirken auf das Struktureiweiß **Kollagen**, die faserigen Anteile des Bindegewebes.

Die Trainingsreize sollen die Qualität der Eiweiße beeinflussen und in Bezug auf Ausrichtung, Wellenform und Gleitverhalten positiv verändern.

Qualitativ hochwertige Bindegewebsfasern halten hohen Zugkräften stand, erlauben große Bewegungsreichweiten aller Gelenke, sind elastisch, schenken Bewegungsfreude und Leichtigkeit in der Bewegung.

Trainingssäule 3
Kommunikation – im Kontakt mit anderen

Die Kraftentwicklung eines isolierten Muskels hilft bei vielen Bewegungen des Alltags recht wenig. Selbst ein Aufstehen vom Sofa oder dem Bürostuhl erfordert ein koordinatives Zusammenspiel vieler Muskelgruppen. Die Reizweiterleitung erfolgt über Nervenzellen, u. a. in den faszialen Gewebestrukturen. Neben dieser Kommunikationsvielfalt während der Kräfteverteilung lässt die Anzahl der Myofibroblasten (kontraktile Bindegewebszellen) und die Qualität des Kollagens Rückschlüsse auf die fasziale Gewebsspannung zur Unterstützung der Muskelkraft zu.

Reizweiterleitung und Faszienspannung soll Thema der dritten Trainingssäule mit dem Trainingsbaustein „Fascial Power" sein.

Trainingssäule 4
Embodiment – im Kontakt zu sich selbst

Sich verkörpern ist die Übersetzung des Fachterminus **Embodiment**. Sich spüren, wahrnehmen, Bewegungen verfeinern, Nervenzellen stimulieren. Diese Trainingssäule widmet sich dem sensorischen System im Körper, den Nervenzellen.

80 % der freien Nervenendigungen befinden sich im Bindegewebe. Ebenso lassen sich die Propriozeptoren zum größten Anteil in faszialen Strukturen finden. Ein Grund, diesem Arbeitsbereich im Faszientraining besondere Aufmerksamkeit zu schenken.

Trainingsbaustein	Versorgung ist alles	Fascial Stretch / Die Renaissance des Schwingens und Federns	Fascial Power	Wahrnehmen Verfeinern Entspannen Kommunizieren
Zellstruktur	Matrix	Kollagen & Elastin	Nerven, Myofibroblasten & Kollagen	Nerven (Propriozeptoren)
Wirkung	Metabolismus Synthese Regeneration	Synthese	Kommunikation Reizleitungsgeschwindigkeit Spannung	Embodiment

Abb.1: Trainingssäulen

KAPITEL 3

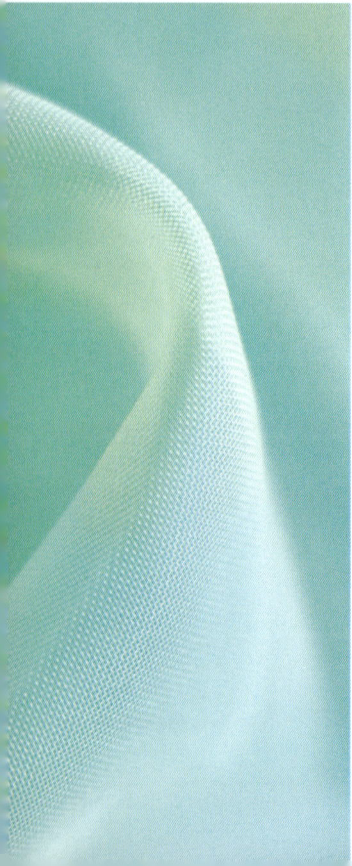

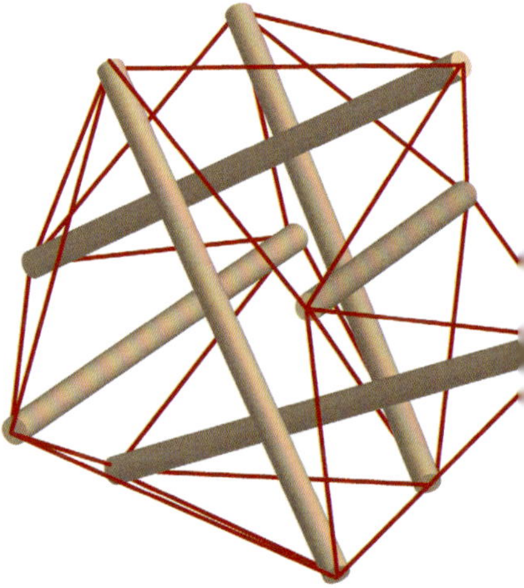

III EIN BLICK INS SYSTEM

Faszien sind Gewebsschichten, die den Körper als Ganzes umhüllen, aber auch seine einzelnen Teile. Sie umspannen die Muskeln, die Knochen, die Nerven, die Organe, letztendlich auch das Gehirn und das Rückenmark. Faszien geben dem Körper die Form, stützen und halten, kommunizieren miteinander und sind der Ort des Stoffaustauschs. „Ohne Faszien wären wir formlos, würden von außen ungefähr wie eine Amöbe aussehen, während im Inneren unseres Organismus bei jeder Bewegung alles durcheinanderpurzeln würde" (Schwind, 2014).

Faszien sind aber noch mehr. Von der Stunde null unseres Seins, vom embryonalen Stadium, an, speichern sie alles Erlebte und reagieren auf jedes Tun. Sie passen sich an, an das, was das Leben ausmacht. Wiederkehrende Bewegungen, Haltungen werden durch die Ausrichtung und die Anpassung der Strukturen unterstützt, aber auch jede Emotion findet ihren Ort der Speicherung in den Faszien.

Die Faszien sind die Landkarte unseres Lebens. Die eigene Biografie spiegelt sich in ihnen wider.

Erklärbar wird dies durch ihre physiologische Struktur.

III.A BESTANDTEILE DES BINDEGEWEBES

Das Bindegewebe besteht aus **ortsansässigen** und **mobilen Zellen**. In der Grundsubstanz, auch **Extrazellularmatrix** (Zwischenzellflüssigkeit) genannt, sind kollagene, retikuläre und elastische Fasern eingelagert.

Hauptbestandteil, neben dem Wasser, ist das **Kollagen**, welches ein dichtes Maschenwerk bildet und mit quellenden und dadurch formgebenden Proteoglykanen gefüllt ist.

Bestandteile des Bindegewebes:

- Fibroblasten, Fibrozyten, Myofibroblasten,
- Mastzellen, Makrophagen, Phagozyten,
- Fettzellen,
- Kollagen-, Elastin-, Retikulinfasern (heute als Kollagen Typ III eher bekannt),
- Grundsubstanz (Proteoglykane und Glykosaminoglykane) – extrazelluläre Matrix,
- 63-69 % Wasser und
- Nervenfasern.

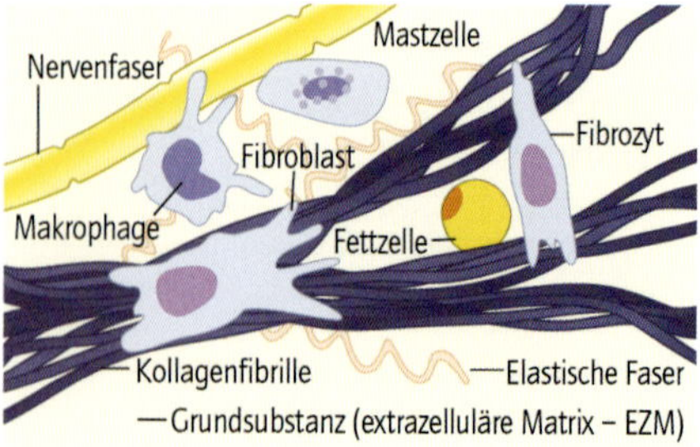

Abb. 2: Bestandteile des Bindegewebes

Das Bindegewebe setzt sich aus einer Vielzahl von Zellen und Zellverbundsystemen zusammen, die in ihrer Funktion nachfolgend genauer beschrieben werden, um die Anpassungsmöglichkeiten, initiiert durch Training, besser zu verstehen.

Ein kleines Nachschlagewerk

Fibroblasten

Aktive, junge Bindegewebszelle mit hoher Synthesefähigkeit von:

- Grundmatrix,
- Kollagen,
- Elastin,
- Proteoglykanen, Glykosaminoglykanen,
- Enzymen.

Je nach Belastungsart produzieren sie mehr Kollagen oder extrazelluläre Flüssigkeit (Grundmatrix). Wirken überwiegend Zugbelastungen auf die Zelle, wird der Fibroblast zur Kollagensynthese angeregt. Bei wiederkehrenden Druckbelastungen wird entsprechend mehr Flüssigkeit produziert und mit ihr die kompressionsdämpfenden Proteoglykane. Fibroblasten und Fibrozyten sind in der Lage, in geringen Mengen Enzyme freizusetzen, wie die Kollagenase, welches Kollagen abbauen kann, um es durch neues zu ersetzen.

Fibrozyten

Das „Erwachsenenstadium" der Fibroblasten.
Fibrozyten sind im Vergleich zu den Fibroblasten kleiner und bei gleicher Funktion weniger aktiv.

Myofibroblasten

Myofibroblasten zeichnen sich durch zusätzlich eingelagerte Aktinfilamente aus, sind beweglich (mobil) und besitzen Kontraktionseigenschaften, die allerdings der autonomen Steuerung unterliegen (unwillkürlich).

Mastzellen, Makrophagen, Phagozyten

Als wesentliche Bestandteile des Immunsystems sind sie für das „Ausschleusen" von Schadstoffen und Stoffwechselendprodukten zuständig.

Fettzellen

Fettzellen übernehmen wichtige mechanische und metabolische Aufgaben, da sie die Fähigkeit haben, kompressionsdämpfend zu wirken. Sie liegen als erste Schicht unter der Haut, schützend um Organe herum und in der Nähe von Gefäßen, um schnell Fett an das Gefäßsystem zur Energiegewinnung abzugeben. Über diese Funktionen hinaus ist Fett ein sehr effektiver Thermoisolator und spielt eine wichtige Rolle bei der Regulation der Körpertemperatur.

Matrix

Als *Grundsubstanz, Matrix*, bezeichnet man den extrazellulären Raum, in dem alle anderen Bindegewebsbestandteile, wie Kollagen, Elastin, Fibroblasten, Fibrozyten, Wasser etc., liegen. Proteoglykane und Glykosaminoglykane sind Bestandteile der Matrix und sorgen dafür, dass von außen einwirkende Belastungen, in Form von Kompression, absorbiert werden. Besonders das gebundene Wasser in der Matrix hat die Funktion, einwirkende Kräfte und Stöße zu dämpfen.

Die Grundsubstanz kann als Labor bezeichnet werden, von dem aus alle Funktionen des Bindegewebes gesteuert werden (Paoletti, 2011, S. 101).

Wasser

Der Wassergehalt des Körpers liegt im Durchschnitt bei 60 %. Bei Frauen meist etwas niedriger bei 52 %, während bei Männern durchschnittlich 63 % Wasseranteil gemessen wird. In den verschiedenen Gewebearten divergiert der Wasseranteil. Während Fettgewebe i. d. R. nur 10 % Wasser enthält, ist er im Muskelgewebe wesentlich höher. Der Wasseranteil im **interstitiellen Raum** (Zwischenzellraum/Matrix) liegt bei 63-69 %.

Kollagen

Die Strukturproteine (Struktureiweiße) lassen sich in **kollagene** und **elastische Fasern** einteilen. Kollagen bedeutet übersetzt **schleimbildend**. Würde man das Kollagen kochen, entstünde eine weiße, klebrige Masse. Das Kollagen ist, nach dem Wasser, die zweitgrößte Komponente des Bindegewebes.

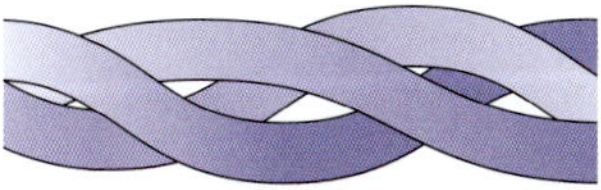

Abb. 3: Kollagenhelix

Kollagene Fasern drehen sich umeinander und bündeln sich. Ständige, entgegengesetzte Drehungen erhöhen dabei die Belastbarkeit.

Es gibt parallel verlaufende Kollagenstrukturen, wie in Sehnen und Bändern, oder multidirektional verlaufende, kollagene Gitternetzwerke. In entspannter (und „gesunder") Situation ist die Kollagenfaser wellenförmig.

Elastin

Die elastischen Fasern liegen überwiegend im lockeren Bindegewebe, in der Haut, in den Gefäßen, aber auch in den Sehnen und Bändern. Während der Anteil an elastischen Fasern in den Gefäßen ca. 50 % beträgt, liegt er in den Sehnen nur bei 2 % (van den Berg, 2011). Elastische Fasern sind sehr verzweigt und besitzen viele Verbindungen (Crosslinks) untereinander.

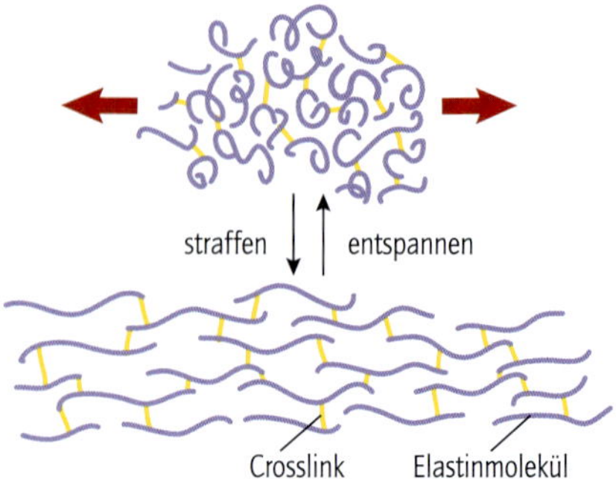

Abb. 4: Elastinfaser

Sie können sich um 100-150 % verlängern. Erst bei Dehnbelastungen bis zu 150 % fangen sie an, sich zu verformen und dann auch zu reißen. Elastische Fasern haben die Aufgabe, Dehnbelastungen abzufangen und die einwirkenden Kräfte gleichmäßig auf das Kollagen zu übertragen und so Schädigungen des Kollagens vorzubeugen.

Fibronektin

Neben den beiden Strukturproteinen Kollagen und Elastin gibt es auch nicht kollagene Proteine, die Vernetzungs- und Verbindungsproteine, wie z. B. das Fibronektin. Diese Vernetzungsproteine haben die Funktion, verschiedene extrazelluläre Bestandteile miteinander in Verbindung zu bringen. Sie sind eine Art Klebstoff des Körpers. So können z. B. im Knorpel oder in der Bandscheibe große Proteoglykanketten entstehen, die große Mengen Wasser binden können. Bei Immobilität sind sie in der Lage, Kollagenstränge miteinander zu verbinden. Im Alter nimmt die Menge an Verbindungsproteinen zu.

Nervenzellen

Intaktes Bindegewebe ist reich mit Rezeptoren versorgt und in der Lage, permanent Rückmeldung über alle Bewegungen, Haltungen und koordinativen Abläufe zu geben. Personen mit einer guten Körperwahrnehmung stehen aufrecht, verfallen nicht so schnell in Fehlhaltungen, z. B. einen runden Rücken, wie Menschen mit schlechten propriozeptiven Fähigkeiten.

Ohne die Fähigkeit, unseren Körper wahrzunehmen, sensorische Informationen zu filtern und weiterzuleiten, wären wir bewegungsunfähige Pflegefälle.

Die Vielfalt der Nervenzellen ist groß.

Grundsätzlich wird in vier verschiedene Rezeptorenarten (Mechanorezeptoren) unterschieden, die für das Rückmelden und Wahrnehmen von Bewegung zuständig sind:

- Golgi-Rezeptoren,
- Pacini-Rezeptoren (Vater-Pacini-Körperchen),
- Ruffini-Rezeptoren und
- freie Nervenendigungen.

Variantenreiche Reize stimulieren die unterschiedlichen Rezeptorengruppen.

III.B BINDEGEWEBSARTEN

Wie eingangs erwähnt, ist der grundsätzliche Bauplan in allen faszialen Geweben gleich.

Die verschiedenen Bindegewebsarten unterscheiden sich durch die unterschiedlichen Anteile ihrer Bestandteile.

Fünf verschiedene Bindegewebsarten werden unterschieden (vereinfachte Darstellung).

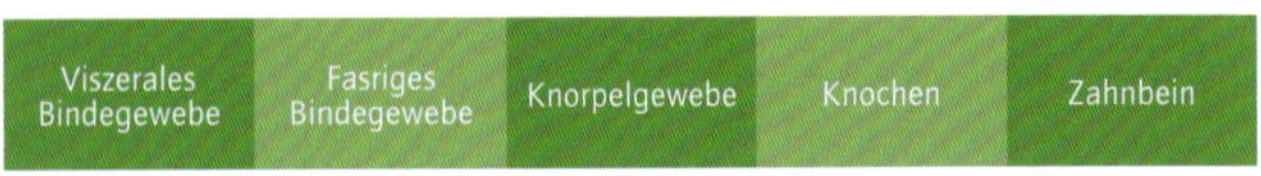

Training wirkt in erster Linie auf die faserigen Strukturen.

Dazu zählen:

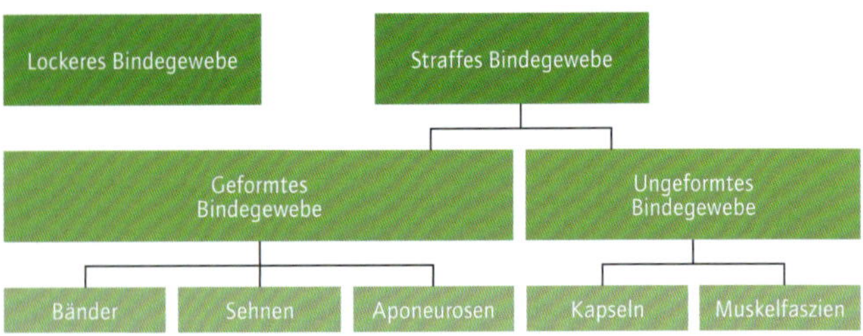

Ein weiteres Schaubild schafft Verständnis für die Versorgungslage und Festigkeit verschiedener Faszienstrukturen:

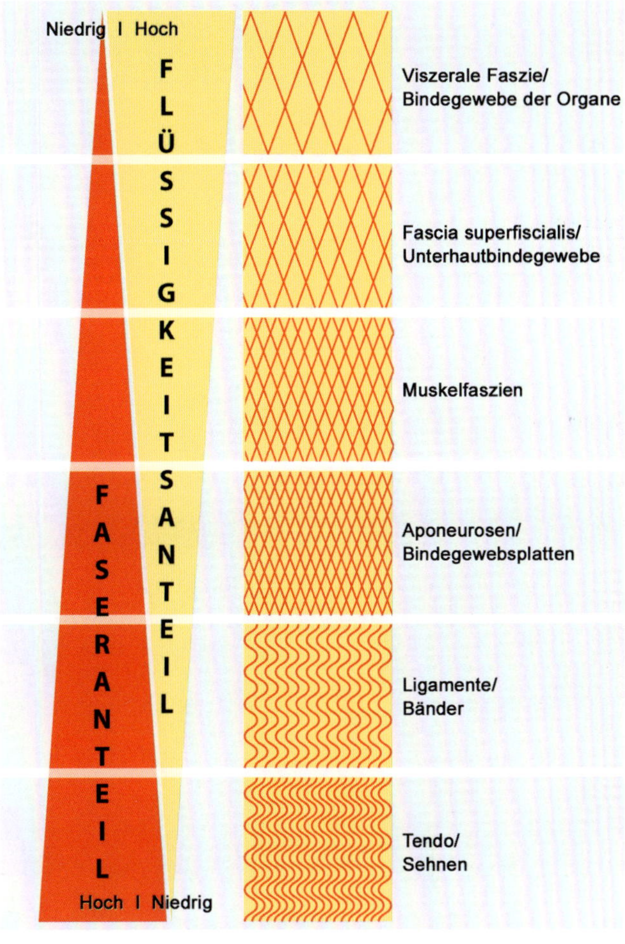

Je höher der Faseranteil, desto höher die Belastbarkeit und Spannkraft. Allerdings sinkt mit der Zunahme der Fasern der Flüssigkeitsanteil im Gewebe und damit der Flüssigkeitsaustausch in dieser Faszienstruktur.

Ein möglicher Grund dafür, warum Bänder und Sehnen oft reißen. Sie werden aufgrund von Mangelversorgung porös.

KAPITEL 4

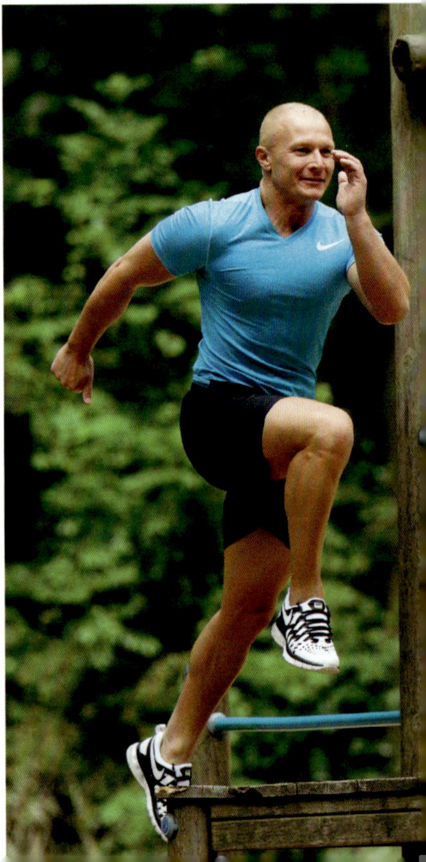

IV PRAXIS – FASZIEN IN BEWEGUNG

Das Kapitel IV widmet sich der Bewegung. Aufbauend auf der Physiologie und der Faszienanatomie wird das fünfgliedrige Trainingssystem praxisnah vorgestellt.

Am Anfang steht die Haltung.

IV.A AM ANFANG STEHT DIE HALTUNG

Faszien formen, unterstützen, halten, ... passen sich an die Gewohnheitsmuster des Bewegungsalltags an. Sie können eine aufrechte Körperhaltung spannungsvoll unterstützen oder aber Fehlhaltungen fixieren und damit Bewegungen und Versorgung einschränken. Eine aufrechte Körperhaltung gewinnt zunehmend an Bedeutung.

Die Wirbelsäule ist ein System aus 24 beweglichen Wirbelkörpern. In ihren drei Abschnitten, Hals-, Brust- und Lendenwirbelsäule, sind sie zu unterschiedlichen Anteilen beweglich.

Die Wirbelsäule kann sich beugen (Flexion), sich strecken und „über"-strecken (Extension), sie kann rotieren (vom Kopf zum Steiß in abnehmendem Ausmaß) und sie kann sich zur Seite neigen (Lateralflexion).

In der Gesamtheit aller Einzelsegmente bildet die Wirbelsäule den beweglichsten Teil des Körpers. Dieses axiale knöcherne Gerüst ist alles andere als eine starre Säule. Vielmehr ein mobiles Spannungsnetzwerk.

Immer wieder begibt man sich auf die Suche nach der „optimalen Form" der Wirbelsäule. Bekannt ist die doppelläufige S-Form, die sich aus mehr oder minder großen Kyphosen und Lordosen zusammensetzt. Ebenso ist bekannt, je näher der Körper an der idealen Senkrechten gehalten und bewegt wird, desto weniger Scherkräfte wirken auf die Gelenke.

Schon gewusst?
„Sobald der fast sieben Kilo schwere Kopf über einen chronisch nach vorn geneigten Nacken zu weit vorn auf den Füßen lastet, wird das Quergewölbe im Fuß zusammenbrechen" (Schwind, 2014).

Die Wirbelsäulenbelastung nimmt also bei Bewegungen, wie Rotationen, Flexionen, Extensionen und Lateralflexionen, die von der axialen Ausrichtung abweichen, zu. Studien zeigen, dass eine aufrechte Haltung mit neutraler Ausrichtung von Brustkorb, Lende und Becken mit weniger Rückenschmerzen korreliert.

Statische Haltung wirkt sich jedoch negativ auf die Stoffwechselsituation aus. Sowohl die Durchblutungssituation wie auch der gesamte Flüssigkeitsaustausch im Körper reduzieren sich.

Gerade für Personen mit sporadischen oder chronifizierten Rückenproblemen kann dieser verringerte Metabolismus Probleme machen. Versorgung, Austausch, An- und Abtransport von Nähr- und Schadstoffen ist die Basis eines gesunden, schmerzfreien Körpers. Es gilt, das „goldene" Mittelmaß zu finden.

Zurückführend auf Ida Rolf wird häufig Folgendes zitiert (Brecklinghaus, 2010):

It's about movement, not about posture.
(Es geht um Bewegung, nicht um Haltung.)

Die aufrechte Haltung

Fuß Das Wunderwerk Fuß	• Drei-Punkte-Belastung (Großzehenballen – Kleinzehenballen – Ferse) • Aktiver Fußinnenrist • Entspannte Zehen
Beinachse Stabil auf zwei Säulen	• Einhaltung der Beinlinie • Optimale Gewichtsbelastung wäre eine geradlinige Verbindung von Hüftgelenk – Kniegelenk – Sprunggelenk • Vorderer oberer Darmbeinstachel – Mitte der Kniescheibe – zweiter großer Zeh.
Becken Das unbekannte Wesen	• Das Becken ruht auf den Hüftgelenken. • Es steht in direkter Verbindung zur Wirbelsäule (s. Merkmale WS).
Wirbelsäule Eine zentrale Rolle	• Über die Längsspannung der Wirbelsäule die natürliche S-Form der Wirbelsäule finden. • Entwicklung der gegenpoligen Arbeitsweise von Steißbein und dem höchsten Punkt des Scheitels (Kreuzbein zieht nach hinten unten/ der Kopf streckt sich nach hinten oben!). • Einfinden im Körperlot/Schwerelot

Schultergürtel Entspannt & beweglich	• Die Schultern ruhen entspannt und schwer auf dem Brustkorb. • Der Brustkorb ist geweitet und bietet viel Atemfreiraum. • Die Schulterblätter schmiegen sich an den Brustkorb.
Kopf Der Kopf behält den Überblick	• Kleine Einrollbewegung mit Heben der Schädelbasis zur Verlängerung des Nackens. • Der höchste Punkt des Scheitels strebt in Richtung des Himmels.

Die individuelle Schwingung der Wirbelsäule gibt immer wieder Anlass zur Diskussion. Aus vielerlei Gründen ist es gut, diese Schwingung als „Stoßdämpfer" zu besitzen. Warum ein Hohlkreuz häufig dennoch als schadhaft bezeichnet wird, ist kaum nachvollziehbar. In Wirklichkeit ist ein flacher Rücken des erwachsenen Menschen wesentlich stärker belastet, als eine Wirbelsäule mit physiologischen Schwingungen.

Schon gewusst?

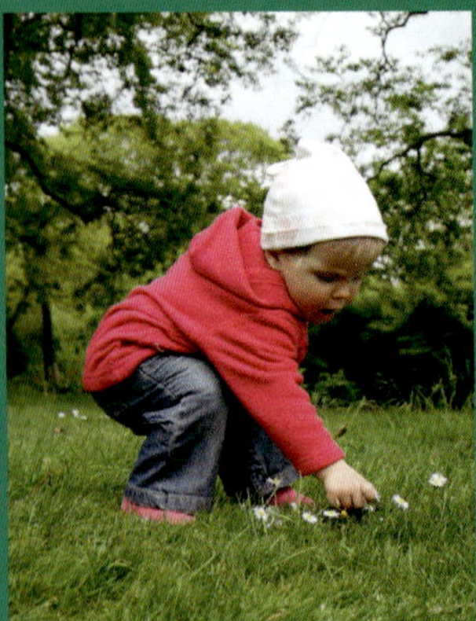

In vielen Rückenschullehren werden kleine Kinder als positives Beispiel für „gesundes" Bückverhalten herangezogen. Ein gerader Rücken steht für haltungskonformes, belastungsminimierendes Bücken.

Kleine Kinder allerdings haben noch keine ausgeprägte doppel-S-förmige Wirbelsäule. Diese bildet sich erst im Laufe der Kindheit aus. Die zunächst noch recht steil gestellte Wirbelsäule zieht es nach sich, dass auch die Lumbodorsalfaszie (Lendenfaszie) noch nicht vollständig entwickelt ist. Die Schlussfolgerung ist, dass Kleinkinder ausschließlich in der Lage sind, die Wirbelsäule in aufrechter Position zu bewegen. Der Variantenreichtum der Wirbelsäulenbeweglichkeit muss sich zunächst entwickeln.

Eine aufrechte Haltung wird durch:

- die Kraft der Muskulatur,
  → Stabilisation und Bewegung
- die Ansteuerung der Muskeln durch das nervale System,
  → Rekrutierung von Muskelzellen und Wahrnehmung von Bewegung & Haltung
- den störungsfreien Aufbau der Organsäule,
  → Wirbelsäulenstütze bauchseits (ventral)
  → frei zueinander bewegliche, im vertikalen Aufbau zueinander stehende innere Organe,
- und durch das Mitwirken der Faszien
  → spannungsvoll, elastisch-beweglich

aufgebaut.

IV.A.I TRAINING FÜR DIE HALTUNG

Aufrichtung und **Körperwahrnehmung** sind die zentralen Schlüsselbegriffe zur Schulung einer aufrechten Haltung.

In erster Linie mittels Wahrnehmung und Wiederholung von Haltungsmustern werden Verbindungen vom zentralen Nervensystem (Gehirn/Rückenmark) zu den ausführenden Organen (Muskulatur) gebahnt.

Je besser die Ansteuerung der Muskeln und je schneller die Reizleitungsgeschwindigkeit innerhalb der motorischen Nerv-Muskel-Einheiten durch Training wird, desto leichter gelangt der Übende in eine aufrechte Position, die zur gewohnten Alltagshaltung wird.

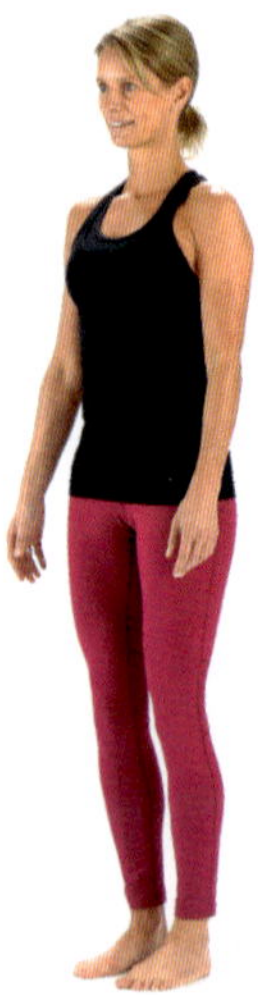

Abb. 5: Der aufrechte Stand

IV.A.II PRAXIS

A WAHRNEHMUNGSÜBUNGEN

Übungsreihe 1

Übung 1.1 Fuß

Stehen Sie aufrecht mit gleichmäßiger Belastung auf Ihren Füßen. Spielen Sie mit Ihren Zehen. Geben Sie Ihren Zehen verschiedene Aufgaben:

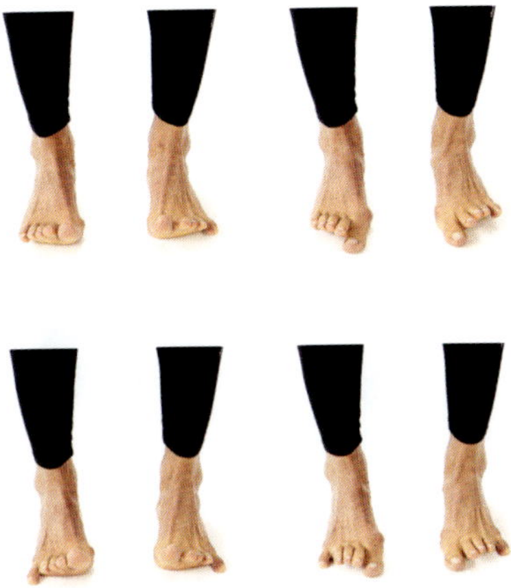

- Heben Sie alle 10 Zehen.
- Drücken Sie ausschließlich den großen Zeh zum Boden.
- Drücken Sie ausschließlich den kleinen Zeh zum Boden.
- Führen Sie den großen und den kleinen Zeh tief, während die drei mittleren Zehen angehoben bleiben.

Ballenstand
Stellen Sie sich in einen Ballenstand.

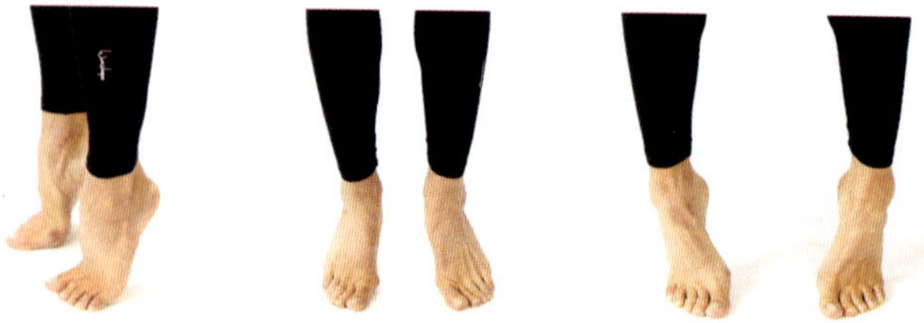

- Belasten Sie einmal vermehrt die Großzehenballen im Wechsel mit den Kleinzehenballen.

Stehen Sie aufrecht. Belasten Sie Ihren Großzehenballen, Kleinzehenballen und Ferse gleichermaßen.

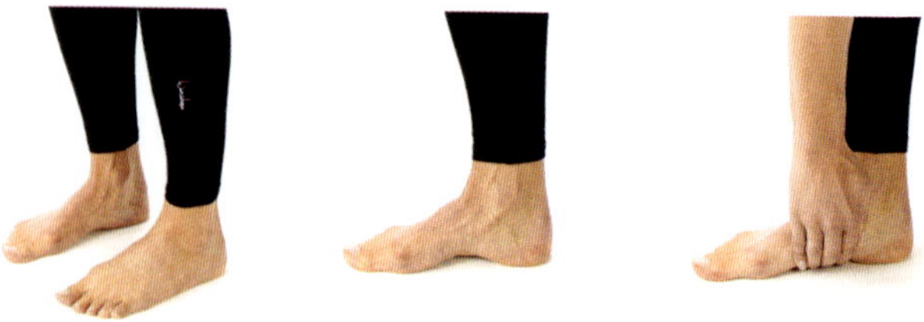

- Heben Sie verstärkt Ihren Fußinnenrist.
- Taktile Unterstützung durch Ihre Finger kann die Übung erleichtern.

Übung 1.2 Beinlinie
Stehen Sie aufrecht mit „Drei-Punkte-Belastung" Ihrer Füße. Sprunggelenk, Kniegelenk und Hüfte stehen senkrecht übereinander.

Bei mehr als beckenbreiter Grundposition verbinden Sie imaginär Ihr Sprunggelenk, die Mitte der Kniescheibe und den vorderen oberen Darmbeinstachel Ihres Beckens durch eine gerade Linie.

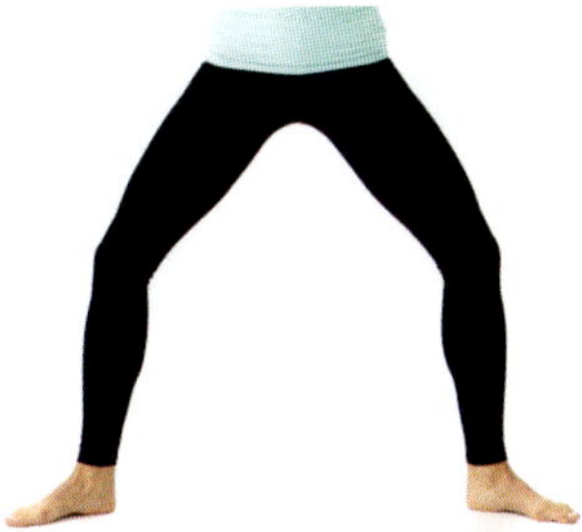

Übung 1.3 Becken

Stehen Sie aufrecht mit „Drei-Punkte-Belastung" Ihrer Füße. Sprunggelenk, Kniegelenk und Hüfte stehen senkrecht übereinander, wobei die Knie leicht gebeugt sind.

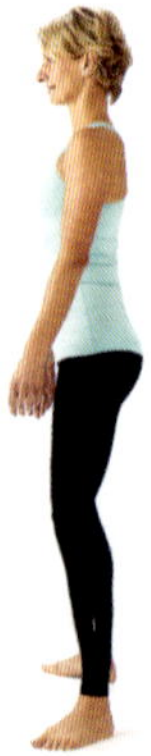

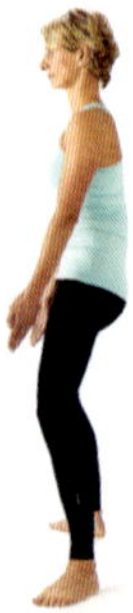

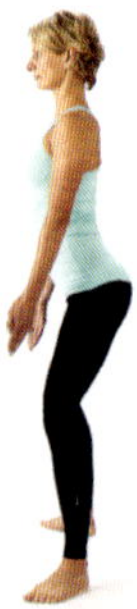

Beckenaufrichtung

Ziehen Sie Ihr Schambein in Richtung Ihres Brustbeins und richten Sie somit Ihr Becken auf.

Beckenkippung

Entfernen Sie Schambein und Brustbein weit voneinander. Lassen Sie ein großes Hohlkreuz entstehen.

Beckenseitneige

Stehen Sie mit neutraler Beckenposition und ziehen Sie mal die eine, mal die andere Taillenseite kurz.

Übungen 1.4 Wirbelsäule

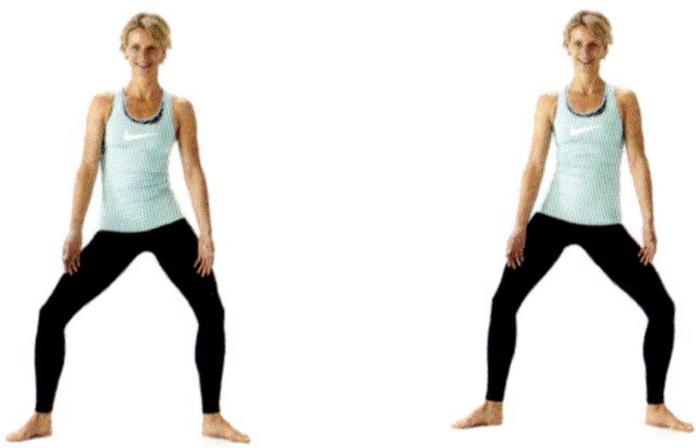

Übung 1.4.1 Brustwirbelsäule

Stehen Sie aufrecht. Schieben Sie Ihr Brustbein weit nach vorn, sodass sich die Brustwirbelsäule überstreckt. Im Anschluss führen Sie die Gegenbewegung durch, indem Sie Ihr Brustbein senken, so, als würden Sie Ihr Brustbein zwischen Ihre beiden Schulterblätter schieben wollen.

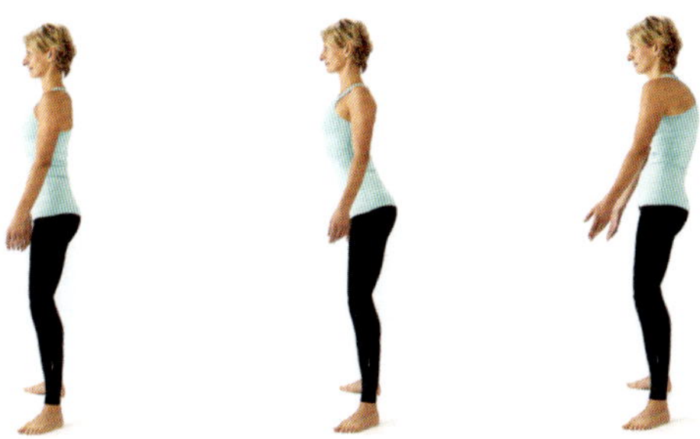

Übung 1.4.2 Lendenwirbelsäule

Stehen Sie aufrecht.

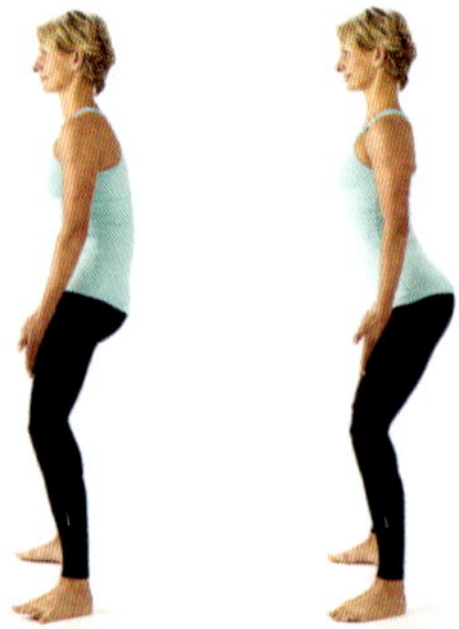

Nähern Sie Ihr Schambein und Ihr Brustbein an, richten Sie Ihr Becken auf, sodass Ihre Lendenwirbelsäule steil steht.

Kippen Sie Ihr Becken, sodass die Lendenwirbelsäule in einem übergroßen Hohlkreuz steht.

Übung 1.4.3 Gesamte Wirbelsäule

Stehen Sie aufrecht. Bauen Sie bewusst die Längsspannung zwischen Scheitel und Steiß auf (vgl. Übersicht „Die aufrechte Haltung" S. 35-36).

Mit kleinen Bewegungen beginnend und immer größer werdend, lassen Sie nun eine Wirbelsäulenwelle entstehen.

Lassen Sie die Welle einige Male komplett durch Ihre Wirbelsäule ziehen, bevor Sie wieder bewusst in die aufrechte Haltung zurückkehren.

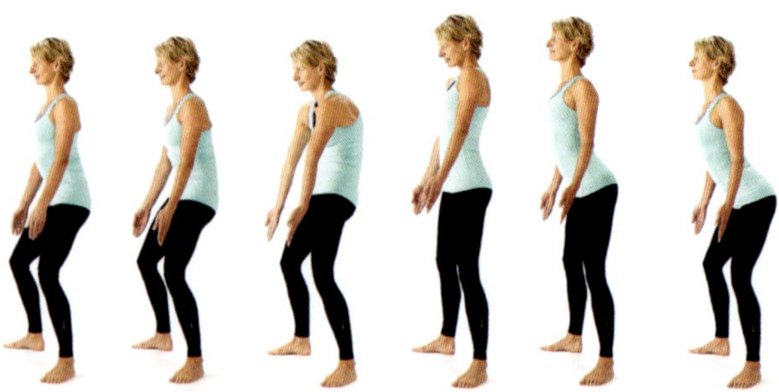

Übung 1.5 Schultergürtel

Stehen Sie aufrecht und lassen Sie Ihre Arme seitlich an der Hosennahtlinie hängen.

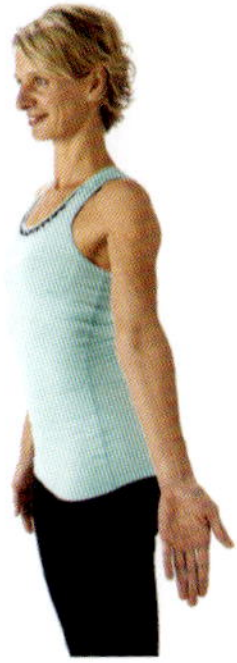

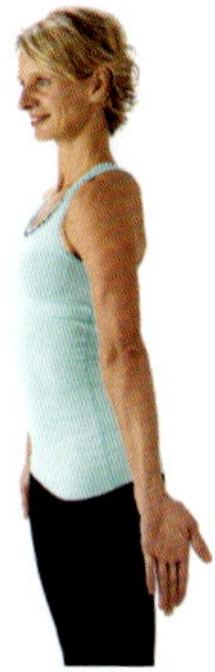

Rotieren Sie Ihre Schultern im Schultergelenk weit nach innen und im Anschluss weit nach außen.

Aufgepasst!

Der Schultergürtel steht dabei ruhig.

Üben Sie weiter die Innen- und Außenrotation, aber lassen Sie jetzt den gesamten Schultergürtel Teil der Bewegung werden.

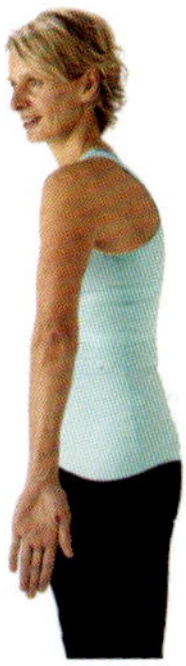

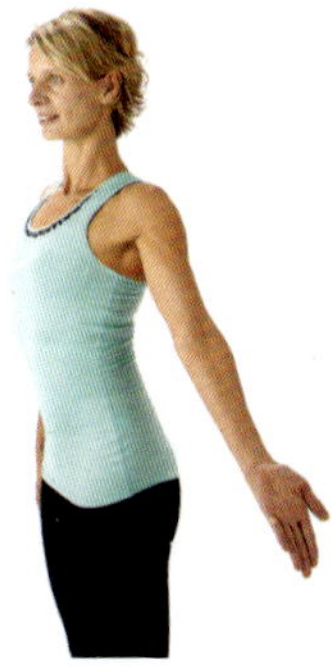

Ihre Endposition der Bewegung, als Teil der aufrechten Grundposition, ist eine minimale Außenrotation im Schultergelenk.

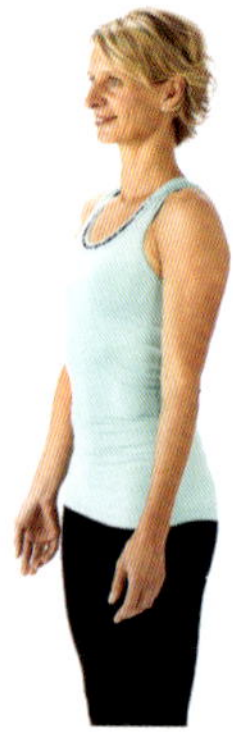

B STABILITÄTSTRAINING

Das Sicherstellen der aufrechten Haltung im Training und Bewegungsalltag wird am besten durch ein stabilisierendes Haltungstraining erzielt.

Übungsreihe 2

Im einfachsten Fall sind das Raumlageveränderungen:

Übung 2.1
Stabilisation des Rumpfs bei Raumlageveränderung beim Kippen im Einbeinstand entlang der Frontalebene.

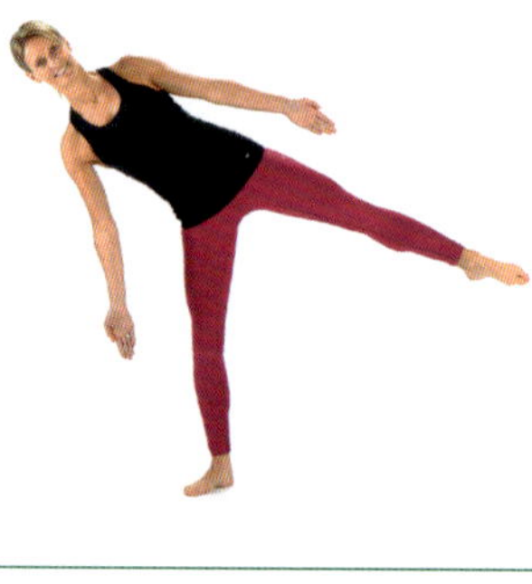

Übung 2.2

Stabilisation des Rumpfs bei Raumlageveränderung beim Kippen im Einbeinstand entlang der Sagittalebene.

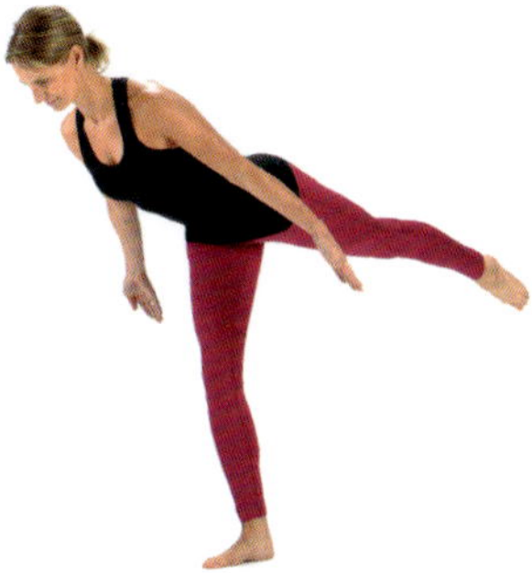

Übung 2.3

Aufrechte Wirbelsäulenposition beim Squat (im Training) oder bei der Rumpfneige (im Alltag).

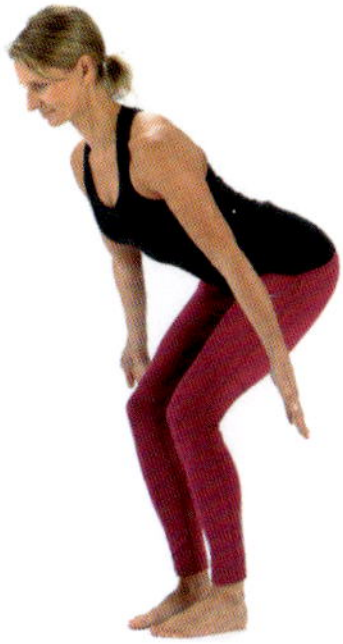

C STABILITÄTSTRAINING MIT ZUSATZGERÄT

Übungsreihe 3

Hilfsmittel bieten sich an, um das sensomotorische System im Körper herauszufordern und damit das Maß an Gelenksicherung und Stabilität im Körper zu verbessern.

Übung 3.1

Übungen mit der SLASHPIPE® (www.slashpipe.com)

Die permanente Bewegung des Wassers innerhalb einer Säule, die Unkontrollierbarkeit, das „Chaosprinzip Wasser", setzt Trainingsreize für die reflexartig reagierenden Rezeptoren. Die so initiierte erhöhte Aktivität im Gewebe und in den Muskeln sorgt für mehr Stabilität und Unterstützung der aufrechten Haltung.

Übung 3.1.1

Aufrechter Stand

Stehen Sie in einer aufrechten Grundposition.

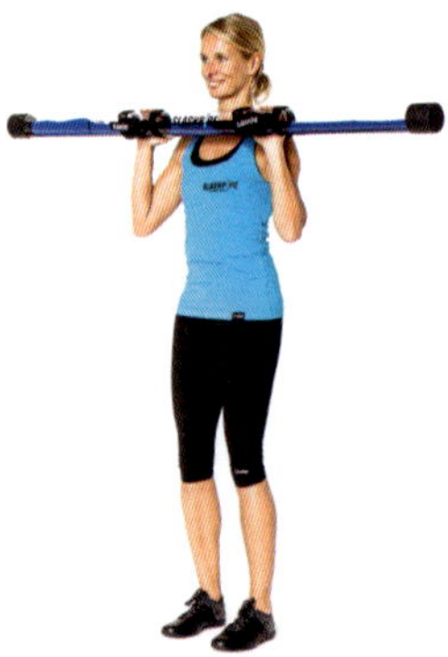

Halten Sie die SLASHPIPE® eng am Körper auf Schulterhöhe. Die Bewegung des Wassers wird selbst in dieser stabilen Grundposition wirkungsvolle Trainingsreize setzen.

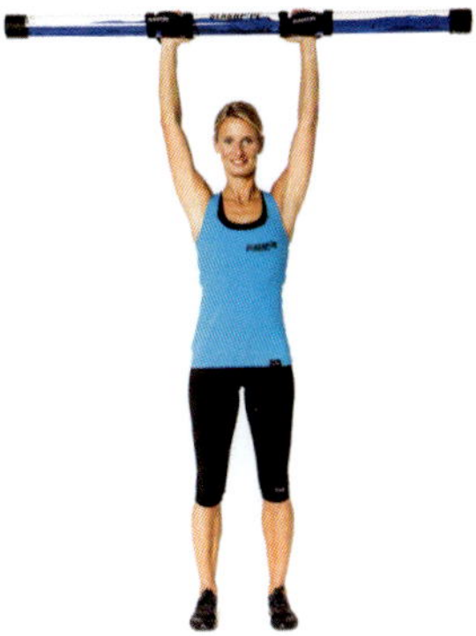

Heben Sie die SLASHPIPE® über den Kopf und verstärken Sie über den verlängerten Hebel die Trainingswirkung.

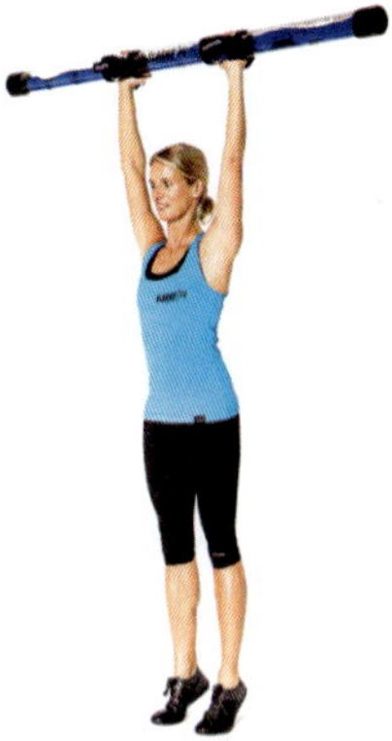

Heben Sie sich in den Ballenstand, um der Übung eine weitere Herausforderung zu verleihen.

Übung 3.1.2
Einbeinstand – Kippen entlang der Sagittalebene
Halten Sie die SLASHPIPE® über den Kopf.

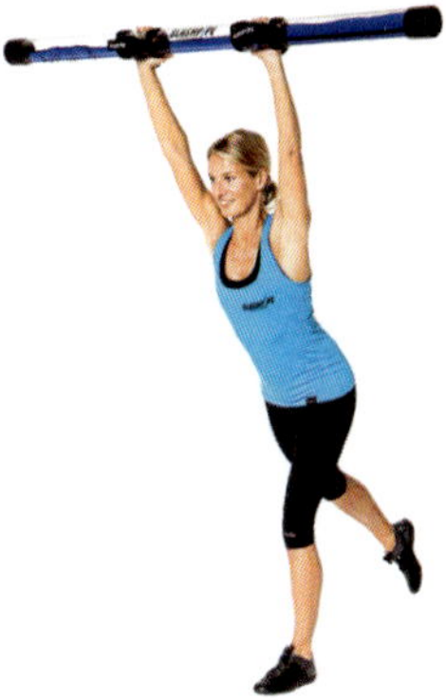

Stellen Sie sich auf ein Bein.

Nun kippen Sie den gestreckten Oberkörper nach vorn, während das freie Bein in der geraden Verlängerungslinie des Oberkörpers nach hinten geführt wird.

Übung 3.2

Übungen mit dem Dynair® Ballkissen® XXL (www.togu.de)

Ein Kissen mit Luftfüllung sorgt für maximale Labilität im Trainingsprozess. Selbst der aufrechte Stand wird zu einer Herausforderung. Das Dynair® Ballkissen® XXL lässt jede Bewegung, jede Übung neu erleben. Die Nicht-Reproduzierbarkeit von Bewegung sorgt für stetig neue Trainingsreize im Stabilisierungsprozess.

Übung 3.2.1

Aufrechter Stand

Stellen Sie sich vor das Dynair® Ballkissen® XXL. Steigen Sie auf das Gerät. Sie werden sofort merken, wie „wackelig" es unter Ihnen wird.

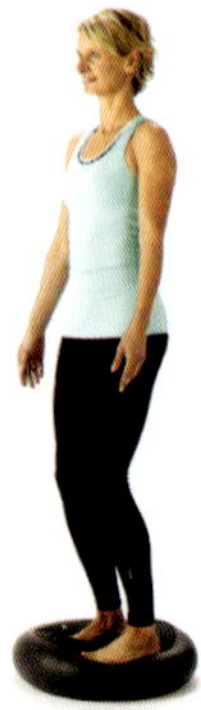

Finden Sie in einen möglichst ruhigen, aufrechten Stand.

Übung 3.2.2

Squat

Üben Sie auf dem Dynair® Ballkissen® XXL eine Rumpf-Knie-Beuge (Squat).

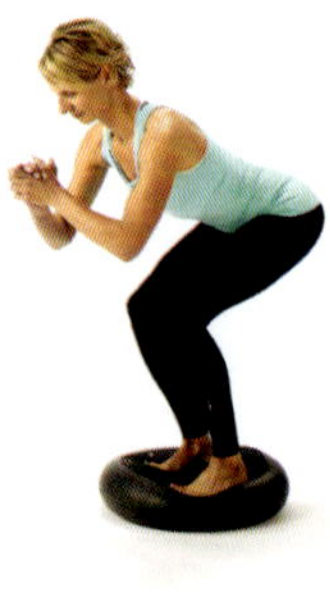

Probieren Sie, möglichst ruhig dabei zu stehen.

IV.B METABOLISMUS – OHNE ERNÄHRUNG GEHT NICHTS

Ernährung! Kaum ein anderes Thema bekommt aktuell vergleichbare Aufmerksamkeit. Eine Vielzahl von Ernährungsbüchern drängt auf den Markt. Es geht um die „richtige" Ernährung. Mal steht „Low Fat" im Zentrum des Interesses, mal „Low Carb". Die Anzahl der Vegetarier und Veganer nimmt stetig zu. Restaurants mit Biofood lassen sich in jeder Stadt finden. Bilder von angerichteten Tellern werden in atemberaubenden Mengen auf Instagram® gepostet, Blogs und andere Social Networks nehmen sich des Themas Ernährung an.

Ernährung ist ein wichtiges Thema unserer Zeit. Schon im Jahr 1837 wird T. A. Edison folgende Aussage zugeschrieben:

„Wenn die Ärzte von heute sich nicht zu Ernährungsfachleuten entwickeln, werden die Ernährungswissenschaftler von heute die Ärzte von morgen sein."

Hat unsere Ernährung Einfluss auf die Qualität der Faszien?

Jede Zelle des Körpers braucht vielfältige Ernährungsbausteine, um gesund zu sein und gesund zu bleiben.

Auch die Zellen des Bindegewebes.

IV.B.I VERSORGUNG IST ALLES (TRAININGSBAUSTEIN I)

Die Zellen der Faszien leben von der sie umgebenden Flüssigkeit, der **Matrix**. Die Qualität der Matrix wird vor allen Dingen durch die Ernährung bestimmt, während die Quantität überwiegend bewegungsabhängig ist. Bewegung erzeugt Flüssigkeit und verändert die Bindefähigkeit im Gewebe.

Eine gesunde Faszie ist feucht, schlüpfrig, weich, flexibel, dynamisch. Auf jeden Bewegungsimpuls reagiert sie uneingeschränkt elastisch. Alle faszialen Hüllen und Platten gleiten nahezu widerstandslos gegeneinander. Eine Idealvorstellung.

IV.B.I.I CROSSLINKS

Häufig ist der Bewegungsalltag jedoch von Bewegungsarmut geprägt. Auch Zeiten der Immobilisation (Ruhigstellung) infolge von Krankheit oder Verletzung verändern das Gleitverhalten der Strukturen gegeneinander.

Immer dem Grundprinzip folgend – der Gebrauch formt die Struktur –, wird bei wiederkehrender Immobilisation und entsprechender Bewegungsarmut das Gleitverhalten durch Bildung von Querbrücken (**Crosslinks**) zwischen den Gewebeschichten reduziert.

Bewegungsarmut lehrt den Körper, dass Bewegungsfreude und das Gleiten der bindegewebigen Einheiten gegeneinander nicht erwünscht ist. Crosslinks verhindern das Gleiten, machen fest und unbeweglich. So, wie es der statische Alltag in diesem Moment wünscht.

A

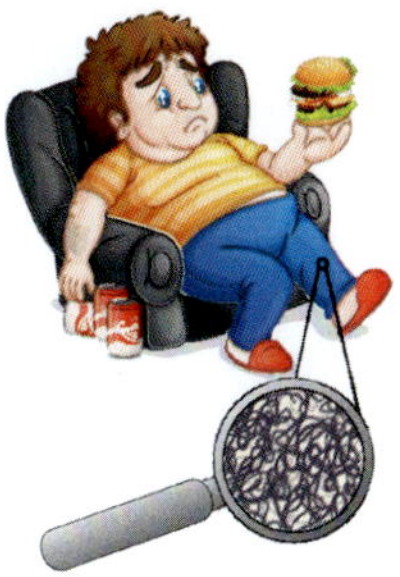

Abb. 6: Bewegungsarmut

Ein starres System, welches die Versorgung aufgrund von Flüssigkeitsaustausch minimiert und ins Wanken gerät, wenn Bewegung gefordert wird. Diese Fähigkeit hat die Struktur verloren. Das Gewebe dieser Person hat sich auf fest und statisch eingestellt. Attribute, die wahrscheinlich die wenigsten gerne für sich in Anspruch nehmen möchten.

Crosslinks, meist in Form von Fibronektin, wirken wie Klebstoff. Sie „verkleben" Kollagen- oder Elastinfilamente miteinander oder heften die Kollagenfasern an die Zellwand. Es werden **physiologische** von **unphysiologischen Crosslinks** unterschieden.

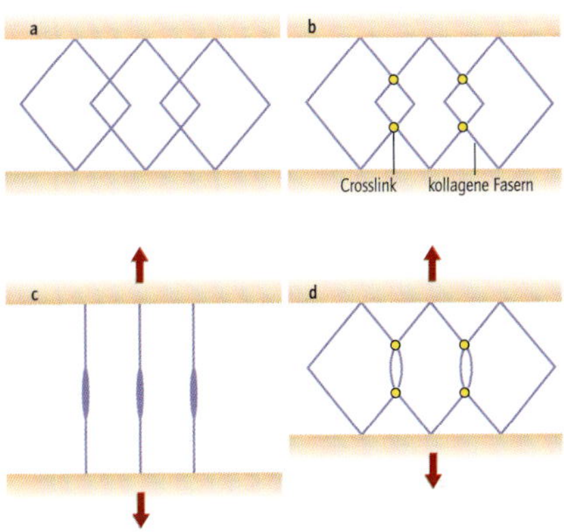

Abb. 7: Crosslinks am Kollagenfilament. Abbildung, modifiziert nach van den Berg (2011)

Schon gewusst?

Mit zunehmendem Alter steigt die Fibronektinproduktion und damit die Querbrückenbildung zwischen den Kollagen- und Elastinfilamenten.

Crosslinks mindern die Elastizität und Bewegungsweite, wie auch die bindegewebige Verschiebbarkeit, dies zum Teil erwünscht, zum Teil unerwünscht.

Unphysiologische Crosslinks beeinflussen das Fließen der Grundmatrix. In „verbackenen" Gewebestrukturen wird der Fluss der Gewebsflüssigkeit erschwert oder kommt ganz zum Erliegen. Der Stoffaustausch verschlechtert sich und Situationen der Mangelversorgung entstehen.

Vergleichbar mit einem Wollpullover, der sein lockeres Maschenwerk verliert, wenn man ihn zu heiß wäscht, „verfilzen" die Faszien bei Bewegungsarmut.

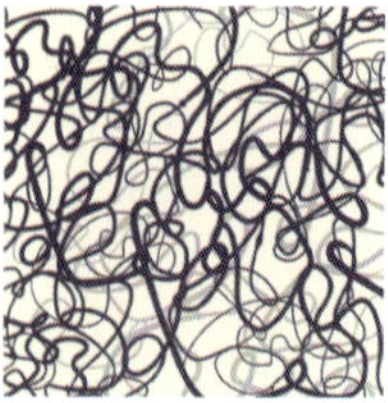

Abb. 8: Mit Crosslinks durchsetztes Kollagennetz. Mehrfach unphysiologisch verklebtes Kollagengeflecht als Folge von Bewegungsarmut oder Immobilisation

Krankheiten können sich entwickeln, Regenerations- und Versorgungsprozesse verlangsamen sich. Die Bewegungen wirken gehemmt und ungelenk.

Physiologische Crosslinks unterstützen den Körper hingegen positiv durch bewusstes Einschränken des Gleitverhaltens, wie es z. B. die Struktur der Handinnenfläche zeigt.

Schon gewusst?

Die faszialen Strukturen auf der Handinnenseite besitzen einen sehr hohen Anteil von Crosslinks, um das Gleitverhalten der Faszien der Handfläche zu minimieren. Diese strukturell sinnvollen Crosslinks ermöglichen uns das Greifen und Halten von Gegenständen.

EXPERTENEXKURS

Ralf Blume – Physiotherapeut

Crosslinks

Beispiel Frozen Shoulder (Kapselverklebung in der Achselfalte)

In der Praxis finden wir zahlreiche Beispiele für crosslinkinduzierte Bewegungseinschränkungen und Schmerzsyndrome. Bewegungsmangel oder nur einseitige Bewegung lässt das Gehirn wissen: „Hier wird nicht mehr der komplette Bewegungsumfang benötigt!" Erfährt das Gehirn nicht regelmäßig, dass alle Gelenke in ihrem ursprünglichen Radius endgradig bewegt werden, sieht es auch keine Notwendigkeit mehr, diesen weiterhin zur Verfügung zu stellen. Es kommt zur Bildung von unphysiologischen Brücken.

Besonders die Gelenkkapseln sind davon betroffen. In den ersten Wochen einer reduzierten Beweglichkeit (oder sogar Ruhigstellung) bilden sich Wasserstoffbrücken, die durch regelmäßiges Bewegen bis an die Bewegungsgrenze (verbesserte Versorgung) innerhalb weniger Tage wieder zerstört werden können. Wird es in dieser Phase versäumt, das verloren gegangene Bewegungspotenzial wieder zu „beüben", wandeln sich diese Wasserstoffbrücken um und das Gelenk beginnt, ernsthaft zu versteifen bzw. seine maximalen Positionen nicht mehr einnehmen zu können.

Die Kapsel schrumpft und baut ihr nicht mehr benötigtes Gewebe mit der Zeit ab. Jetzt beginnt ein Kreislauf, der nicht selten auf dem Operationstisch endet. Die Versorgung ist herabgesetzt, der Arm fast steif und alles tut weh. Da möchte man am liebsten gar nichts mehr mitmachen. Ab diesem Zeitpunkt ist eine rasche „Heilung" nicht mehr möglich. Tägliches, häufiges Bewegen bis an alle Bewegungsgrenzen ist die Voraussetzung dafür, dass alle betroffenen Strukturen im Rahmen ihrer Erneuerung wieder voll funktionsfähig werden können. Der Körper braucht den permanenten Reiz, damit alle Gewebe den Anforderungen an mehr Bewegung wieder gerecht werden können.

IV.B.I.II ALLES IM FLUSS

Fließt die Grundmatrix ungehemmt, wirkt sich dies auf die Bewegung in jedem Segment des Körpers aus. Es macht die Beugung und Streckung eines Muskels und die Bewegung eines Gelenks im vollen Bewegungsumfang erst möglich. Es entscheidet z. B. darüber, ob ein Schulterblatt frei gleitet oder feststeht. Es erlaubt den Organen, dem Grundrhythmus des Atems durch rhythmische Bewegungen zu folgen.

Ohne die sich frei bewegende Flüssigkeit der Matrix, die für die „innere Bewegung" des Körpers zuständig ist, würde es keine Fortbewegung geben.

Der Fluss des „inneren Ozeans" ist die Voraussetzung für ein gesundes, energiegeladenes Leben.

Die Bindegewebsmatrix ist u. a. wichtiger Bestandteil des Immunsystems, da sie Aufenthaltsort von Makrophagen, Mastzellen, Phagozyten u. Ä. ist. Diese Zellen sorgen dafür, dass Krankheitserreger, die über das arterielle System in die extrazelluläre Matrix gelangen, über das lymphatische Gefäßsystem oder das venöse Gefäßsystem wieder ausgeschleust werden.

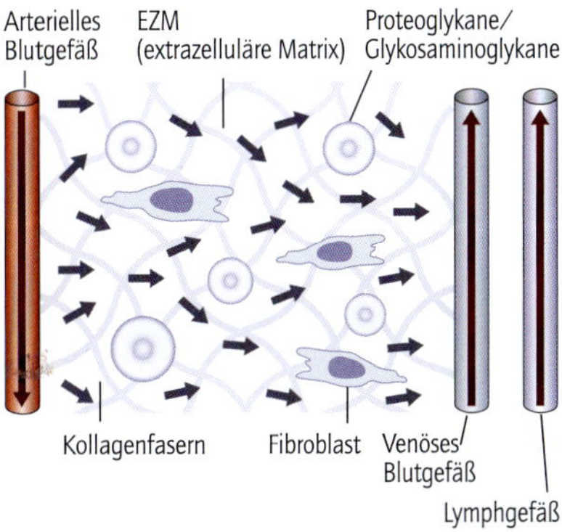

Abb: 9: Flüssigkeitssysteme im Körper

Es gibt drei große Flüssigkeitssysteme im Körper:

- **geschlossenes Blutkreislaufsystem** aus arteriellen und venösen Anteilen,
- **geschlossenes lymphatisches System**,
- **freie intrazelluläre Grundsubstanz/Matrix**.

Bei Entzündungen z. B. kann es zu Veränderungen an den Gefäßwänden kommen, sodass das Wasser nicht aus dem Zwischenzellraum in die Venen oder die Lymphe transportiert werden kann. Es kommt zum Rückstau. Es bilden sich die sogenannten *Ödeme*.

Ist der Fluss der Grundmatrix behindert, krankheitsbedingt oder aus Gründen einer zu geringen körperlichen Bewegung, führt dies zu einer Verringerung des Flüssigkeitsvolumens. Die Matrix „dickt ein". Dies hat eine Anhäufung von körperfremden Stoffen oder Giften zur Folge.

EXPERTENEXKURS

Mareike Großhauser – Ernährungswissenschaftlerin

Flüssigkeitshaushalt/Flüssigkeitszufuhr

Wie wichtig eine ausreichende Flüssigkeitsversorgung ist, zeigen die Tatsachen, dass die Hälfte unseres Körpers aus Wasser besteht und dass ein Flüssigkeitsmangel der erste leistungslimitierende Faktor für den sportlich Aktiven ist. Während der Belastung kann es zu flüssigkeitsmangelbedingten Krämpfen der Muskulatur kommen, welche aufgrund des eingedickten Blutes nur noch eingeschränkt mit Nährstoffen und Sauerstoff versorgt werden kann. Hält der Flüssigkeitsmangel (= Dehydration) an, kann der Körper bereits nach 2-4 Tagen nicht mehr ausreichend ausscheidungspflichtige Substanzen über den

Harn abgeben. Eine beeinträchtigende Folge davon ist eine Verlangsamung des Stoffwechsels sowie eine Verlagerung des Körperwassers in extra- oder intrazelluläre Bereiche aufgrund von Wasser- und/oder Salzmangel. Je nach Ausmaß sind extra- und/oder intrazelluläre Körperbereiche von dem Mangel betroffen. Aufgrund eines Wasser- oder Elektrolytmangels können je nach Ausprägungsgrad die Zellen förmlich mit Wasser überströmt oder aber auch ausgetrocknet werden.

Um nachteilige Gesundheitsbeeinträchtigungen zu vermeiden, ist in jedem Fall auf eine ausreichende Flüssigkeitsversorgung über Getränke wie Wasser, Mineralwasser, Fruchtsaftschorlen, ungesüßten Tee, Kaffee (2-3 Tassen am Tag), zu achten. Die Farbe des ersten Urins am Morgen verrät, ob die Flüssigkeitszufuhr am Tag zuvor ausreichend war oder nicht. Eine helle Urinfarbe bestätigt eine ausreichende Getränkezufuhr, während dunklere Farbtöne auf unzureichende Flüssigkeitszustände verweisen. Für einen schnellen Flüssigkeitsausgleich eignen sich besonders hypotone Getränke wie z. B. Wasser oder Tee sowie auch isotone Getränke mit einem Kohlenhydratgehalt von 60 g und einem Natriumanteil von mindestens 460 mg pro Liter.

Die Ursache für eine schnelle Flüssigkeitsaufnahme liegt in der geringeren (= hypotonen) oder gleichen (= isotonen) Teilchenkonzentration wie das Blut. Hypertone Getränke hingegen weisen mehr Teilchen auf als das Blut, weshalb der Körper das oftmals zu süße Getränk, wie z. B. Eistee, Limonaden etc., erst einmal mit körpereigenem Wasser verdünnen muss, bevor er es aufnehmen kann. Am besten immer ein gut gefülltes Glas Wasser, Saftschorle oder Tee in Sichtweite griffbereit positionieren.

Im gesunden Gewebe unterliegt die Matrix ständiger Veränderung und variiert je nach Aufgabe und Anforderung ihre Zusammensetzung, ihre chemischen Bausteine. Sie reagiert auf Stress oder Erschöpfung oder verändert ihre Zusammensetzung bei Entzündungen, Fehlernährung oder Verletzung.

Die Grundmatrix ist im ständigen Austausch mit ihren Nachbarzellen, sorgt für den Antransport von Nährstoffen und beschleunigt den Abtransport von Abfallprodukten und Krankheitserregern.

Schön formulierte es Alfred Pischinger (1899-1983):

„Sein Bild von Zellen und ihrem Stoffwechsel war das einer freundlichen Umgebung, die die Zelle braucht wie der Einzeller das Meerwasser. Über ein Milieu, das die Zelle umgibt, erreichen sie Nährstoffe, entsorgt sie ihre Stoffwechselendprodukte und tauscht sie Signale aus. So steht die Zelle mit ihrer Umgebung in wechselseitiger Beziehung, und alle Zellen sind auf das sie umgebende Milieu – Matrix – angewiesen" (Schleip & Beyer, 2014, S. 37).

Gut zu wissen!
Ein gesundes Bindegewebe steht für ein gesundes Immunsystem!

EXPERTENEXKURS

Mareike Großhauser – Ernährungswissenschaftlerin

Der pH-Wert

Alle Stoffwechselvorgänge in unserem Körper finden in einem wässrigen Milieu statt. Wie sauer oder basisch dabei eine Lösung ist, beschreibt der **pH-Wert**. Schwankungen stören den Transport von Substanzen, die Funktion von Enzymen und Hormonen, und verändern die Durchlässigkeit von Zellmembranen sowie die Verteilung von Elektrolyten. Insbesondere im Magen herrscht ein saures Milieu, welches für die Verdauungsarbeit und die dort ansässigen, gesundheitsfördernden Mikroorganismen notwendig ist. Der Körper verfügt über verschiedene Puffersysteme, um eine optimale pH-Regulierung zu gewährleisten, alles andere wäre lebensbedrohlich.

Über die Lunge wird ein Großteil der anfallenden Säuren in Form von Kohlendioxid abgeatmet. Aber auch über die Nieren, den Darm und mit dem Schweiß werden Säuren ausgeschieden. Aber wann können Säuren tatsächlich zu Problemen führen?

Während akute Übersäuerungen im Blut äußerst selten auftreten, kann eine westliche Ernährung mit viel tierischem Eiweiß nach Ansicht von Naturheilmedizinern durchaus zu einer Säurebelastung im Bindegewebe führen. Der Blut-pH weist normale Werte auf, aber Bausteine des Bindegewebes können aufgrund eines sauren Milieus ihre Wasserbindungsfähigkeit verlieren, worunter insbesondere die Druckfestigkeit des Binde- und Knorpelgewebes leiden kann. Bei Rheuma spielt die mehrfach ungesättigte Fettsäure Arachidonsäure, insbesondere im Fleisch vorkommend, eine entzündungsfördernde Rolle.

Bei Gicht ist es die Harnsäure. Sowohl die Arachidonsäure als auch die Harnsäure kommen vorwiegend in säurebildenden Lebensmitteln vor.

Allerdings sind für das Entstehen der genannten Erkrankungen noch andere Parameter verantwortlich und eindeutige Zusammenhänge zwischen einzelnen Säuren und einer latenten, chronischen Übersäuerung im Bindegewebe fehlen bisweilen. Fakt ist jedenfalls, dass regelmäßige, körperliche Bewegung und insbesondere spezielle Belastungsformen für das Bindegewebe die Eliminierung von Säuren über Nieren, Lunge und Schweiß fördern. Das passiert zum einen über einen verbesserten Abtransport über das venöse und lymphatische System als auch über eine erhöhte Ausscheidung von Säuren. Und körperliche Bewegung ist in jedem Falle zu empfehlen!

Das Ziel ist es, den Fluss der interstitiellen Flüssigkeit (Matrix) aufrechtzuerhalten und damit den Austausch von Zelle zu Zelle zu unterstützen.

Die Grundmatrix liegt uns in einer zähflüssigen Konsistenz vor. Vergleichbar mit rohem Eiweiß. Erwärmt man diese Masse, verflüssigt sie sich, ähnlich einem Pfund Butter, die in die Sonne gestellt wird.

Mit dem Verflüssigen der Grundmatrix geht eine Zunahme der Fließgeschwindigkeit einher und damit eine Steigerung des Austauschs an Nährstoffen.

Alle Gewebetypen, die nicht durch das arteriell-venöse System versorgt sind, unterliegen der Versorgung der Matrix. Sie zählen zu den „versorgungsarmen" (braditrophen) Gewebearten. Dazu zählen

Knorpelstrukturen, Kapsel-Band-Apparate, Sehnen oder auch Bindegewebsplatten (Aponeurosen und Septen).

Neben dem Einfluss von Körperwärme auf die Fließgeschwindigkeit der Matrix und damit auf die Geschwindigkeit des Austauschs ihrer Bestandteile fördert ein geplanter Wechsel von Be- und Entlastung den Austausch.

Wichtig ist nun, dass die Flüssigkeit alle Gewebestrukturen und Zellen erreicht. Dafür ist ein vielseitiges Bewegen notwendig. Ein Wechselspiel von Druck und Entlastung. Wie bei einem Schwamm wird bei Belastung Flüssigkeit aus dem Gewebe gepresst, die in der darauf folgenden Entlastung neu einströmen (**Refill**) kann. Ein Austausch von Nährstoffen findet statt.

„Eine interessante Beobachtung dabei ist, dass die Faszie nach dem ‚refill' gleitfähiger, aber auch etwas fester ist als zuvor und dadurch belastbarer wird" (Schleip et al., 2012).

Die Bewegungen im Bewegungsfluss, ohne spürbaren Anfangs- und Endpunkt, unterstützen das Fließen der Matrix. Im Bewegungsprogramm „Faszien in Bewegung" machen wir uns dieses Prinzip des Continuous Movements zu eigen. Bremsende Bewegungen mit hoher Muskelspannung im Endpunkt können das Gegenteil bewirken und das Fließen der Matrix behindern.

Der menschliche Organismus ist auf Bewegung ausgelegt und genau das ist es, was ihm heute am meisten fehlt.

Wir sollten anfangen, die Hygiene, die wir unserer Haut, den Nägeln, den Zähnen zuteilwerden lassen, auch den tieferen Schichten des Körpers zukommen zu lassen.

Gesundheit im Kontext einer guten Physio- und Psychohygiene!

Faszien leben durch Bewegung!

Schon gewusst?

Arthrose, Gelenkprobleme entstehen i. d. R. nicht durch Überbelastung, sondern durch eine Minderversorgung.

Beobachtet wird, dass Knorpelveränderungen meist am Rand der jeweiligen Struktur beginnen, wie z. B. beim Meniskus im Knie werden degenerative Veränderungen primär nicht in der Belastungszone, sondern am Rand gefunden. Ein Hinweis darauf, dass degenerative Veränderungen dort entstehen, wo die Versorgung am schlechtesten ist.

Gut zu wissen

„Junges" versus „altes" Gewebe

- Das Gewebe von älteren Menschen trägt weniger Flüssigkeit in sich. Die Matrix dickt ein. Die Stoffwechselaktivität nimmt ab.
- Der Wassergehalt bei einem Neugeborenen liegt etwa bei 80 %, während beim älteren Menschen dieser Wert auf 50 % sinken kann.

- Der Faseranteil (Kollagen) steigt im höheren Alter, während dieser beim Baby fast vollständig fehlt und die Flüssigkeit überwiegt.
- Der Anteil an Fibronektin (Klebstoff) steigt, sodass mehr Crosslinks auch unphysiologischer Struktur im Alter entstehen.
- Im Alter steigt der Abbau von Elastin im Verhältnis zum Kollagen, womit das Gewebe an Dehnfähigkeit verliert und an Steifheit zunimmt.
- Eine „verbackene" Faszie – ein „eingesperrter Muskel" (Schwind, 2014) – verliert Bewegungsspielraum, somit fällt es besonders älteren Menschen dann schwer, sich zu bücken oder zu strecken.

IV.B.I.III ORGANE IM FLÜSSIGKEITSGEFÜLLTEN BETT DER FASZIEN

Sobald sich der Vorgang der Verhärtung des Fasziensystems im ganzen Rumpf bemerkbar macht, werden auch die Innenräume des Organismus unter Druck geraten.

Organe besitzen eine rhythmische Eigendynamik, die druckbedingt gestört werden kann. Flüssigkeit, die zur Versorgung ausgetauscht werden muss, gerät ins Stocken. Die Lebenskraft des Organs und damit des gesamten Organismus wird geschwächt.

Die Tunica serosa (flüssige Faszie) umgibt die Organe als eine Art flüssigkeitsgefüllte Haut und ermöglicht den Organen ihre Eigendynamik. Dem Atem folgend, besitzt jedes Organ einen spezifischen Grundrhythmus, der den Stoffwechsel anregt und die Organe gesund und lebensfähig hält. Verringert sich die Elastizität und der Flüssigkeitsanteil der Tunica serosa, kann das nicht nur Nährboden zur Entwicklung unterschiedlicher Krankheiten sein, sondern die Organsäule, ein übereinander angeordnetes, viszerales System, verliert ihre Stützfunktion. U. a. die Belastung auf die Wirbelsäule nimmt zu.

EXPERTENEXKURS

Ralf Blume – Physiotherapeut

Osteopathie/Arbeit mit viszeralen Strukturen

Beispiel Diaphragma:
Einschränkung der Tätigkeit (im Alter) -> flacher Atem -> eingeschränkte Leistungsfähigkeit -> Verdauungsprobleme -> ...

Eine sehr zentrale Rolle nimmt hier das Zwerchfell ein. Auf der einen Seite sorgt es mit seiner Kontraktion (gemeinsam mit der Atemhilfsmuskulatur) für den Atemrhythmus, andererseits hält es gleichzeitig alle Verdauungsorgane, wie Magen, Leber, Darm etc., in Bewegung. Mit jedem Atemzug füllt sich nicht nur die Lunge mit Luft – und der Brustkorb weitet sich, auch alle Organe verändern ihre Form und Position im Bauch. Das ist Voraussetzung für einen harmonischen Verdauungsvorgang und die Ver- und Entsorgung aller Gewebe!

Mit zunehmender Inaktivität, Krankheiten oder Verletzungen, die den Atemrhythmus reduzieren und flacher werden lassen, wird sowohl die Lunge nicht mehr vollständig mit frischer Luft geflutet (Achtung Lungenentzündung), auch die Verdauungsorgane bekommen durch den geringeren Bewegungsausschlag des Zwerchfells nicht mehr den

Impuls, optimal zu funktionieren. Daraus resultiert eine schlechtere Verdauung (Verstopfung). Jetzt verlieren die Organe ihre Elastizität und Möglichkeit, sich im Bauch zu bewegen. Mittlerweile haben wir eine reduzierte Sauerstoffaufnahme (Lunge), Bewegungseinschränkung im Thorax (Brustwirbelsäule und Rippen) und auch die Verwertung der Nahrung ist herabgesetzt.

Da die Versorgung von Rückenmuskulatur, Wirbelsäule und Bandscheiben von Blutgefäßen gewährleistet wird, die DURCH den – nun relativ starren und unflexiblen – Bauchraum ziehen, kann man sich vorstellen, dass gerade der nicht durch den Herzschlag angetriebene venöse Rückfluss aus diesen Gebieten ins Stocken gerät. Der Abtransport von Stoffwechselendprodukten aus dem Gewebe ist eingeschränkt. Die Müllabfuhr funktioniert nicht mehr richtig und das Milieu wird sauer! Der Mensch bekommt Rückenschmerzen. Nicht weil etwas kaputt ist, sondern weil die Körpersäfte nicht mehr fließen!

Bei der Behandlung von Bewegungseinschränkungen und Schmerzsyndromen, die mit zunehmender Zeit nicht besser werden, sollte also berücksichtigt werden, dass auch ein beispielsweise fixierter Magen der Grund dafür sein kann. Hier können osteopathische Techniken helfen, die verlorene Beweglichkeit wiederherzustellen. Im Umkehrschluss kann eine ursächlich schlechte Ernährung natürlich auch negativen Einfluss auf den Bewegungsapparat und seine Funktionalität und Leistungsfähigkeit haben!

Flüssigkeiten im Körper sind das alles beherrschende Element. Flüssigkeit versorgt, leitet Informationen weiter und fungiert als Gleitfilm bei jeder Bewegung.

IV.B.I.IV TRAINING FÜR DIE FASZIEN

Um Flüssigkeit im Körper zu bewegen und damit die Versorgung aller Zellen zu gewährleisten, bedarf es einiger Ausgangsvoraussetzungen.

Flüssigkeit folgt chemischen Gefällen (Ungleichgewichten). Mit Bewegung haben wir darauf bedingt Einfluss. In erster Linie ist es ernährungsabhängig.

Zweitens eine Folge des Wechselspiels von Be- und Entlastung. Wie aus einem Schwamm wird Flüssigkeit bei Belastung aus dem Gewebe gepresst, welche in der Entlastungsphase erneut (und oftmals über das vorherige Maß hinaus) wieder einströmen kann.

Am Beispiel des Kniegelenks, kann durch Druckbelastung Flüssigkeit aus dem Gelenkknorpel gepresst werden, die in der „Refill"-Phase erneut einströmt. Der Merkkasten auf Seite 64 erklärte den hauptsächlichen Entstehungsort von Arthrose in den Randbereichen des Gelenkknorpels. Versorgende be- und entlastende Bewegungen zur Versorgung des Gelenkknorpels müssen gegebenenfalls neu bewertet werden. In den meisten Schulen der Trainerausbildung wird eine achsengerechte Arbeitsweise für das Kniegelenk, entsprechend seiner Scharnierfunktion (strecken-beugen), achsenneutral, d. h., mit Belastungspunkt genau in der Mitte des Gelenks, gelehrt. Einseitige Überlastungen galt es zu vermeiden. Mit dem neuen Blickwinkel können einseitige Belastungen durchaus an Reiz gewinnen.

Eine Kniebeuge in X-Bein-Stellung presst Flüssigkeit aus den Außenbereichen des Gelenkknorpels, während eine Kniebeuge in O-Bein-Stellung die Innenbereiche belastet, „entsaftet", um in der Entlastungsphase hier „frische" Gelenkflüssigkeit einströmen zu lassen.

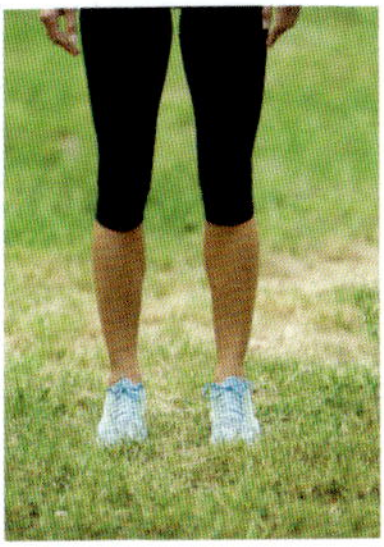

Abb. 10 a:
Neutrale Beinachse

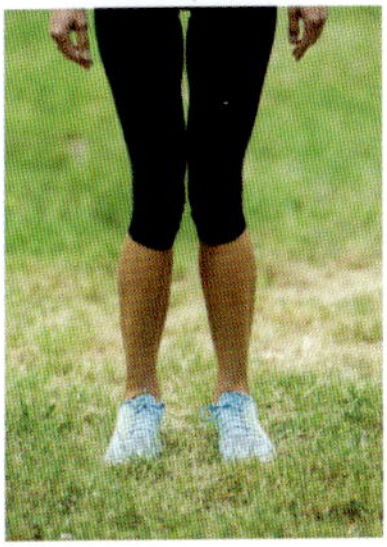

Abb. 10 b:
X-Bein-Stellung

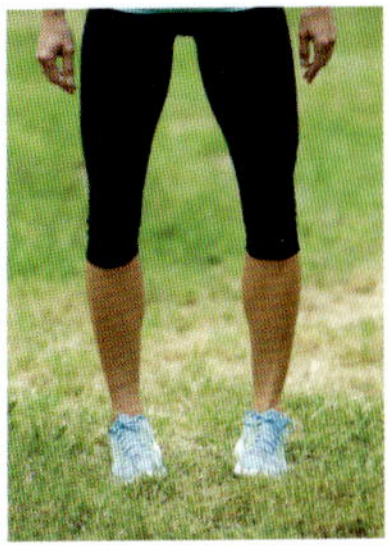

Abb. 10 c:
O-Bein-Stellung

Aufgepasst!
Einseitige Belastung erhöht die Belastungsspitze. Zentrale Belastung ermöglicht die Belastungsverteilung im Gelenk. Von daher sollten die Bewegungen mit einseitiger Belastung, abweichend von der Gelenkachse, ganz bewusst mit geringen Belastungswiederholungen geübt werden.

Welche Bewegung oder welche Mechanismen sind es nun, die den Austausch von Flüssigkeit in den Geweben positiv beeinflussen?

Als **aktiven Austausch** werden die Maßnahmen bezeichnet, die der Trainierende selbst, durch das Gewicht seines Körpers oder aber durch ein Zusatzgewicht, erwirken kann.

Das kann das Abfedern eines Sprungs sein, wobei bis zum Siebenfachen des eigenen Körpergewichts auf die Knie- oder Hüftgelenke wirkt.

Bei zyklischen, monoton wiederkehrenden Belastungen, wie z. B. beim Laufen, wird immer wieder aus denselben Gewebestrukturen die Flüssigkeit aus dem Gewebe gepresst. Das Gewebe kann zunehmend schlechter die Aufprallbewegungen „abpuffern" und die Bewegung nimmt an Elastizität ab. Für diese und auch vergleichbare, monoton ausgeführte Bewegungsformen werden Belastungspausen empfohlen, die eine Rehydration (Wiedereinfluss von Flüssigkeit) ermöglichen.

Beim Laufen oder Joggen wären kurze Gehpausen für diesen Zweck einzuplanen. Galloway (Laufen nach der Galloway-Methode, 2002) empfiehlt dabei, für Anfänger alle 10 Minuten eine Pause zu machen, während für etwas geübtere Personen die Gehpause nach ca. 30-40 Minuten sinnvoll erscheint. Individueller Indikator ist das subjektive Empfinden dafür, dass das Laufen nicht mehr elastisch und federnd wahrgenommen wird.

Methoden des sportlichen Gehens (Walking) oder Joggens mit Rücksichtnahme und Einflussnahme auf die Faszien sind in der Schule der Fascial Fitness Association (vgl. S. 257/258 Methodenübersicht) zu erlernen.

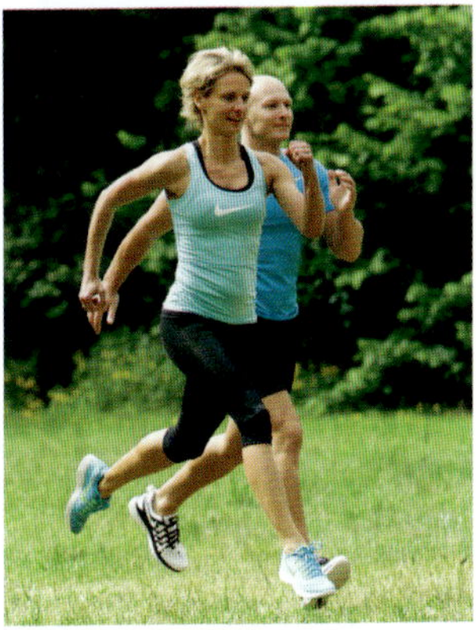

Gut zu wissen!

Bei geübten Läufern passt sich das Gewebe an die Belastung an. Beobachtungen zeigen, dass bei trainierten Personen die Verformung des Knorpels rein elastischer Art ist. Der Druck verformt die Gelenkoberfläche/Knorpeloberfläche, bis das Kollagen gestrafft ist und federt in der Entlastungsphase zurück. Man geht davon aus, dass es zu keiner nennenswerten Wasserverlagerung kommt.

Dies steht in direktem Zusammenhang mit der Bodenkontaktzeit. Je länger die Aufprallphase und die damit eingehende Belastungsphase im Gewebe ist, desto größer ist die Wahrscheinlichkeit der Wasserverlagerung. Bewegungsformen, die zwar zyklisch, aber nicht monoton sind, die von Variantenreichtum und Belastungswechseln leben, fördern das „Durchsaften" des Gewebes in hervorragender Art und Weise und führen nicht zum Flüssigkeitsverlust eines überstrapazierten Bereichs.

Eine Vielfalt davon finden wir in allen Ausprägungsformen der Gymnastik und des funktionalen Trainings.

Passiver Austausch beschreibt Methoden, bei denen über Druck, über das langsame „Hineinschmelzen" oder Verschieben eines Druckpunkts, Flüssigkeit in Bewegung versetzt, aus dem Gewebe gepresst wird, die in der folgenden Entlastungsphase erneut einströmen kann.

Der passive Austausch ist überwiegend das Handwerkszeug der Therapie, der Arbeit der Physiotherapeuten.

EXPERTENEXKURS

Ralf Blume – Physiotherapeut

Therapeutische Techniken

Massegetechniken, FDM, Medical Flossing

Neben diversen knetenden und walkenden Massagetechniken finden immer spezifischere Methoden Einzug in die Therapie. Das Behandeln eines isolierten Muskels weicht Techniken, die muskelübergreifend sind und auch nicht zwangsweise den kompletten Muskel berücksichtigen. Folgt man dem Faszien-Distorsions-Modell (Stephen Typaldos), richtet sich die Therapie nach der Dysfunktion im gesamten Faszienverlauf. Hier werden beispielsweise Verwerfungen (oder Falten) im Gewebe wieder „ausgebügelt". Die Struktur kann ihre ursprüngliche Form wieder einnehmen und alle Säfte können entlang ihrer Kanäle fließen.

Einen ganz neuen Weg beschreibt das „Medical Flossing“. Innerhalb kürzester Zeit werden regulierende Effekte auf das myofasziale System, das Lymphsystem und das vegetative Nervensystem bewirkt. Mittels eines dehnbaren Latexbandes wird ein bestimmter Bereich (z. B. ein Gelenk) zirkulär umwickelt und weitestgehend von der Gefäßversorgung getrennt (Okklusion). Die extrazelluläre Matrix wird wie ein nasser Schwamm ausgewrungen. Unter der nun folgenden Bewegung erreicht man eine dynamische Verschiebung der subkutanen Gewebe! Nach Entfernung des Bandes zeigt sich eine erhebliche Mehrversorgung und ein Einströmen frischer, extrazellulärer Flüssigkeit im behandelten Gebiet – mit einer daraus resultierenden Schmerzabnahme.

Für die Eigenmassage wurde von der Sport- und Therapiegeräteindustrie eine Vielzahl von Hilfsmitteln entwickelt, die das druckvolle Dahingleiten auf den Faszien erleichtern.

Die Firma TOGU® (www.togu.de) bietet z. B. eine breite Produktpalette an:

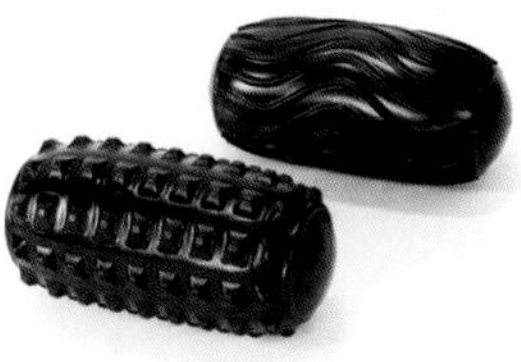

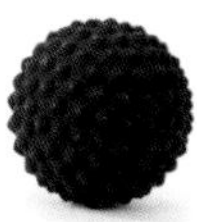

Actiroll® Rumble *Actiroll® Wave* *Actiball®*

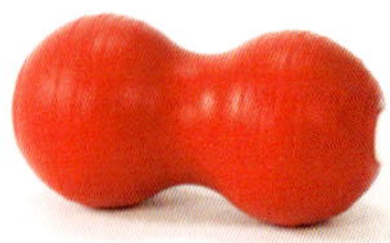

Bodybone®

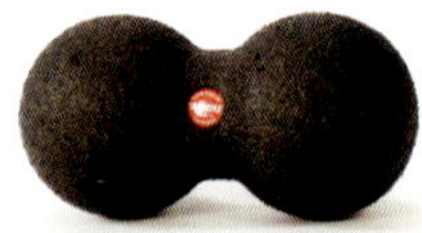

TOGU® Blackball® Duoball

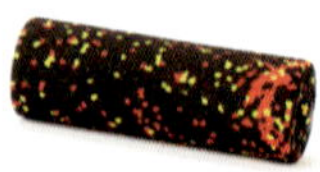

TOGU® Blackroll® mini

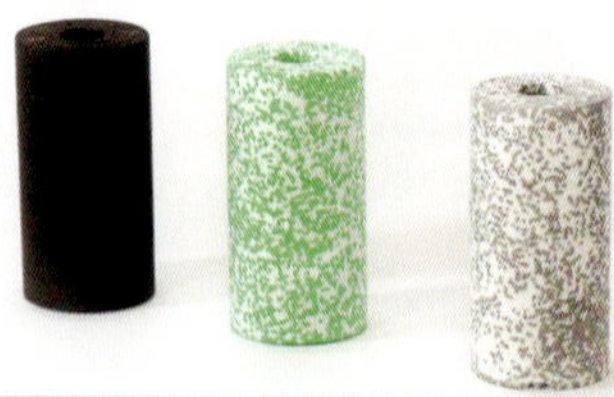

TOGU® Blackroll® verschiedene Härtegrade

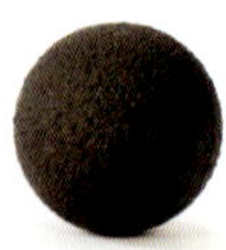

TOGU® Blackroll® Ball

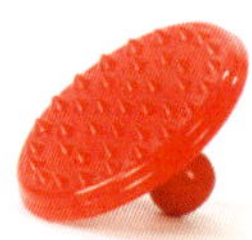

Senso® Massage Pad

IV.B.I.IV.I REGELN FÜR DIE PRAXIS

Das Auspressen eines Gewebes kann sehr wirkungsvoll sein. Wichtig bleibt das Wechselspiel zwischen Druck und Entlastung, um das stetige Austauschen der Flüssigkeiten zu fördern und für das Fließen, den „inneren Flow", zu sorgen.

Aktive Möglichkeiten des Austauschs sollten im Vordergrund stehen und können durch passive Maßnahmen sinnvoll unterstützt werden.

So wird´s gemacht!

- Erwärmen Sie Ihren Körper und halten Sie die Körperwärme während der Übungsausführung.
- Üben Sie variantenreich.
- Suchen Sie immer wieder nach neuen Belastungsanforderungen und entlasten Sie dabei die zuvor belasteten Bereiche.
- Arbeiten Sie mit großen Bewegungsamplituden, entsprechend des Beweglichkeitsausmaßes Ihres Gelenks.
- Trainieren Sie über alle Bewegungsebenen im Raum.
- Ergänzen Sie Ihr Training ggf. durch Methoden des passiven Austauschs, wie Medical Flossing, Massagen und Therapie oder der Arbeit mit Hilfsmitteln, wie Foamrolls, u. Ä.

IV.B.I.IV.II PRAXIS

A ARBEITEN IN BEWEGUNGSVERBINDUNG FÜR DEN AKTIVEN AUSTAUSCH

- Gynmastisches Arbeiten oder GroupFitness-orientiert

Das Arbeiten in **Flows** (Bewegungsverbindungen) kommt den Grundprinzipien des Trainings für die Faszien mit dem Augenmerk auf das Verflüssigen der Matrix und auf den Stoffaustausch in den Geweben sehr entgegen.

Be- und Entlastung stehen im dynamischen Wechselspiel zueinander. Vielfältige Bewegungsmuster ergeben eine kleine Bewegungsfolge. Zunächst belastete Gewebe können sich in der Folgebewegung erholen und wieder „durchsaften".

Flow 1

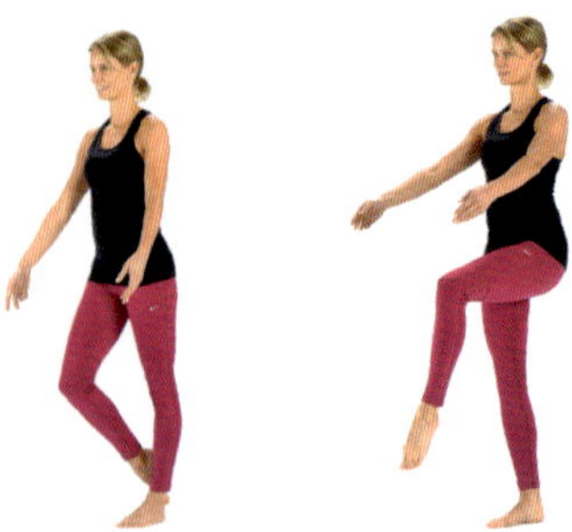

- Machen Sie einen Schritt nach vorn und heben Sie das andere Bein, bis das Knie auf Hüfthöhe ist.
- Dann setzen Sie das gehobene Bein wieder zurück und lassen das zweite Bein folgen.

- Bei der nächsten Bewegung beginnt das Bein mit dem Schritt, welches zuvor gehoben wurde.
    - Schritt – Knie heben – im Wechsel.
    - Terminologie GroupFitness: alternating step knee lift und march.
- Einbeinstand mit gehobenem oder auf dem Ballen abgestellten zweiten Bein.
    - Rotation der Wirbelsäule durch Vor- und Rückführen eines Arms.
- Bleiben Sie im Einbeinstand mit gehobener (alternativ: abgestellter) Fußspitze stehen.
- Die Arme tragen Sie auf Brusthöhe vor dem Körper.

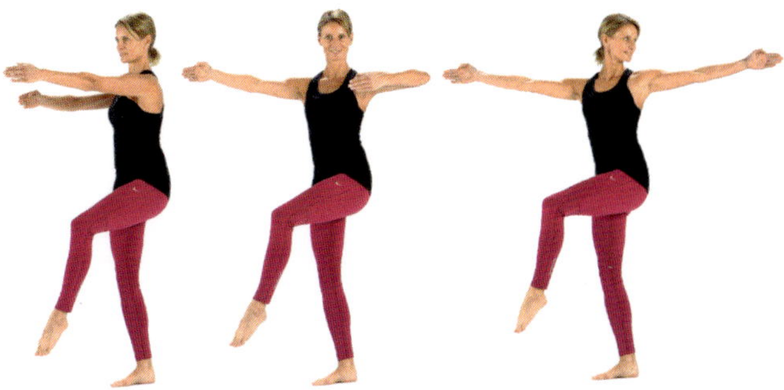

- Der gleichseitige Arm des angehobenen Beins beginnt damit, hinter den Körper zu ziehen. Dabei rotiert die Wirbelsäule.
- Der rückgeführte Arm zieht erneut nach vorn und wiederholt die Bewegung mehrfach.
    - Oberkörperrotation mit Armunterstützung.
    - Terminologie GroupFitness: spine rotation.

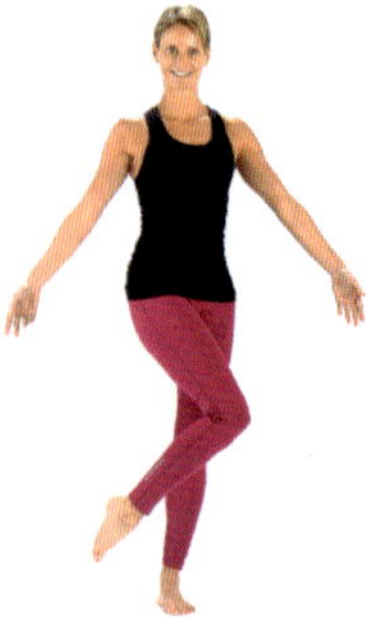

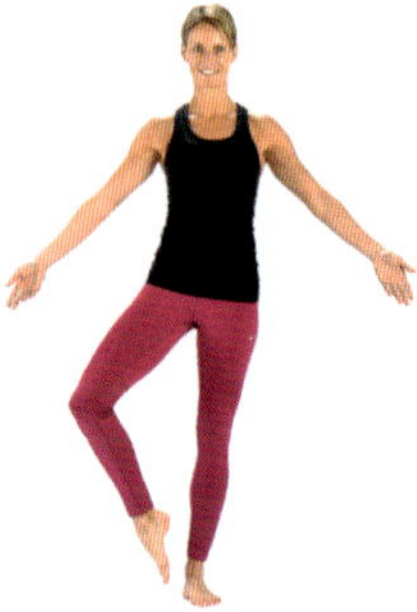

- Im Einbeinstand beginnen Sie, mit dem freien Bein Achterkreise zu ziehen. Dabei zieht das freie Knie imaginäre Achterschleifen am Boden.
- Bei einer letzten großen „Acht" ziehen Sie einen großen Kreis mit dem freien Bein, um das Bein gekreuzt hinter dem Standbein zu platzieren.

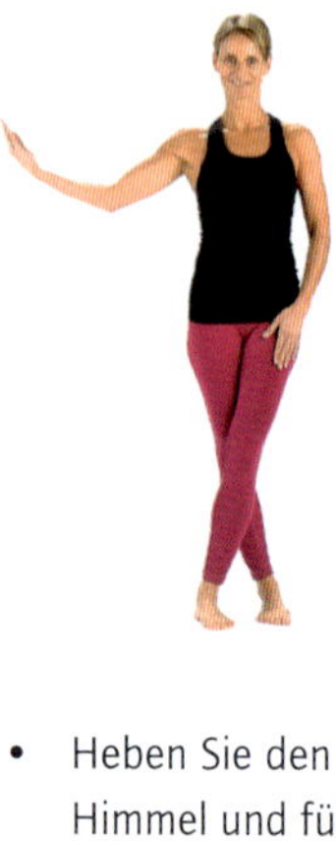

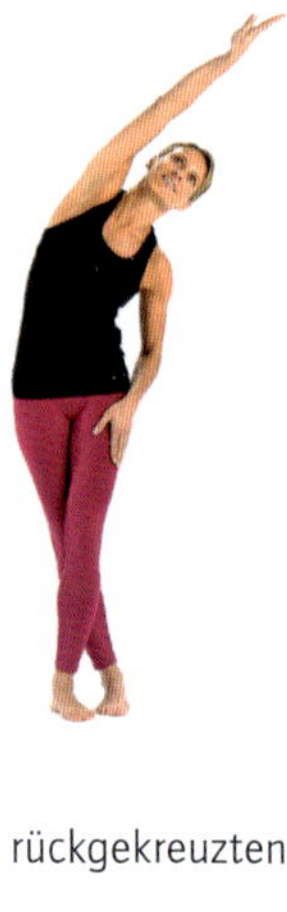

- Heben Sie den gleichseitigen Arm des rückgekreuzten Beins zum Himmel und führen ihn wieder hinab.
- Mehrere Wiederholungen.

Nun halten Sie den Arm lang über dem Kopf ausgestreckt und verstärken die Dehnspannung für einen Moment.

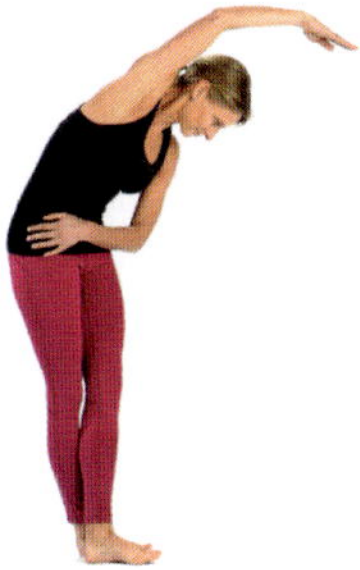

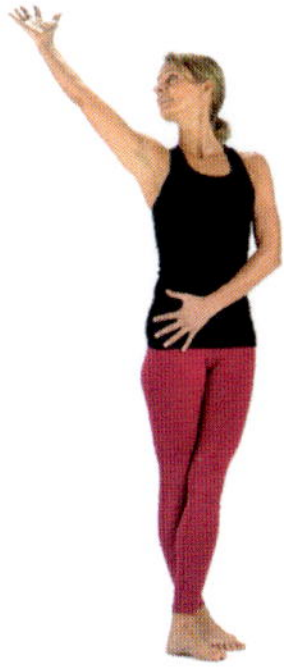

- Ziehen Sie den gehobenen Arm diagonal nach vorne, als würden Sie sich mit Ihrem Körper und dem Arm über einen körpergroßen Ball legen.
- Von dort ziehen Sie den Arm aufwärts zum Himmel und weiter diagonal nach hinten, sodass sich der Brustkorb öffnet.
  - Bei jeder Übungswiederholung wird der Bewegungsweg ein wenig verändert, sodass ein großer Variantenreichtum der Bewegungsausführung entsteht.
  - Arbeiten Sie experimentierfreudig.
- Führen Sie den Arm wieder hinab.

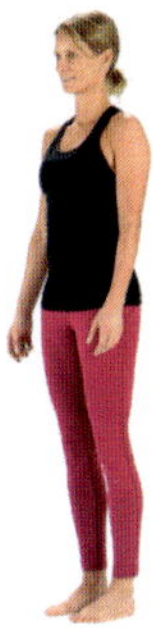

- Stellen Sie Ihre Beine wieder parallel.
- Beginnen Sie mit dem Flow von vorne. Dieses Mal startet das andere Bein mit dem Schritt nach vorne.

Flow 2

- Machen Sie einen Schritt nach vorn und heben Sie das andere Bein, bis das Knie auf Hüfthöhe ist.
- Dann setzen Sie das gehobene Bein wieder zurück und lassen das zweite Bein folgen.
- Bei der nächsten Bewegung beginnt das Bein mit dem Schritt, welches zuvor gehoben wurde.
  - Schritt – Knie heben – im Wechsel.
  - Terminologie GroupFitness: alternating step knee lift (vgl. Flow 1).
- Bleiben Sie im Einbeinstand mit gehobenem Knie stehen und richten Sie Ihre Wirbelsäule aufrecht aus (Merkmale des Haltungstrainings, vgl. S. 35/36).

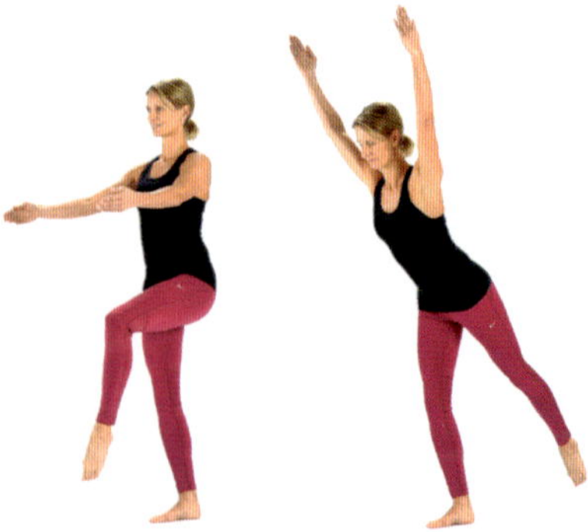

- Schwingen Sie Ihr freies Bein gestreckt hinter die Körperachse und heben Sie Ihre Arme nach vorn oben an.
- Im Anschluss holen Sie das schwingende Bein zurück in die Ausgangsposition und senken dabei die Arme.
  - Durchschwingen eines Beins.
  - Terminologie GroupFitness: alternating leg swing.

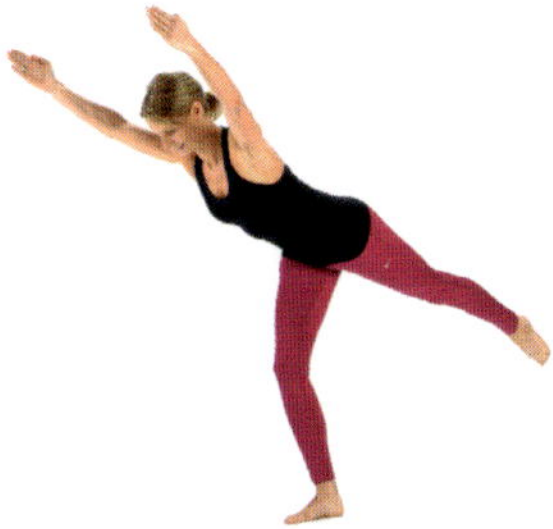

- Üben Sie zunächst mit aufrechtem Oberkörper.
- Verlagern Sie nach einiger Zeit den Oberkörper nach vorne, während das Bein zurückschwingt.

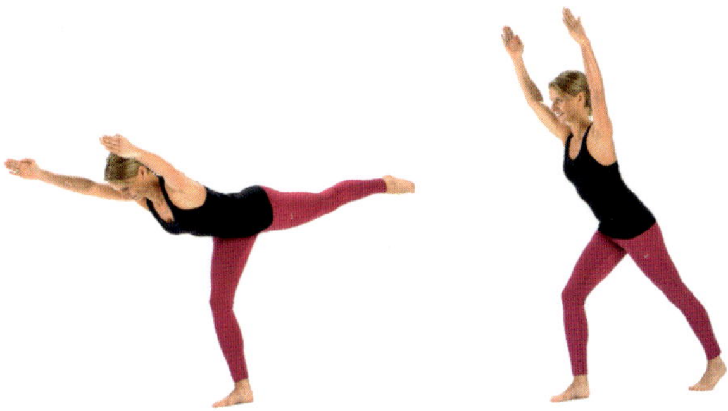

- Halten Sie Ihren Körper in diagonaler Ausrichtung an.
    - Diagonal oder horizontal ausgerichtete Standwaage.
- Führen Sie Ihren hinteren Fuß zum Boden und halten Sie dabei die aufrechte Linie des Beins in Verlängerung zum Oberkörper.
    - Hoher Ausfallschritt.

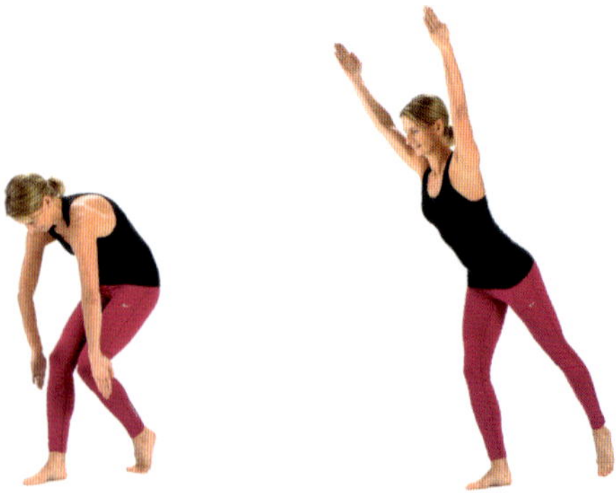

- Lassen Sie Ihre Arme parallel nach unten hinten durchschwingen.
- Dabei verlagern Sie Ihr Körpergewicht vermehrt auf das hintere, jetzt gebeugte Bein und runden Ihre Wirbelsäule bei dieser Rückverlagerung.
- Den Vorschwung nutzen Sie zur Aufrichtung und Gewichtsverlagerung auf das vordere Bein.
    - Im Wechsel.
- Die Bewegung in der Schwungphase nach vorn anhalten.
    - Standwaage.

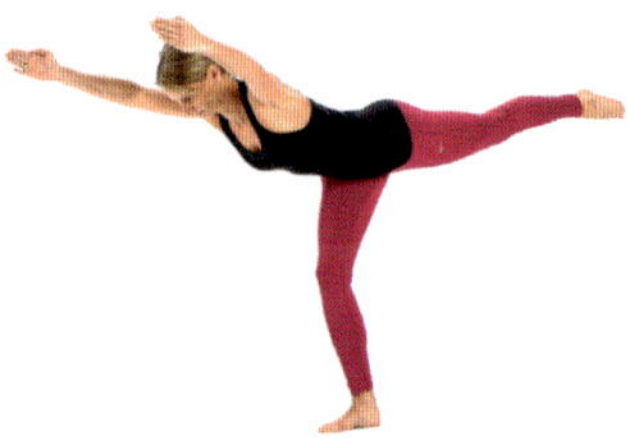

- Holen Sie das hintere Bein nach vorne und beginnen Sie mit der kompletten Abfolge von vorn.

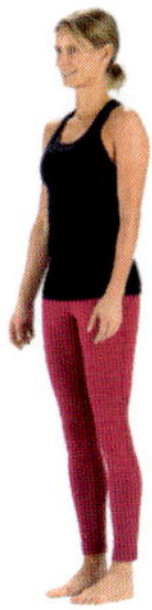

Flow 3

- Stehen Sie mehr als schulterbreit und lassen Ihre Fußspitzen dabei diagonal nach außen gerichtet.
  - Dabei bildet der zweite große Zeh, die Mitte der Kniescheibe und der vordere obere knöcherne Vorsprung des Beckenkamms eine Linie.

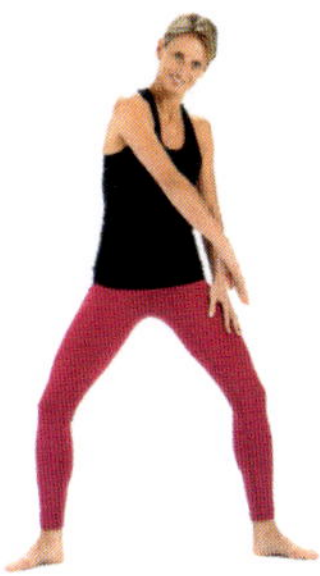

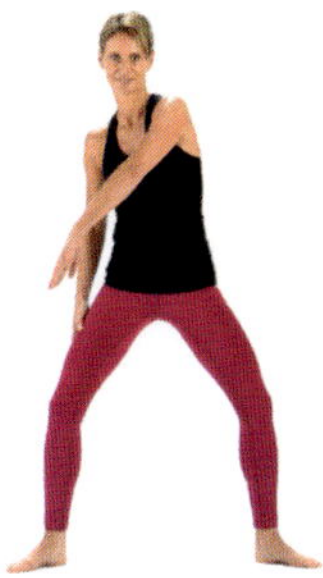

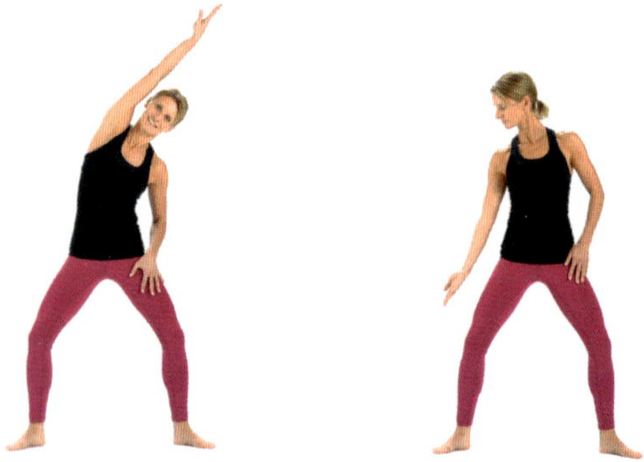

- Lassen Sie Ihre Arme wechselseitig vor den Körper nach innen und seitlich neben den Körper nach außen schwingen.

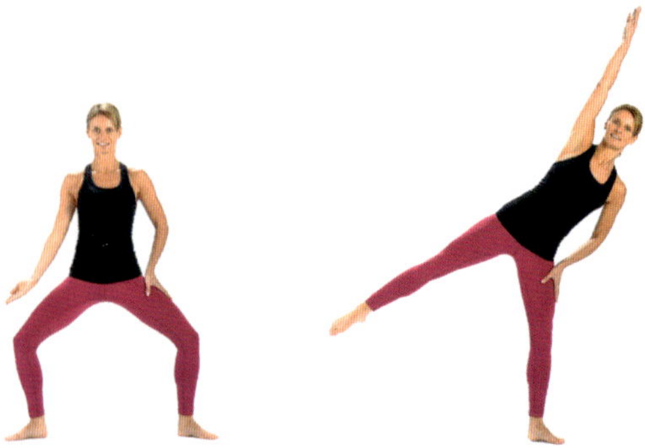

- Lassen Sie Ihre Arme wechselseitig nach oben und seitlich neben den Körper wieder nach unten zum Oberschenkel schwingen.
- Dem Armschwung folgend, drücken Sie sich, gemeinsam mit der Armbewegung, nach oben, von dem gleichseitigen Fuß zum Einbeinstand ab.

    - Oberkörperkippung in der Frontalebene.
- Gemeinsam mit der Armbewegung nach unten bringen Sie Ihr Körpergewicht zurück in die Ausgangsposition.
    - Im Wechselspiel.
- Im Einbeinstand (Frontalebene) halten Sie an und halten für einen Moment das Gleichgewicht.
    - Senken Sie das gehobene Bein (Rippen-Becken-Abstand vergrößern).

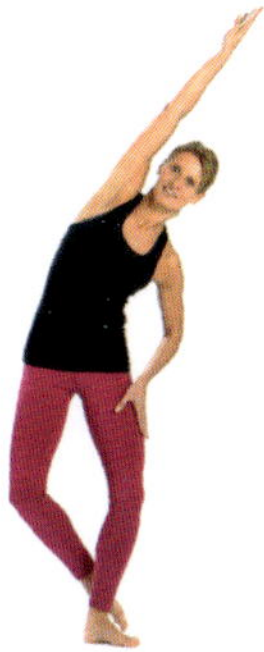

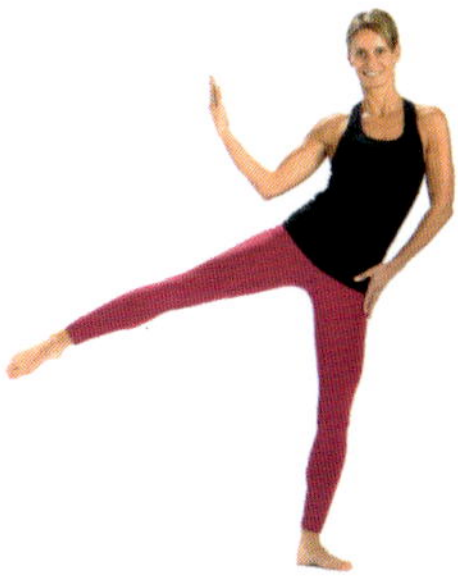

    - Heben Sie das gesenkte Bein und den gehobenen Arm an (Rippen-Becken-Abstand verkleinern).
- Richten Sie sich zum geschlossenen Stand wieder auf.

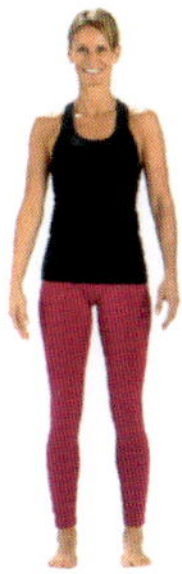

Flow 4

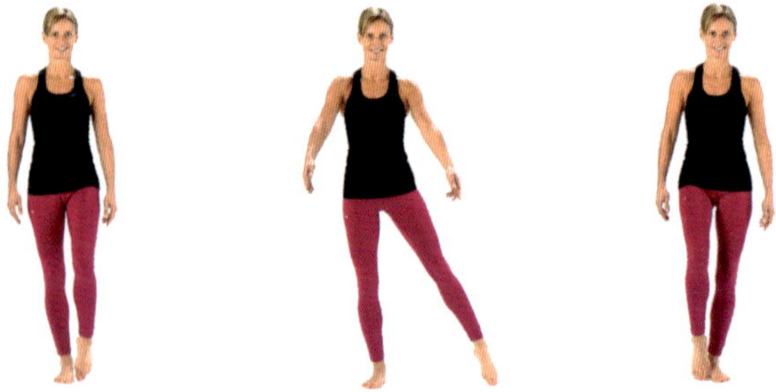

- Setzen Sie ein Bein einen Schritt zur Seite, lassen das zweite Bein folgen, tippen den Fußballen neben den ersten Fuß und machen im Anschluss einen Schritt in die Gegenrichtung.
    - Schritt – Tap/Schritt – Tap.
    - Terminologie GroupFitness: step touch.

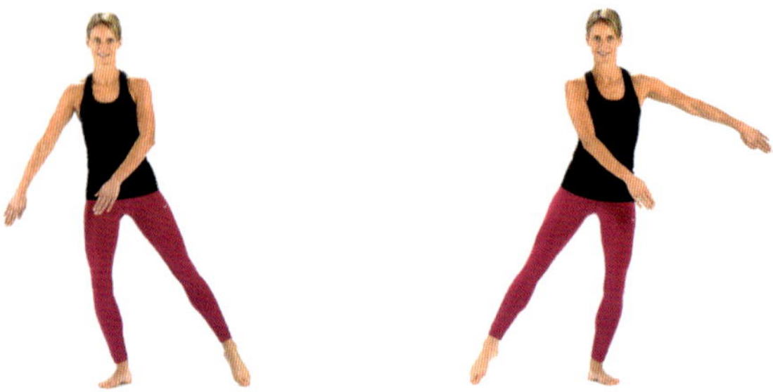

- Setzen Sie zwei Schritte zur Seite und wieder zurück.
    - Terminologie GroupFitness: double step touch.
- Lassen Sie die Arme im Kreis mitschwingen.

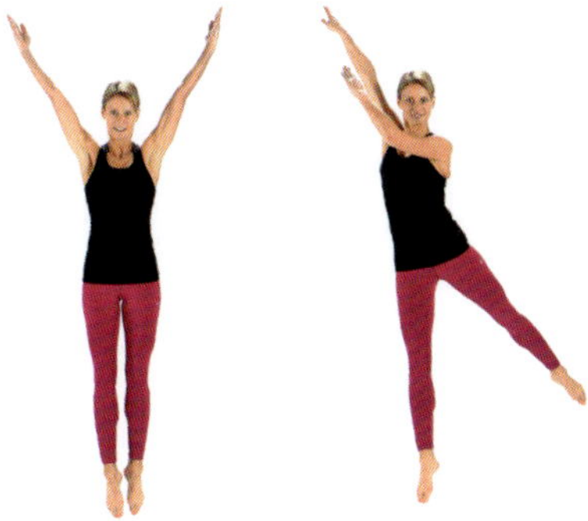

- Variante: Mit kleiner Flugphase in der Mitte zwischen den beiden Schritten.
- Terminologie GroupFitness: chassée.

B EINZELNE ÜBUNGEN FÜR DEN AKTIVEN AUSTAUSCH

B.1 Einzelne Übungen für den aktiven Austausch beim gymnastischen Arbeiten im Fitness- oder GroupFitness-Training

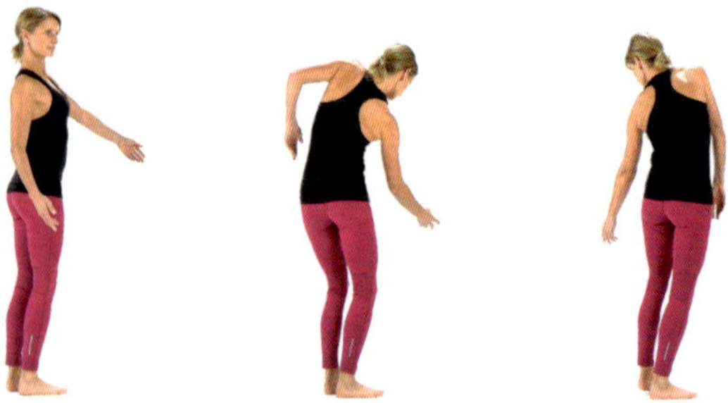

Übung 1: Tanz der Wirbelsäule – stehend

- Stehen Sie aufrecht in der geschlossenen Grundposition.
- Beginnen Sie mit ganz kleinen „Mikro"-Bewegungen des Beckens.
- Integrieren Sie die Lendenwirbelsäule in die Bewegung.
- Laden Sie die Brustwirbelsäule ein, an dem kleinen inneren Tanz der Wirbelsäule teilzunehmen.
- Auch die Halswirbelsäule und der Kopf werden ein Teil der Bewegung.
- Vergrößern Sie ganz allmählich den Bewegungsradius der Einzelbewegungen, sodass ein harmonischer, variantenreicher „Tanz der Wirbelsäule" entsteht.

Übung 2: Körperwelle

- Stehen Sie aufrecht in der geschlossenen Grundposition.

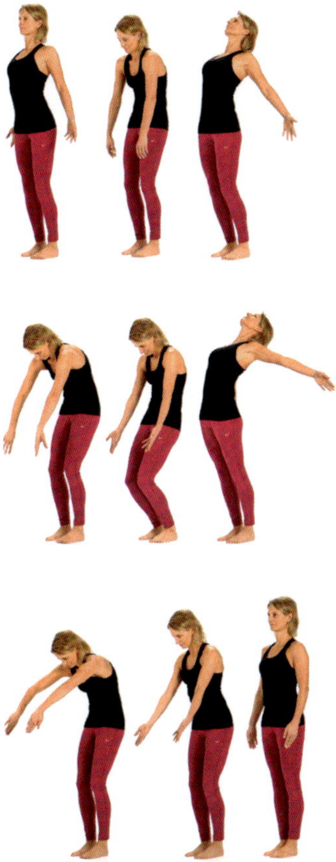

- Beginnen Sie mit einer Vorschubbewegung des Brustbeins, welches als Folgebewegung in den Oberkörper eintaucht, als wolle es sich zwischen die Schulterblätter schieben.
- Lassen Sie aus diesen beiden Bewegungen eine Wellenform entstehen.
- Diese Welle des Brustbeins darf sich auf den gesamten Brustkorb ausdehnen.
- Laden Sie die Lendenwirbelsäule ein, Teil dieser Bewegung zu werden.
- Integrieren Sie die Beckenbewegung.
- Schlussendlich beginnt die Körperwelle in den Knien und zieht sich hoch zum Scheitel.

Übung 3: Die „Acht" des Brustkorbs

- Stehen Sie in der offenen Grundposition mit nach außen gedrehten Füßen und leicht gebeugten Knien.

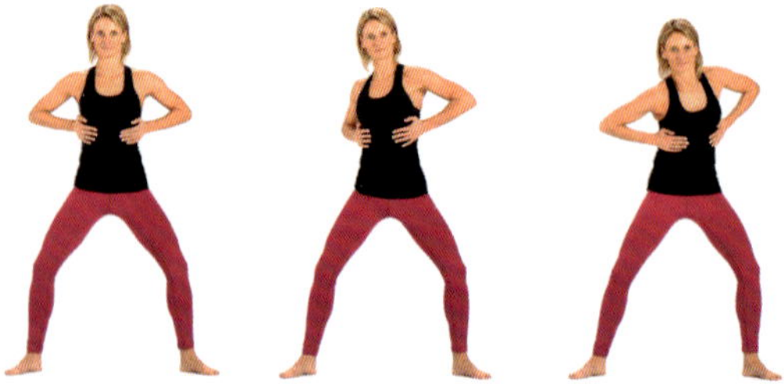

- Legen Sie Ihre Hände rechts und links seitlich auf Ihren Brustkorb.
- Beginnen Sie, Ihren Brustkorb mal rechts, mal links in die Handinnenfläche zu schieben.
- Lassen Sie diese beiden Einzelbewegungen zu einer Bewegungsverbindung werden.
- Beginnen Sie nun, die unteren Rippenbögen zunächst diagonal nach vorne zu schieben und halbkreisförmig nach hinten wandern zu lassen. Es entsteht eine Achterschleife Ihres Brustkorbs.

Übung 4: Tanz der Wirbelsäule – im Vierfüßlerstand

- Gehen Sie in den Vierfüßlerstand – in die Position der „Katze".

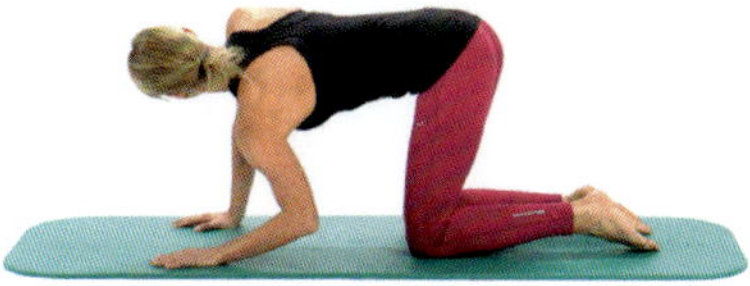

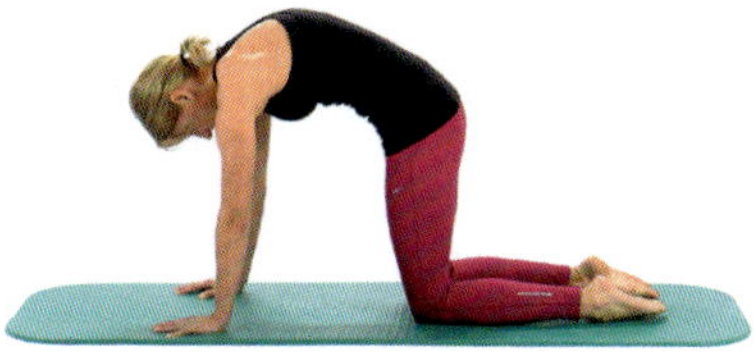

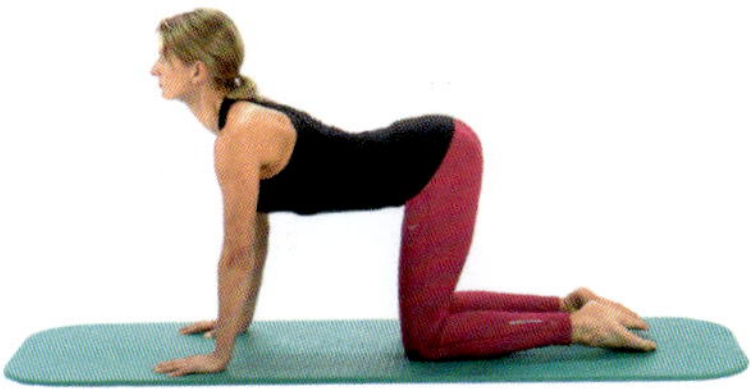

- Üben Sie den „Tanz der Wirbelsäule" in seiner kompletten Abfolge in der neuen Ausgangsposition.

Übung 5: Tanz der Wirbelsäule – im Up-Stretch

- Gehen Sie in die Position „Up-Stretch" – „herabschauender Hund".

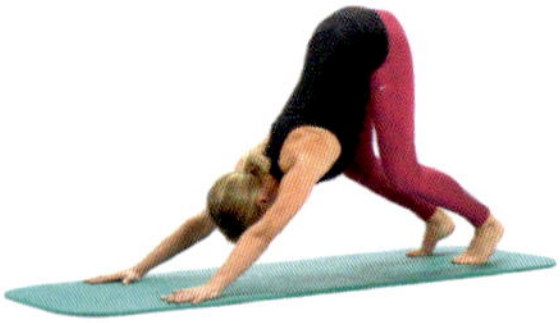
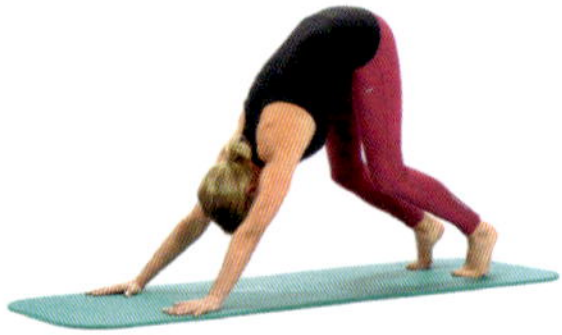
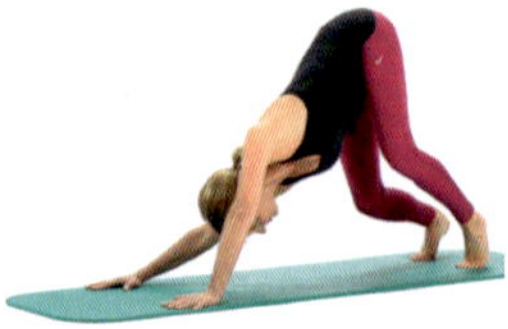
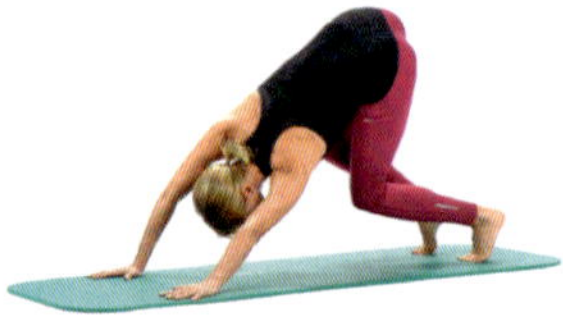

- Üben Sie den „Tanz der Wirbelsäule" in seiner kompletten Abfolge in der neuen Ausgangsposition.
- Beugen Sie dabei die Knie.

B.2 Einzelne Übungen für den aktiven Austausch im Outdoorbereich für Athleten diverser Sportarten

Übung 1:
Versorgung Wirbelsäule 1

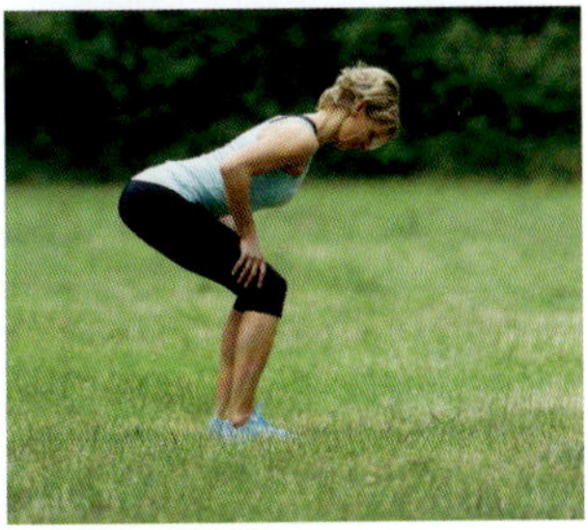

- Stellen Sie sich in eine aufrechte Ausgangsposition und senken Sie Ihren gestreckten Rücken nach vorn, indem Sie gleichzeitig die Knie- und die Hüftgelenke beugen. Die Knie sollten dabei über dem Sprunggelenk oder aber der Mitte Ihres Fußes stehen.

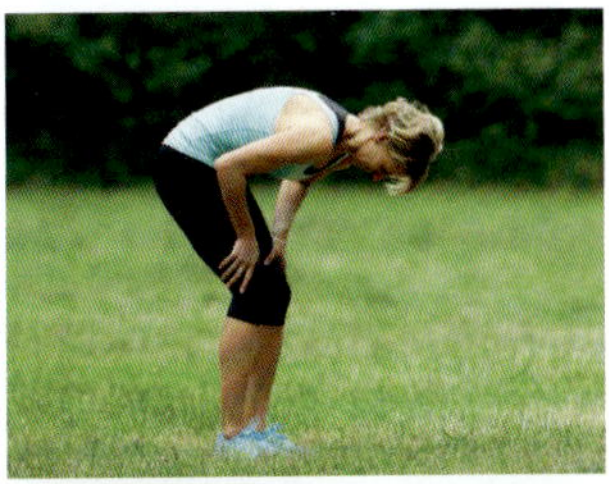

- Legen Sie Ihre Hände auf den Oberschenkeln ab, sodass der Daumen nach innen und die Fingerspitzen nach außen zeigen.
- Nun ziehen Sie Ihren Bauchnabel ein, höhlen den Bauch und runden die Wirbelsäule.

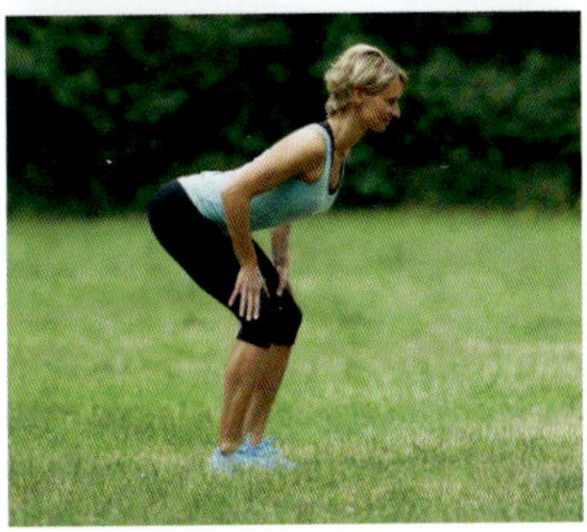

- Nach der Rundung kommen Sie in die Streckung (ggf. sogar Überstreckung der Wirbelsäule) zurück.
- Lassen Sie diese Bewegungen einige Male aufeinander folgen.

Übung 2: Versorgung Wirbelsäule 2 (Seitneige)

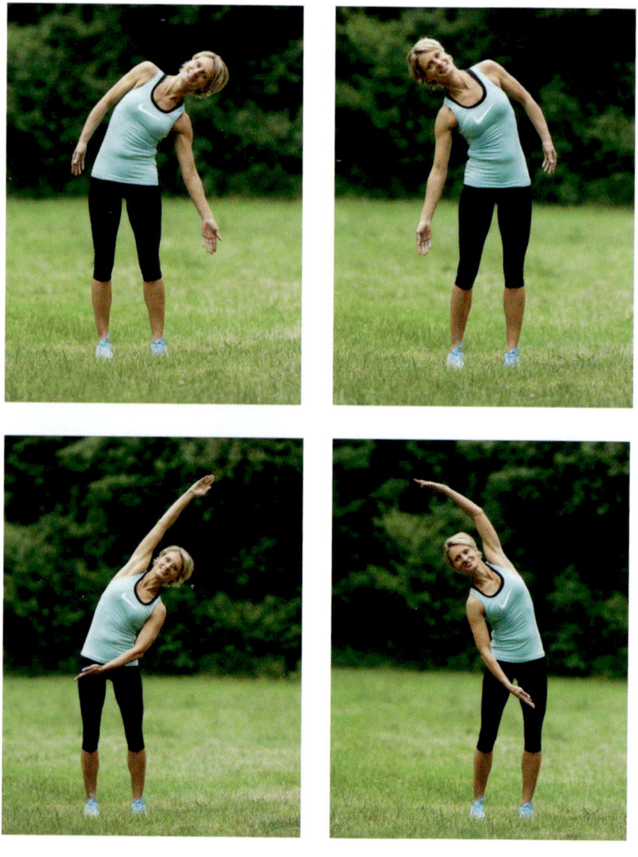

- Stehen Sie aufrecht (s. Merkmale Haltung S. 35/36) und neigen Sie Ihren Oberkörper nach rechts und links im Wechsel.

Übung 3: Versorgung - Knie

- Stellen Sie sich in eine aufrechte Ausgangsstellung mit hüftschmal gestellten Füßen (sodass ein dritter, längs gestellter Fuß noch zwischen Ihren beiden Füßen Platz hätte).

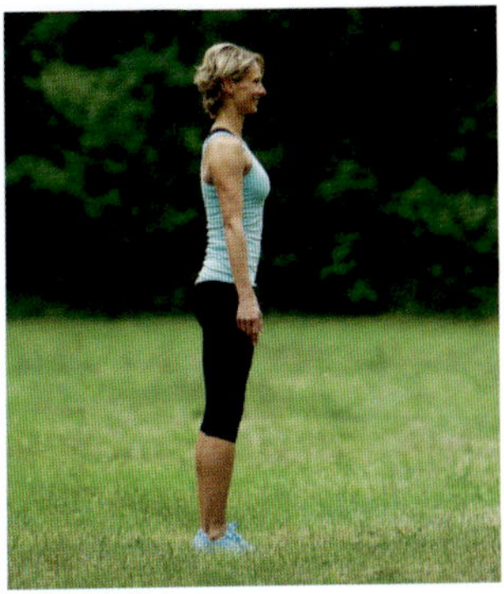

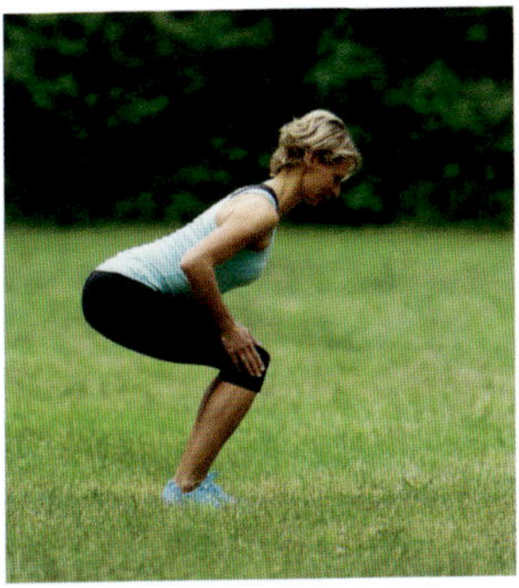

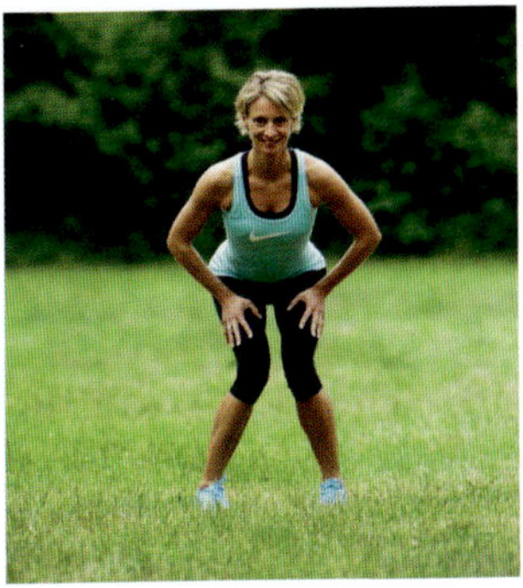

- Üben Sie eine Rumpf-Kniebeuge (siehe Übung 1), wobei die Knie mal nach außen und mal nach innen wandern dürfen.

- Üben Sie dynamisch, indem Sie immer wieder hoch und tief gehen.

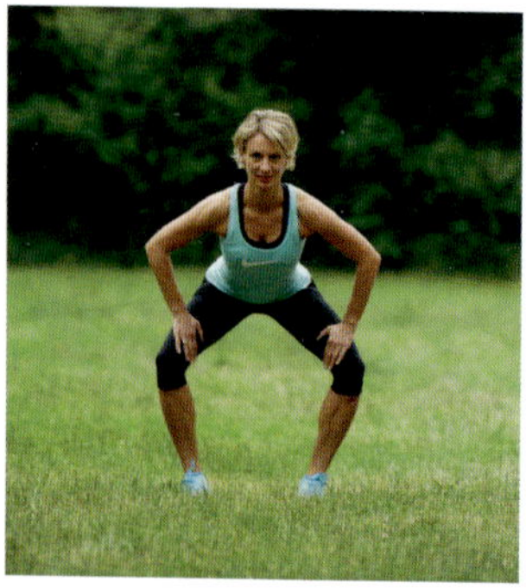

Variante

- Bleiben Sie in der tiefen Rumpf-Kniebeuge und kreisen Sie sanft Ihre Knie.

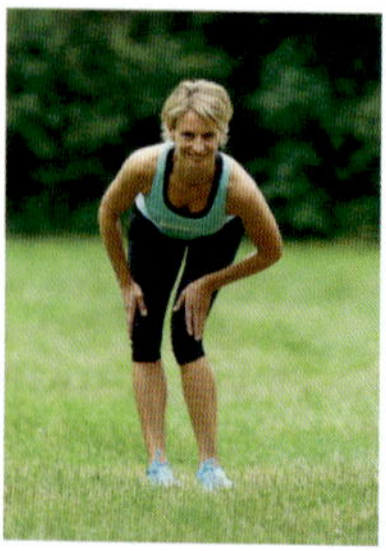

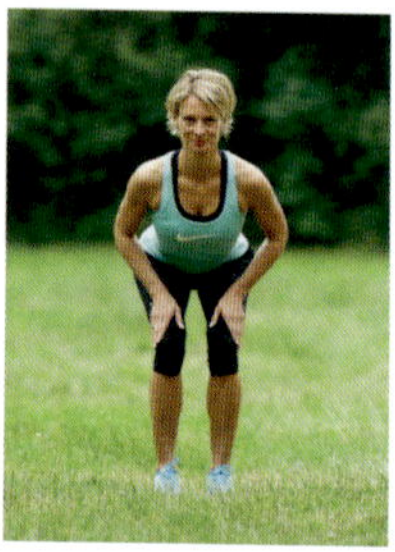

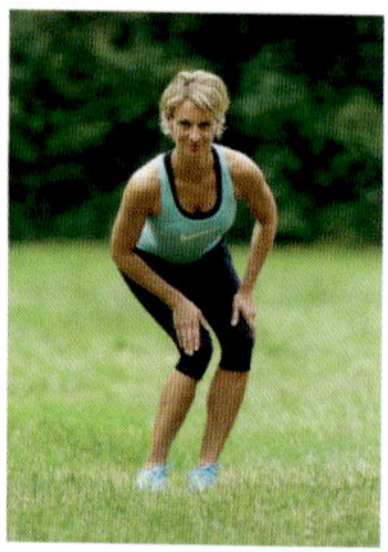

Aufgepasst!

Wenige Wiederholungen sind ausreichend.

Übung 4: Versorgung Fuß 1

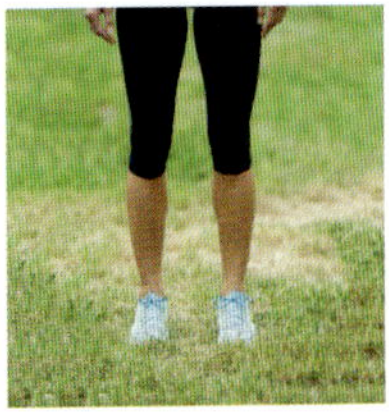

- Stellen Sie sich aufrecht hin und verteilen Sie Ihr Körpergewicht auf beide Füße zu gleichen Anteilen.

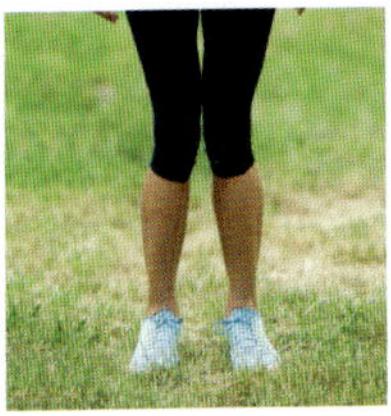

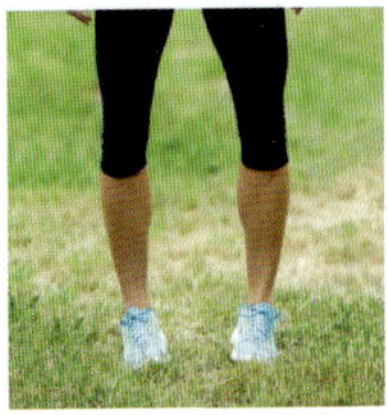

- Bringen Sie nun Ihre Belastung im Wechsel vermehrt auf den Innen- und Außenrist.

Variante

- Diese Übung ist auch einbeinig möglich. Geben Sie so viel Druck auf das Spielbein, dass der Druck spürbar ist, aber keinen Schmerz erzeugt.

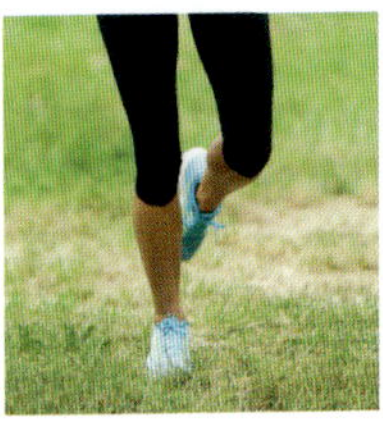

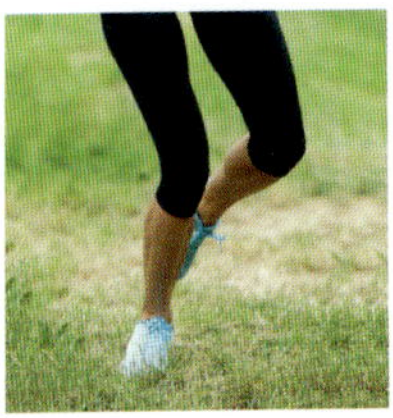

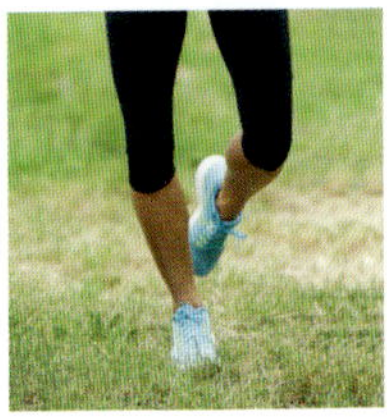

Übung 5: Versorgung Fuß 2

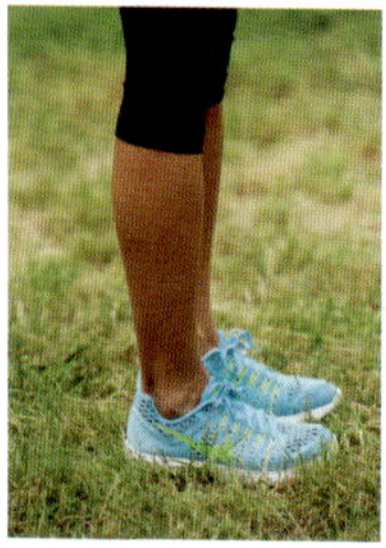

- Stellen Sie sich aufrecht hin und verteilen Sie Ihr Körpergewicht auf beide Füße zu gleichen Anteilen.

- Nun heben Sie sich in den Ballenstand und von dort senken Sie Ihre Fersen und heben den Ballen an.

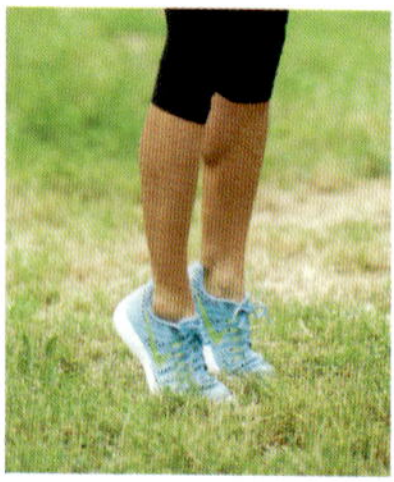

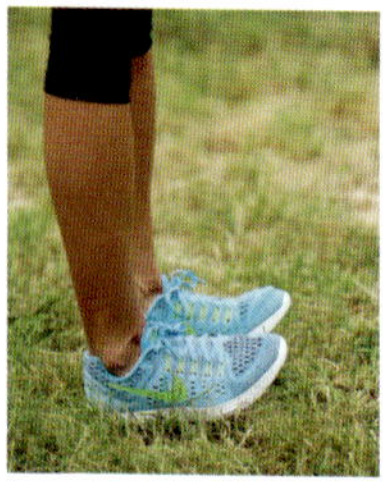

Variante

- Wenn Sie im Ballenstand stehen, können Sie Ihr Gewicht mal auf den Großzehenballen und mal auf den Kleinzehenballen verschieben.

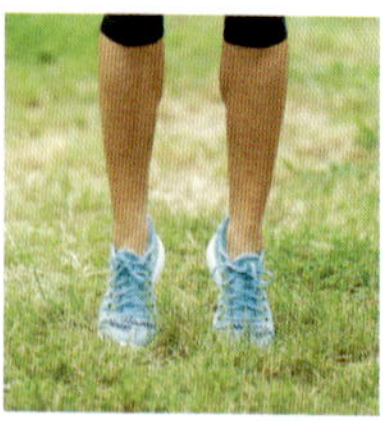

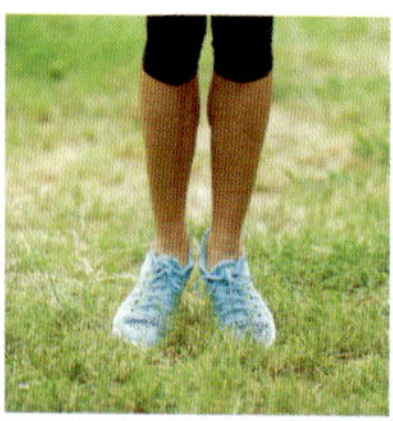

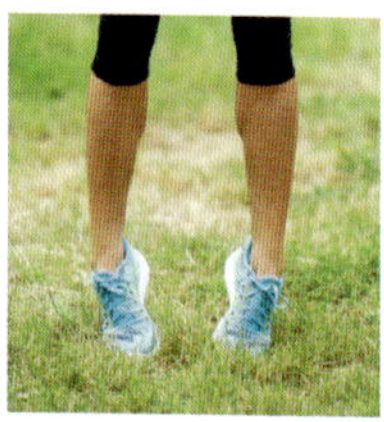

Übung 6: Versorgung Schulter

- Stellen Sie sich aufrecht hin und verteilen Sie Ihr Körpergewicht auf beide Füße zu gleichen Anteilen.

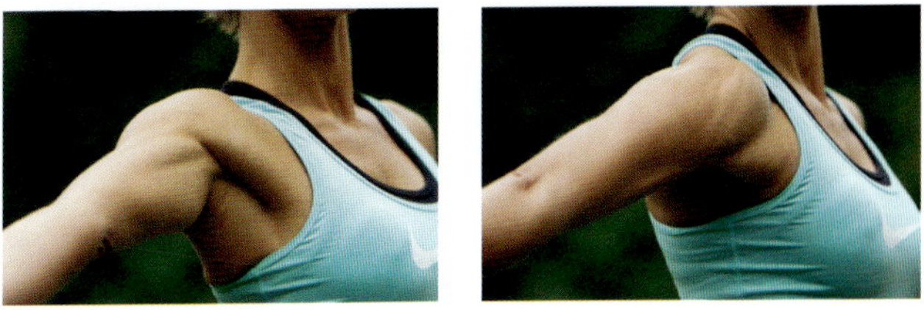

- Rotieren Sie Ihre Schultern, soweit es Ihnen möglich ist, nach innen und anschließend maximal nach außen.
- Üben Sie über verschiedene Bewegungsebenen.

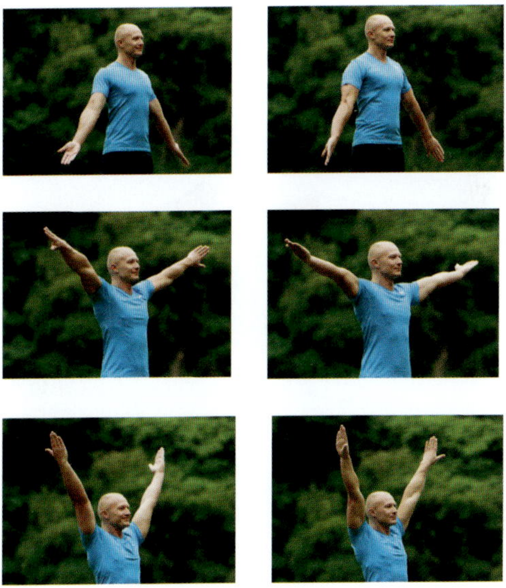

C BEISPIELE FÜR DEN PASSIVEN AUSTAUSCH

C.1 Beispiele für passiven Austausch als therapeutische Maßnahme

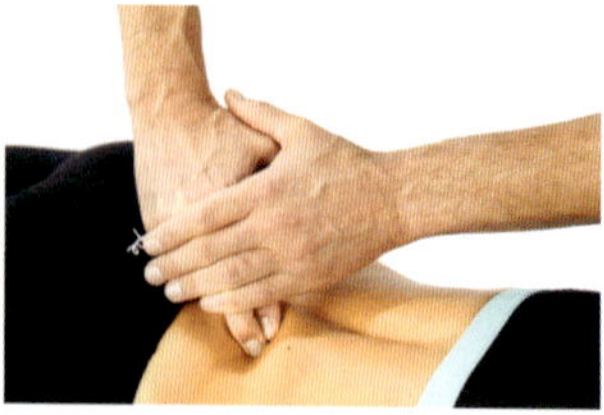

Hoher, punktueller Druck auf die tiefen Rückenstrecker mit leichter Querdehnung gegen den Faserverlauf.

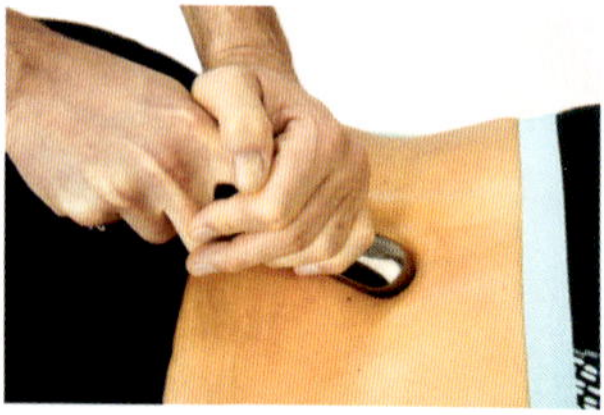

Auswringen der tiefen Rückenstrecker mit dem Fascial-Edge.

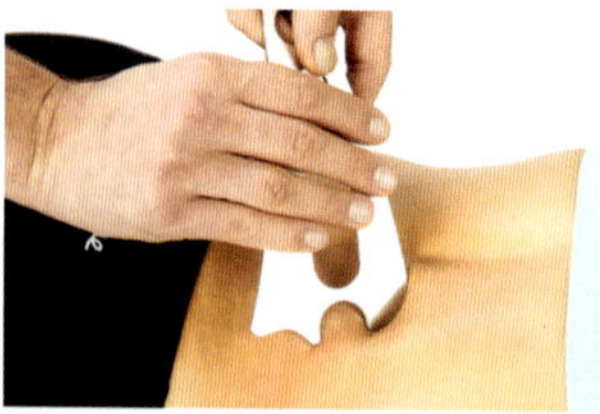

Sehr harte Glättung tief sitzender Faszien.

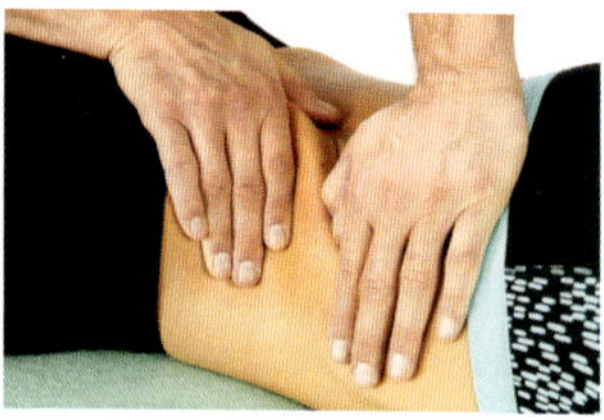

Flächiges Auswringen und Verschieben der oberflächlichen Thoraxmuskulatur.

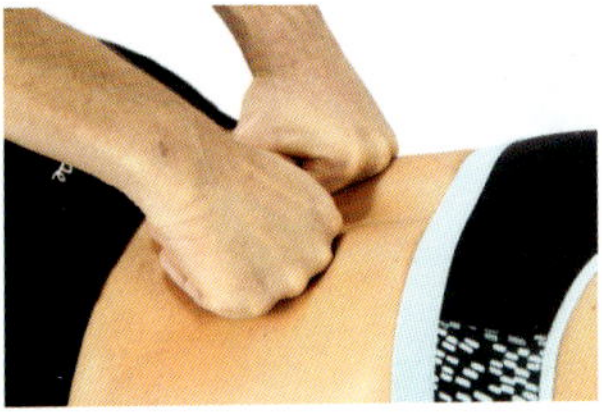

Flächiges, tiefes Auswringen der Thoraxmuskulatur.

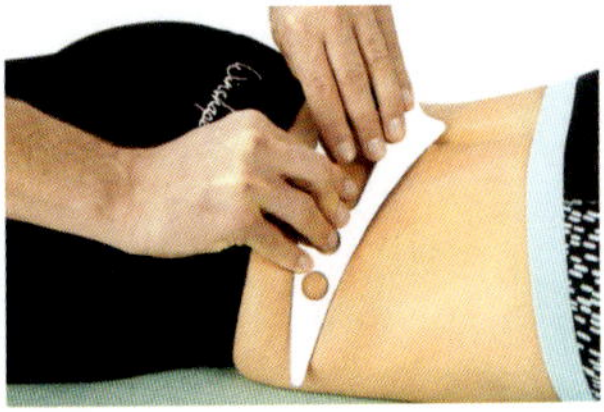

Flächiges, tiefes Auswringen der Thoraxmuskulatur mit dem M2T-Blade.

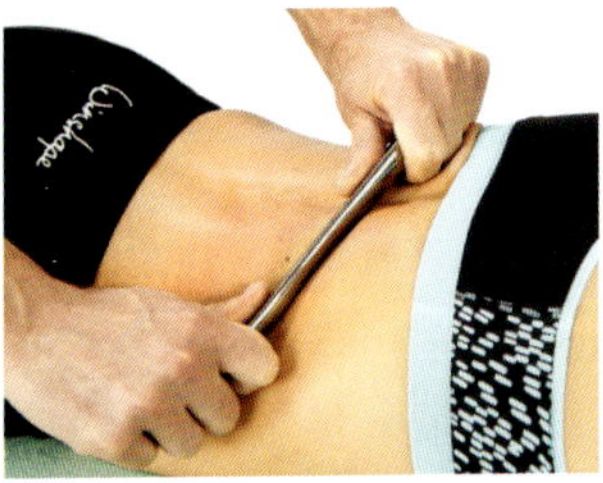

Auswringen und Glätten der Thoraxmuskulatur und Faszien mit dem Fascial-Edge.

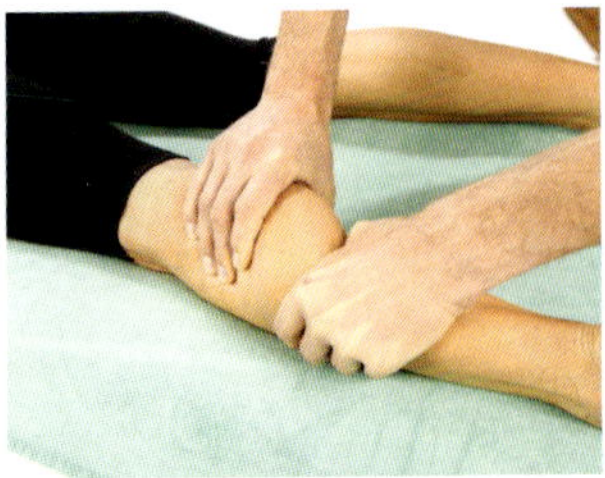

Großflächiges Auswringen der Wadenmuskulatur.

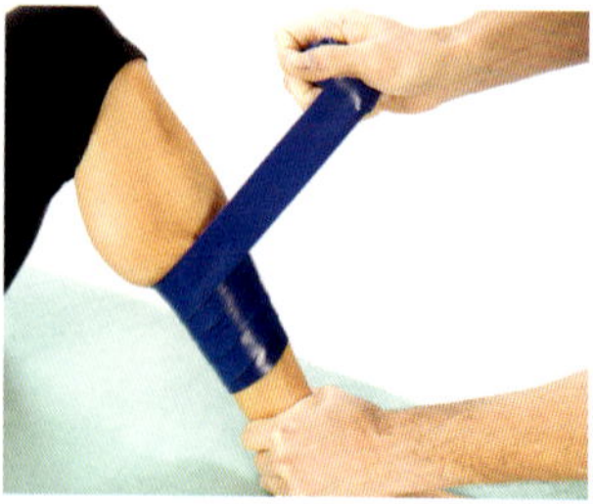

Medical Flossing zur kompletten Auswringung der Wadenmuskulatur.

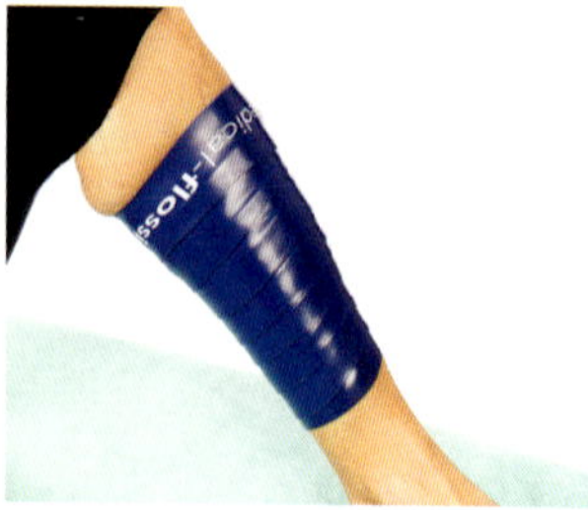

Fertige Anlage. Zur Steigerung der Effektivität bieten sich aktive oder passive Mobilisationen an (Squats).

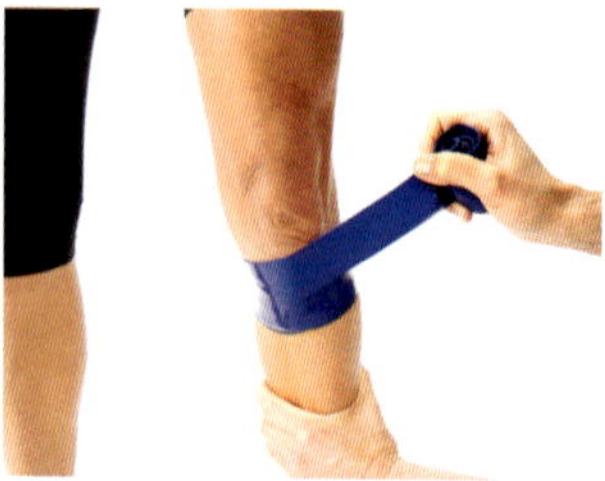

Medical Flossing am Knie.

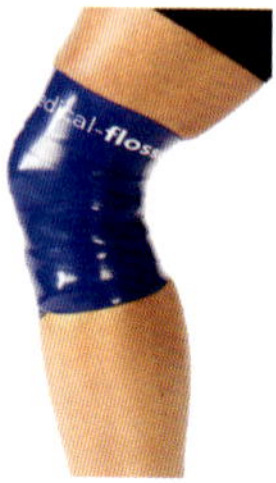

Fertige Anlage. Zur Steigerung der Effektivität bieten sich aktive oder passive Mobilisationen an (Squats).

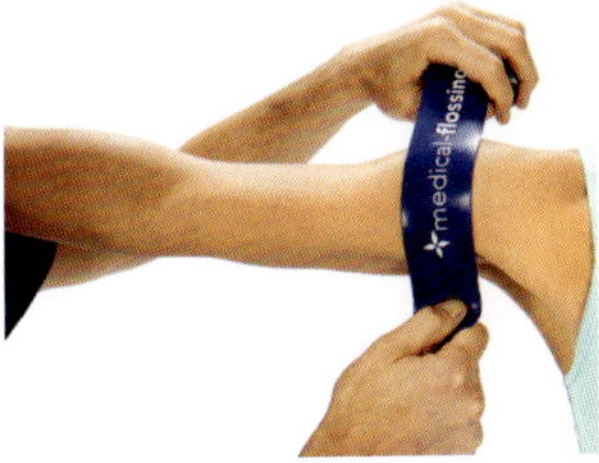

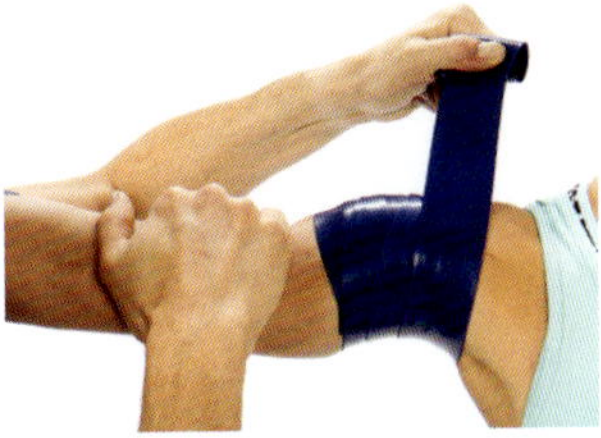

Medical Flossing an der Schulter.

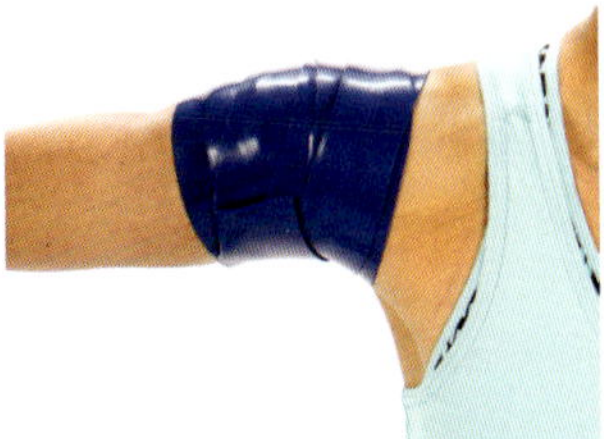

Fertige Anlage.

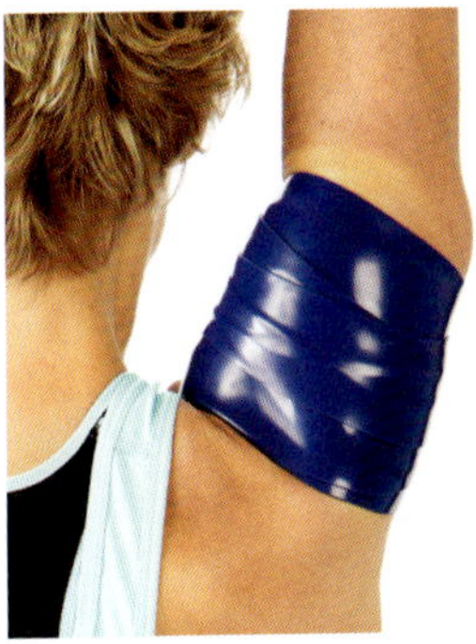

Zur Steigerung der Effektivität bieten sich aktive oder passive Mobilisationen an (Liegestütz, etc.).

C.2 Beispiele für passiven Austausch als Eigenmassage

Übung 1: Fußsohle

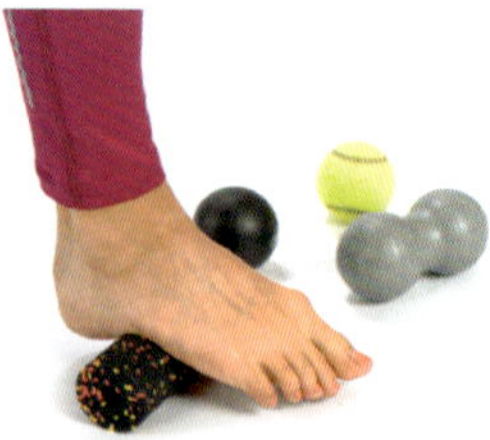
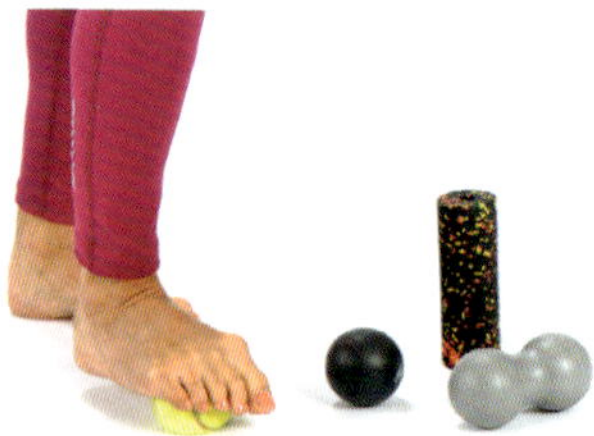

- Legen Sie einen Soft Golfball, Actiball®, TOGU® Blackroll® Mini oder Blackroll® Ball unter Ihre Fußsohle.
- Beginnen Sie an der Ferse oder unter Ihrem Ballen.
- Üben Sie so viel Druck auf das Gerät aus, dass Sie eine Art „Wohlweh" verspüren.
- Schmelzen Sie in das Übungsgerät hinein und bewegen Sie langsam Ihren Fuß über die Rolle oder den Ball.
- An Punkten der erhöhten Druckresonanz („Druck- und Spannungsgefühl") dürfen Sie einen Augenblick länger verweilen.

Übung 2: Beinaußenseite

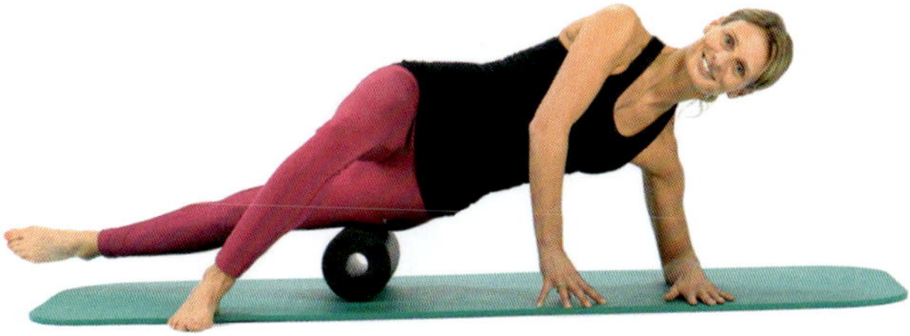

Legen Sie die TOGU® Blackroll® hüft- oder knienah unter Ihr Bein.

Ihren Körper stützen Sie dabei in Seitlage ab.

Der obere Arm und das obere Bein stützen vor dem Körper und sorgen für mehr Stabilität.

- Rollen Sie langsam vom Knie bis zur Hüfte oder von der Hüfte bis zum Knie.
- „Schmelzen" Sie an den Punkten mit starker nervaler Rückkopplung („Schmerzpunkte") etwas länger in die Rolle hinein.

Übung 3: Rücken – langer Rückenstrecker und Lumbalfaszie

Legen Sie die TOGU® Blackball® Duoball beckenkammnah an das untere Ende Ihrer Wirbelsäule. Meiden Sie „Knochenkontakt". Arbeiten Sie auf den „weichen" Anteilen Ihres Körpers, den Muskeln und Faszien.

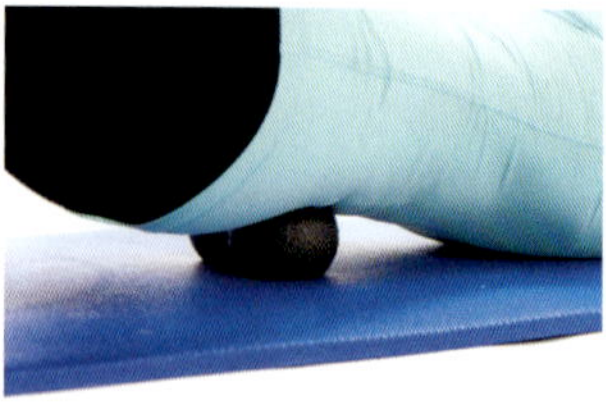

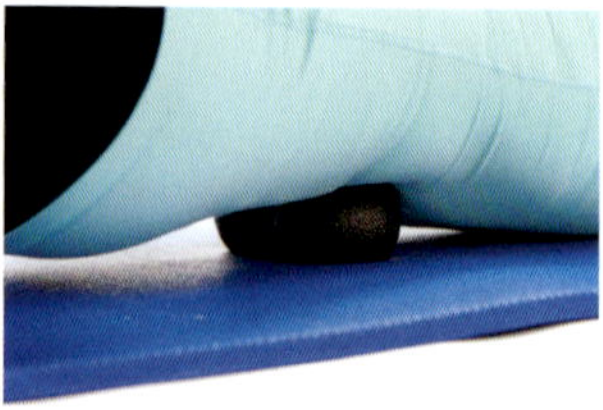

Stellen Sie Ihre Füße auf.

Das Gesäß ist am Boden, der Oberkörper diagonal im Raum, mit etwas Bauchspannung gehalten.

- Nun heben Sie Ihr Gesäß leicht an, um das eigene Körpergewicht vermehrt auf den Duoball zu verlagern.
- Rollen Sie langsam, Zentimeter für Zentimeter, Atemzug für Atemzug, in Richtung der unteren Wirbelbögen.
- Schmelzen Sie in den Duoball hinein.
- Geben Sie gerade so viel Gewicht auf den Duoball, dass ein „Wohlweh" in der Muskel-Faszien-Einheit des unteren Rückens entsteht.

C.3 Beispiele für passiven Austausch in Partnerarbeit

Übung 1: Unterer Rücken/Lende

Partner 1 liegt bäuchlings am Boden.

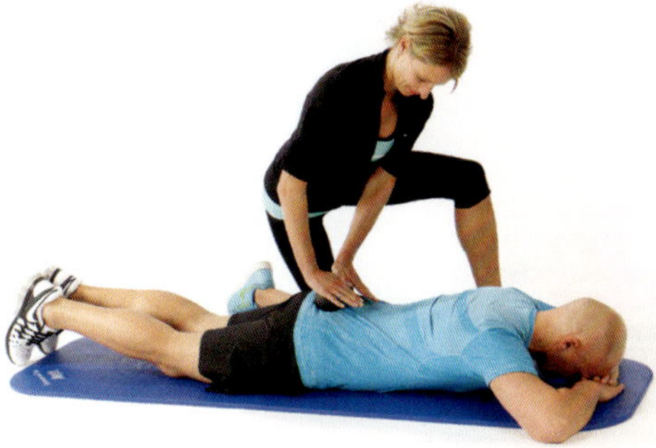

Partner 2 nimmt ein Bodybone oder TOGU® Blackball® Duoball (bilaterales Arbeiten möglich) oder einen TOGU® Blackroll® Ball/Tennisball (monolaterales Arbeiten) zur Hand und legt das Gerät knapp oberhalb der Becken-Kreuzbein-Region auf den Rücken seines Partners.

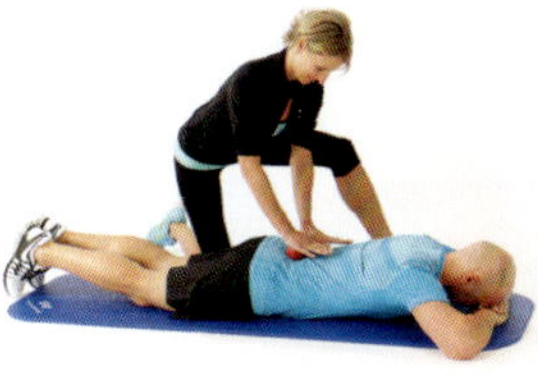

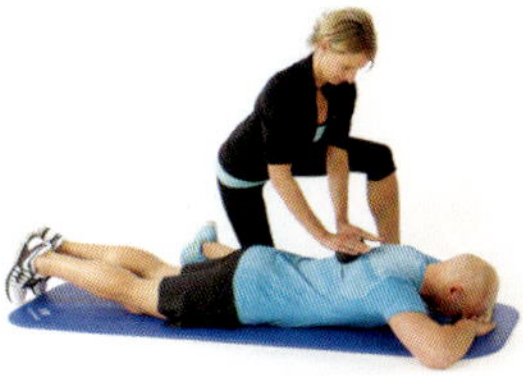

- Von dort beginnt der Partner 2, das Gerät rechts und links/rechts oder links der Wirbelsäule auf der Muskula-

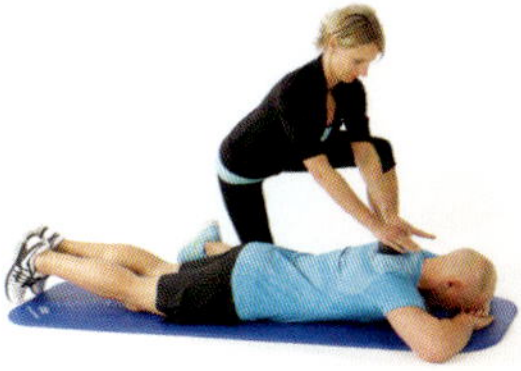

tur und dem Gewebe des unteren Rückens (Lumbalfaszie) langsam aufwärts zum unteren Rippenbogen zu rollen.

- Rollen Sie mit Druck, dass der Partner 1 ein „Wohlweh" verspürt (Rückkopplung erwünscht).
- Rollen Sie langsam, ca. 1 cm pro Atemzug.

Übung 2: Rücken gesamt

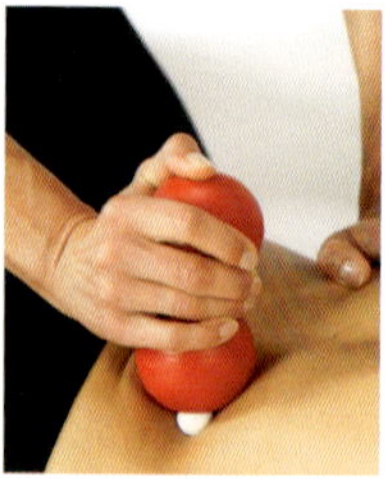

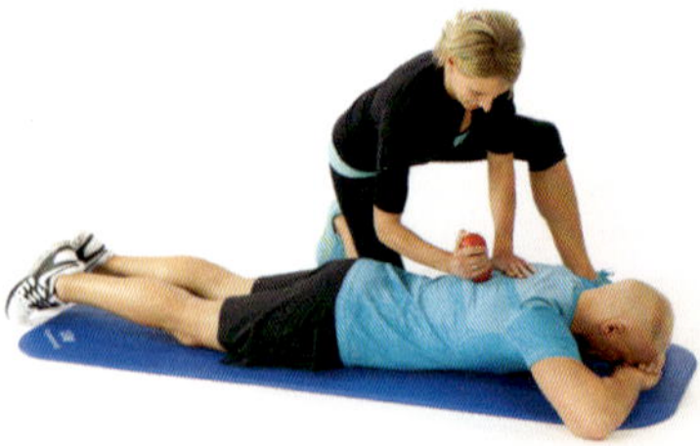

- Partner 1 liegt bäuchlings am Boden.
- Partner 2 nimmt ein Bodybone und benutzt bei dieser Technik die weiße Spitze der Bodybone-Seite.
- An der Schädelbasis beginnend, wirbelsäulennah, beginnt Partner 2, das Gewebe von der Wirbelsäule diagonal nach außen unten zu streichen. Üben Sie etwas Druck aus, streichen Sie langsam und quer nach unten (im Lendenbereich bietet sich quer nach oben an). Arbeiten Sie sich mit dieser Massage von der Schädelbasis herab bis zum Becken.
- Massieren Sie das Gewebe, die weichen Teile des Körpers und sparen Sie die harten, knöchernen Anteile aus.
- Spüren Sie an einer Stelle eine Verhärtung im Gewebe Ihres Partners, dürfen Sie dort für einen Moment verharren, diese Stelle mit Druckwechseln und kleinen, kreisenden Bewegungen massieren.

D EXPERTENTIPP – ERNÄHRUNG

Mareike Großhauser

Gesundes Frühstück

Wir können und müssen nicht unseren Tag komplett säurefrei starten, dennoch können wir ihn bewusst beginnen und die Säurelast im Auge behalten. Ein Müsli mit basisch wirkenden Rosinen und Haselnüssen verringert den sauer machenden Effekt von Getreideflocken und Milch. Dazu gibt es ein Glas Orangensaft und einen Becher Kräuter- oder Früchtetee. Zugleich unterstützt das im Orangensaft vorkommende Vitamin C die Aufnahme des pflanzlichen Eisens aus den Getreideflocken. Wer auch tagsüber basische Akzente im Stoffwechsel setzen möchte, fügt zu seinem Wasser einen guten Spritzer Zitronensaft hinzu. Zitronen schmecken zwar sauer, machen aber nicht sauer. Im Gegenteil, trotz der enthaltenen Zitronensäure, wirken Zitronen aufgrund von Magnesiumzitrat basisch und tragen damit zur Ausscheidung von Säuren bei. Regelmäßige, moderate Aktivität, eine obst- und gemüsereiche Kost sowie eine ausreichende Zufuhr geeigneter Getränke trägt zu einem ausgeglichenen Säuren-Basen-Haushalt bei.

IV.C SYNTHESE – STÄNDIG IM UMBAU

Der Organismus unterliegt einem permanenten Erneuerungsprozess. Zellen sterben, werden ausgeschleust und neue, junge Zellen werden gebildet. Alle sieben Jahre, so sagt man, ist ein Körper zu großen Teilen regeneriert. Allerdings hat jede Gewebeform eine andere Zeitspanne für ihren *Turnover.* Die Halbwertzeiten unterschiedlicher Gewebeformen sind bekannt.

Was genau beschreibt die Halbwertzeit eines Zellverbundes?

Die Halbwertzeit, der sogenannte *Turnover,* ist definiert als der Zustand, bei dem die Hälfte aller Zellen eines bestimmten Gewebeverbundes abgebaut und durch neue, junge Zellen ersetzt wurde. Die Zeitspanne dafür kann sehr unterschiedlich sein und ist abhängig vom Versorgungszustand und der Stoffwechselaktivität des jeweiligen Gewebetyps. Während die Grundmatrix eine sehr hohe Zellaktivität aufweist, stetig reproduziert wird und bereits nach 2-10 Tagen die Hälfte ihrer Zellen erneuert hat, sind z. B. die Bandscheiben und die Knorpelgewebe im Allgemeinen ein sehr schlecht versorgtes Gewebe mit geringer Zellstoffwechselaktivität und demnach einem sehr langsamen Turnover.

Schon gewusst?

Turnover Bandscheibe	60-100 Jahre
Turnover Knochen	10 Jahre
Turnover Kollagen	300-500 Tage
Turnover Matrix	2-10 Tage

(Hyaloron, Glykosaminoglykane, Proteoglykane)

Bekannt ist, dass körperliche Belastung und Wärme die Stoffwechselaktivität des Gewebes steigert. So verkürzt sich die Zeitspanne des Turnovers. Die Halbwertzeit sinkt, das Gewebe regeneriert schneller. Im Gegenzug dazu kann Rauchen die Halbwertzeiten negativ beeinflussen. Die Zellregeneration wird langsamer, die Halbwertzeit steigt und ein Alterungsprozess der Zellverbände setzt ein.

Im gesunden Körper ist alles im Fluss und nach mehr oder weniger einem Jahr ist, in Bezug auf das Kollagen, die Hälfte aller Fasern erneuert. Bereits nach 24 Monaten kann ein neuer, elastischer, geschmeidiger, faszialer Ganzkörperanzug entstanden sein, der eine höhere Widerstandskraft, Elastizität, Festigkeit und Spannkraft aufweist. Über die Quantität und Qualität des Ergebnisses entscheidet – neben genetischen Faktoren – einzig und allein die Regelmäßigkeit des Trainings und die Art des Belastungsreizes.

IV.C.I FASCIAL STRETCH – AUSRICHTUNG DER STRUKTUREN (TRAININGSBAUSTEIN II)

Da für die Dehnfähigkeit und die Elastizität im Körper das Strukturprotein **Kollagen** von entscheidender Bedeutung ist, soll im Folgenden der Ab-, Um- und Aufbau genauer betrachtet werden.

IV.C.I.I DIE AUFGABE DES KOLLAGENS

Kollagen besteht aus drei langen, spiralig umeinander verschlungenen Eiweißketten.

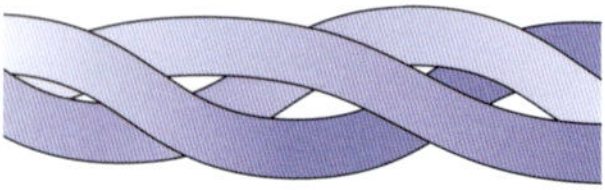

Abb. 11: Kollagen-Tripel-Helix

Die Fibroblasten, die Zellen, die für die Bildung von Kollagen zuständig sind, werden durch Dehnreize zur Synthese aktiviert. Dehnungen regen den Kollagenaufbau an. Jedoch ist nicht nur die Neubildung von kollagenen Einheiten wichtig, sondern auch die Ausrichtung der Kollagenstränge im Gewebe. Neu gebildete Kollagenfasern richten sich in Richtung der auf sie einwirkenden Zugbelastung aus.

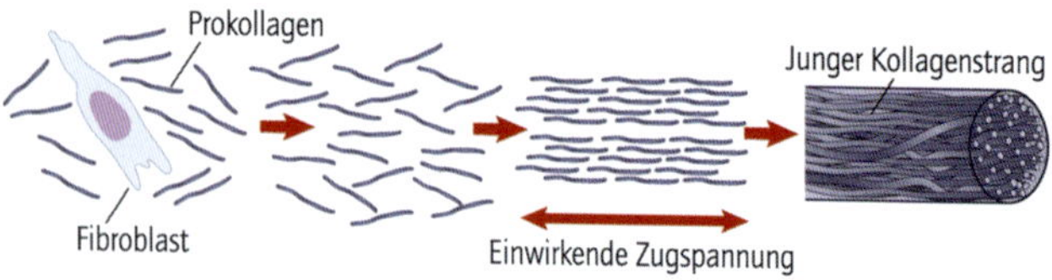

Abb. 12: Kollagensynthese

In Sehnen und Bändern ist eine parallele Ausrichtung notwendig, während bei Muskelfaszien eine Gitternetzwerkstruktur wünschenswert ist.

Ein multidirektional ausgerichtetes Gitternetzwerk an Kollagenfasern verspricht Bewegungsfreude, Elastizität und Spannkraft.

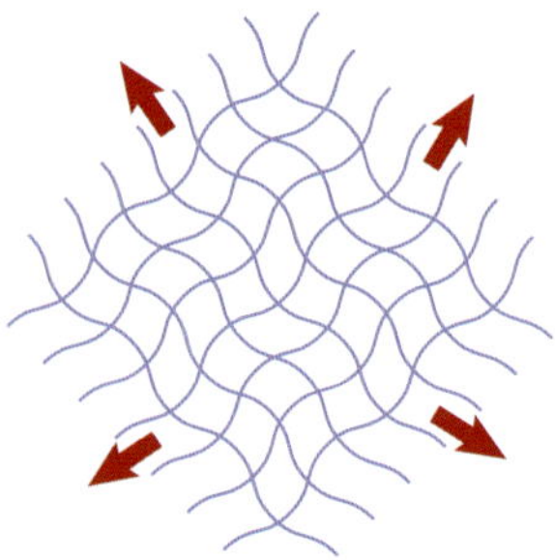

Abb. 13: Gitternetz mit multidirektional wirkenden Zugspannungen

Dehnspannungen können mal eher auf die parallel verlaufenden faszialen Kollagenstrukturen oder auf die quer verlaufenden (transversalen) Fasern wirken.

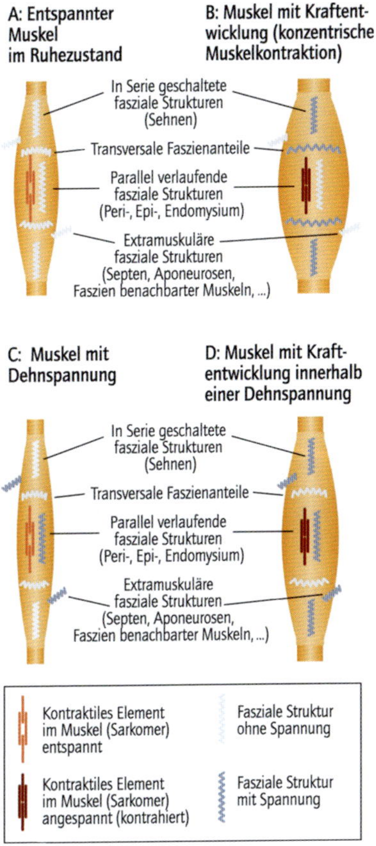

Abb. 14: Dehnspannung mit Wirkung auf die parallel und transversal verlaufenden Faszienanteile des Muskels

Folglich sind sowohl Dehnreize in Form einer konventionellen Dehnung, aber auch in Form von Querschnittserweiterung eines Muskels für die faszialen Strukturen interessant. Bei einer üblichen Dehnung stehen die in Serie geschalteten, parallel verlaufenden Faseranteile unter Spannung, während eine Querschnittserweiterung des Muskels die transversalen, quer verlaufenden Strukturen unter Spannung bringt.

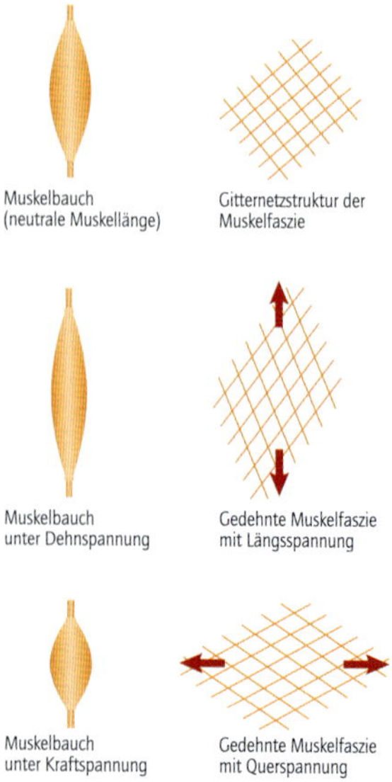

Abb. 15: Dehnspannung mit Wirkung auf die faszialen Strukturen

Eine Kombination aus beidem wird als Variante des statischen Dehnens im Folgenden erklärt.

IV.C.I.II DEHNMETHODEN

Grundsätzlich werden **statische, haltende und dynamische, federnde, schwungvolle** Formen des Dehnens unterschieden.

- Das **statische Dehnen** ist durch eine Haltephase gekennzeichnet. Die wahrnehmbare Dehnspannung wird gesucht und für eine gewisse Dauer gehalten. Lässt das Dehnsignal nach, wird die Dehnposition so weit verändert, dass die Dehnspannung erneut spürbar ist. Es wird als ein „Hineinschmelzen" in die Dehnungsposition wahrgenommen. Über die Dauer des Haltens innerhalb der Dehnspannung wurde in den vergangenen Jahrzehnten viel diskutiert. Mittlerweile weiß man, dass viel mehr die Kontinuität über eine längere bis lange Zeitspanne hinweg über den Dehnerfolg entscheidet, als dass die Dauer des Haltens große Unterschiede bezüglich der Steigerung der Beweglichkeitsamplitude macht. Bereits nach 10-15 Sekunden Haltedauer ist eine Beweglichkeitssteigerung messbar. „Die Dehnerfolge steigern sich bis hin zu 45 Sekunden Haltedauer. Danach flacht die Kurve zugunsten der Zeit ab. Das Verhältnis von Effektivität und Zeit verschlechtert sich" (Slomka & Regelin, 2005).
  Die Forschungsgruppe „Fascia Research" der Universität Ulm ist der Meinung, dass sich die ruhigen, langsamen, „schmelzenden" Dehnungen positiv auf die faszialen Strukturen auswirken, was sie auf den eher „trockenen" Kollagenanteil zurückführen.

- Eine **Variante** des statischen Dehnens ist das **Dehnen mit Endkontraktion**. Wie Abb. 14 zeigt, kann Dehnung auf die parallel verlaufenden oder aber auf die quer verlaufenden kollagenen Anteile der Muskelfaszien wirken. Eine Idee ist es, beides miteinander zu verbinden, indem man zunächst die maximale Dehnspannung in Form von Längenveränderung eines Muskels oder einer Muskelkette einfordert und im Endpunkt der Dehnung den/die gedehnten Muskel/n anspannt (kontrahiert).

- Das **dynamische Dehnen** zeichnet sich durch Bewegung aus. Noch in den 1970er- und 1980er-Jahren wurde dynamisch schwungvoll mit großen Bewegungsamplituden gedehnt. Das Aufkommen des „Stretchings" in den 1980er- und 1990er-Jahren verdrängte die dynamischen Techniken. Ihnen wurde eine Verletzungsgefahr zugesprochen. Durch die Stimulation des Golgi-Sehnenorgans, welches bei intensiver und schneller Zugspannung den Muskel zur „Schutz"-Kontraktion veranlasst, wurde angenommen, dass der zweite Dehnimpuls in eine verkürzte Muskelsituation wirkt und es darum zu Verletzungen kommen könnte oder aber zumindest sich kein Dehnerfolg einstellt. Nachdem gezeigt werden konnte, dass

  A) ein körpereigener Reflex (über das Golgi-Sehnenorgan) nicht willentlich, also durch eine eigens initiierte Dehnung, ausgelöst werden kann und

  B) die reflexbedingte Reaktion des Muskels lediglich einige Millisekunden anhält und der zweite Dehnimpuls in jedem Fall zu spät käme, um auf eine verkürzte Muskelsituation zu treffen, rehabilitierte sich das dynamische Dehnen.

  Heute wird wieder dynamisch gedehnt!

  Dabei kann im Endgrad einer Dehnbewegung rhythmisch bewegt und gefedert werden. Diese Form des Dehnens dient überwiegend der Nervenstimulation, des „Wachseins" in der Bewegung und der Verbesserung der Versorgungslage. Bereits nach 10 Sekunden statischer Haltedauer in einer Dehnposition verschließen sich druckbedingt einige Muskelkapillare. Die Versorgungslage verschlechtert sich. Ein dynamisches Variieren der Dehnspannung kann die Minderversorgung reduzieren.

Dynamisches Dehnen zielt aber ebenso auf die Wellenform der Kollagenstränge ab. Federndes Arbeiten, überwiegend in den endgradigen Bereichen der Muskulatur, bewirkt den Erhalt und die Neuausrichtung wellenförmiger Kollagenfasern (siehe S. 25 und „Die Renaissance des Schwingens und Federns" (Trainingsbaustein III) ab. S. 167).

Bei allen genannten Dehnmethoden, ob statisch, dynamisch oder mit zusätzlicher Anspannungsphase innerhalb der Dehnspannung, stellt sich die Frage, was wirkt begrenzend, welche Struktur sendet das Dehnsignal und wie intensiv soll eine Dehnung sein?

Wir wissen, dass die Nerven, die sogenannte *neurale Toleranz der Mechanorezeptoren*, für die beweglichkeitsbegrenzenden Signale verantwortlich sein können.

Über 80 % der freien Nervenendigungen sitzen in faszialen, meist oberflächlichen faszialen Strukturen.

„Verkürzungen" ergeben sich immer aus einem Zusammenspiel neuraler Toleranz und struktureller Anpassung des Gewebes.

Beispiele faszialer Strukturen, die reich mit Nerven versorgt sind:

- Bindegewebsstrukturen der Haut (Fascia superficialis/Oberflächenfaszie),
- Muskelhüllen (Epi-, Peri-, Endomysium),
- Sehnen und Bänder,
- bindegewebige Platten, Septen und Aponeurosen.

Die Rezeptoren, die am weitesten vom Drehpunkt der Bewegung entfernt liegen, nehmen den ersten Bewegungsimpuls wahr.

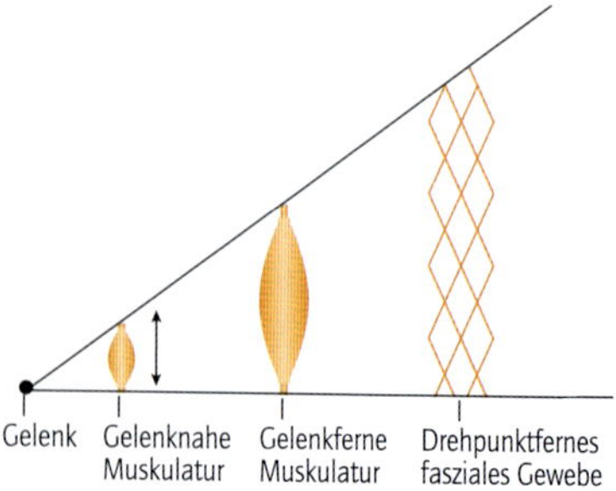

Abb. 16: Drehpunktabhängige Bewegungssensorik

Das erklärt auch das hohe Vorkommen von Sensoren in den oberflächlichen faszialen Strukturen.

Mit welchen Intensitäten allerdings gedehnt werden sollte, ist zum aktuellen Zeitpunkt noch nicht abschließend zu beantworten.

Von sanft bis an die maximale Grenze

Struktureller Einfluss – Dehnen als Impuls zum Umbau

Intensive Dehnreize, Dehnungen bis an die individuelle Dehngrenze bringen uns an den Rand unserer „Trainingskomfortzone". So wird Training definiert: Reize zur Anpassung der Strukturen über das vorherige Maß hinaus. Die Struktur folgt dem Gebrauch. Erst wenn der Organismus den auf ihn einwirkenden Kräften nicht mehr standhalten kann, wird er diesem Impuls zur Anpassung und zum Umbau nutzen. Meist geht die intensive Form der Belastung mit kleinen Mikroverletzungen einher. Diese Form der Mikrotraumatisierung ist im kollagenen Netzwerk zu suchen. Kollagene Fasern haben der einwirkenden Belastung nicht standhalten können und sind gerissen. Die Kleinstverletzung („Faszienkäterchen") sendet eine Botschaft an die Fibroblasten. Die Kollagenproduktion steigt und das Fasernetzwerk wird widerstandfähiger. Über ein Mehr an Kollagen nimmt die neurale Toleranz gegenüber Dehnung zu. Die Beweglichkeit steigt.

Entspannung – Fibroblasten im Austausch mit dem Parasympathikus

Aktuellen, hervorragenden Untersuchungsergebnissen von Helene Langevin folgend, wissen wir, dass die mechanische Verformung der Fibroblasten (Druck oder Zug) über die Produktion von Signalmolekülen, die in die Matrix freigegeben werden, eine Entspannung des Gewebes hervorruft. Sensoren des Bindegewebes, die der Steuerung des Hypothalamus und mit ihm dem Parasympathikus unterliegen, entsenden entsprechende tonussenkende Informationen. Da die Rezeptorenvielfalt des Bindegewebes jedoch so groß ist und die Reizschwelle eine ebenso große Variabilität zeigt, ist bis heute nicht zu beantworten, ob intensive Dehnreize an der Dehngrenze oder niederschwellige, sanfte Dehnreize den größeren Erfolg bringen.

Mit hoher Wahrscheinlichkeit wird auch an dieser Stelle die Regelmäßigkeit des Trainings und die Variation der Dehnreize zum gewünschten Ergebnis führen.

IV.C.I.III VON KOPF BIS FUSS

Wenn in den letzten Jahrzehnten gedehnt wurde, wurden meist einzelne Muskeln gedehnt. Die Lage des Muskels, der Ursprung und Ansatz, gaben die Richtung und die Bewegung der Dehnung vor. Mit dem Wissen, dass es beim Dehnen nicht allein um die Muskulatur und deren bindegewebige Anteile geht, sondern um ein großes, den gesamten Körper durchziehendes Netzwerk, entwickeln sich heute muskelübergreifende Dehnmodelle.

Dies belegt u. a. eine Studie von Franklyn-Miller (2009), beschrieben nach Myers und Frederik (2014, S. 326). Sie zeigt die Spannungsverteilung bei einer Dehnung der Oberschenkelrückseite.

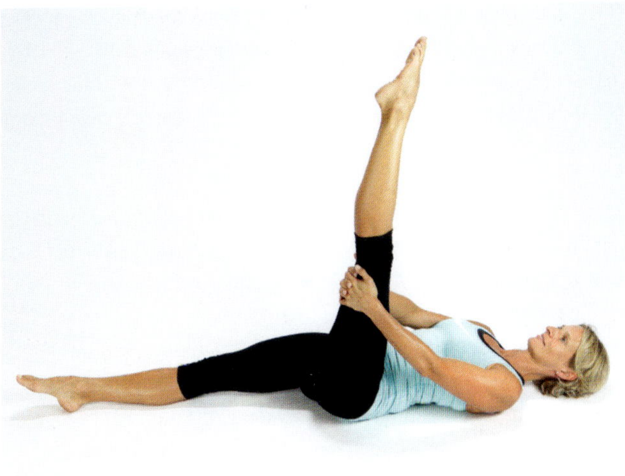

Dehnung Ischios in Rückenlage, ein Bein 90 ° gestreckt, zweites Bein am Boden (nachgestellte Versuchsanordnung)

Dehnungswirkung/Dehnspannung in %

100 % rückwärtiger Oberschenkelmuskel/ ischiokrurale Muskelgruppe des gedehnten Beins
240 % Sehnenplatte Beinaußenseite/Tractus iliotibialis des gedehnten Beins
145 % Lendenfaszie/Lumbodorsalfaszie auf der gedehnten Beinseite
103 % Wade/äußeres Kompartiment gedehnte Beinseite
100 % Achillessehne gedehntes Bein
45 % Lendenfaszie/Lumbodorsalfaszie der Gegenseite
26 % Fußsohle/Plantarfaszie des gedehnten Beins

Dass Spannungsableitungen in benachbarten Muskeln messbar sind, ist nicht verwunderlich, dass sie jedoch die Spannung des Zielmuskels bei Weitem überschreiten, regt zum Nachdenken und Verändern einiger Dehnstrategien an. Isoliertes Dehnen eines Muskels muss infrage gestellt werden.

Tom Myers stellt das Wirkungssystem der myofaszialen Ketten in seinem Buch *Anatomy Trains. Myofasziale Leitbahnen für Manual- und Bewegungstherapeuten* (2010) sehr anschaulich da.

Myers untergliedert in anatomische Zuglinien, die sich aus myofaszialen, bindegewebigen Einheiten zusammensetzen. Belastungen, Dehnbelastungen werden von einem Glied der Kette zum nächsten ohne Unterbrechung weitergegeben.

Das myofasziale Netzwerk hat keinen Anfang und kein Ende. Es bettet die kontraktilen Elemente des Muskels ein. Es kommuniziert, leitet weiter, baut Spannungen auf oder sorgt für Nachgiebigkeit und Elastizität.

Folgende myofasziale Leitbahnen werden beschrieben:

- die oberflächliche Rückenlinie (ORL),
- die oberflächliche Frontallinie (OFL),
- die Laterallinien (LL) und
- die Spirallinien (SPL).

Die oberflächliche Rückenlinie (ORL)
Die oberflächliche Rückenlinie schützt wie ein Panzer die gesamte rückwärtige Oberfläche des Körpers.

Sie zieht von den Zehengrundgelenken über die Plantarfaszie (Fußsohle) hoch über die Schädeldecke bis zu den Augenbrauen.

Die oberflächliche Rückenlinie ist für die aufrechte Haltung und die Arbeit entgegen der Schwerkraft zuständig.

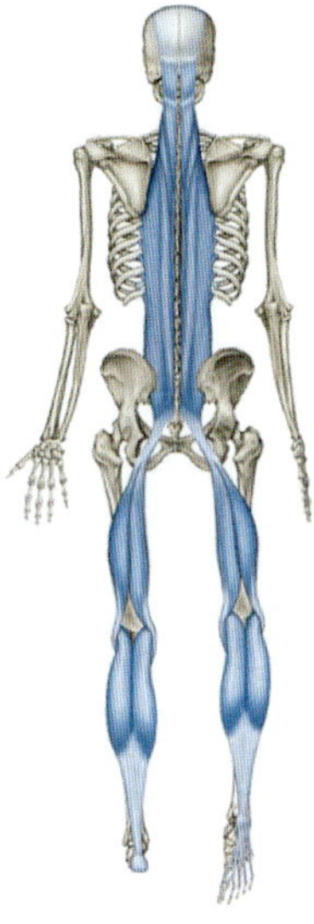

Abb. 17: Die oberflächliche Rückenlinie (ORL), Grafik entnommen aus Anatomy Trains, 2/E, (ISBN 9780443102837), Myers et al. (ed), S. 90, Copyright Elsevier, 2009

Die oberflächliche Frontallinie (OFL)

Die oberflächliche Frontallinie (OFL) verbindet in zwei Teilen die gesamte vordere Körperoberfläche.

Von den Zehen zum Becken und vom Becken zum Kopf.

- In Bezug auf die Haltung übernimmt sie den Gegenpart, die antagonistische Funktion, zur oberflächlichen Rückenlinie (ORL).

Sie stabilisiert die aufrechte Haltung und unterstützt die Beugung des Oberkörpers.

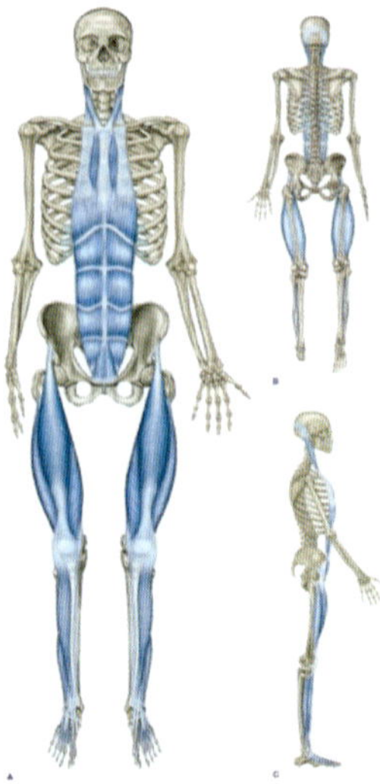

Abb. 18: Die oberflächliche Frontallinie (OFL), Grafik entnommen aus Anatomy Trains, 2/E, (ISBN 9780443102837), Myers et al. (ed), S. 120, Copyright Elsevier, 2009

Die Laterallinien (LL)

Die Laterallinien klammern beide Seiten des Körpers ein. Von der Mitte der Außenseite des Fußes, um die Außenseite des Knöchels herum, entlang der Außenseite des Unter- und Oberschenkels und dann hinauf wie ein Korbgeflecht entlang der Seitenlinie des Rumpfs verlaufen sie unter den Schultern hindurch zum Schädel im Bereich der Ohren.

Die Laterallinien dienen der Balance zwischen Vorder- und Rückseite des Rumpfs und stabilisieren bei Seitneigung.

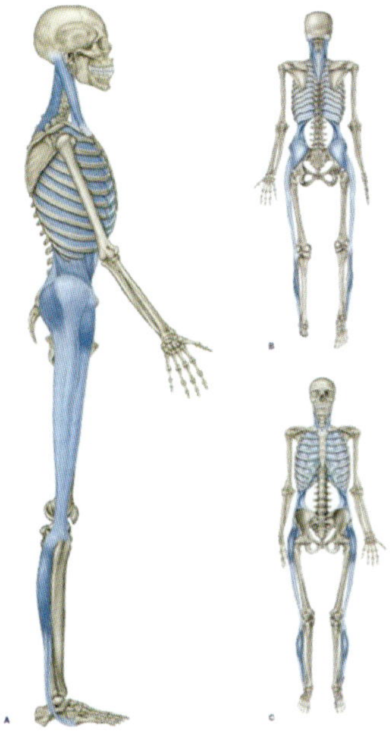

Abb. 19: Die Laterallinien (LL), Grafik entnommen aus Anatomy Trains, 2/E, (ISBN 9780443102837), Myers et al. (ed), S. 142, Copyright Elsevier, 2009

Die Spirallinien (SPL)

Die Spirallinien winden sich wie eine Doppelhelix um den Körper.

Sie verbinden jede Schädelseite über den oberen Rücken mit der gegenüberliegenden Schulter. Von dort verlaufen sie um den Brustkorb herum, um sich auf Höhe des Bauchnabels zu kreuzen und auf Höhe der Hüfte zur ursprünglichen Körperseite zurückzukehren. Von der Hüfte verlaufen sie weiter über die vordere Außenseite des Ober- und Unterschenkels zur Innenseite des Fußes. Über die Rückseite des Rumpfs ziehen sie wieder hoch zur Schädelbasis.

Die Aufgabe der Spirallinien liegt darin, ein Gleichgewicht zwischen allen Ebenen zu gewährleisten und Rotationen zu kontrollieren.

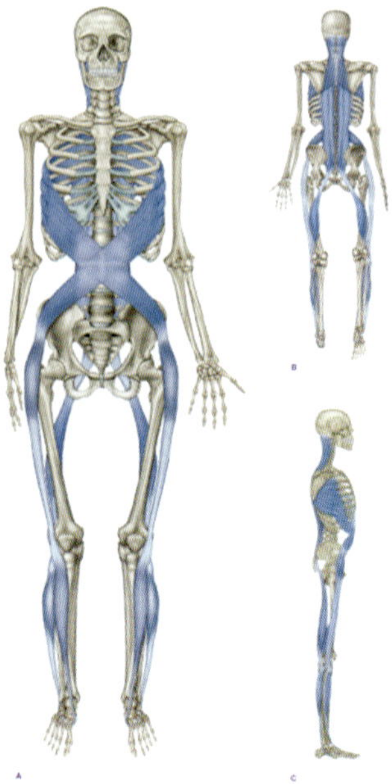

Abb. 20: Die Spirallinien (SPL), Grafik entnommen aus Anatomy Trains, 2/E, (ISBN 9780443102837), Myers et al. (ed), S. 162, Copyright Elsevier, 2009

IV.C.I.IV WIRKUNG VON DEHNUNG

„Wissenschaftler haben herausgefunden, dass eine ... Dehnung selbst unter Einsatz erheblicher Kraft nur 5 Prozent Verlängerung der gedehnten Fasern bewerkstelligen kann" (Schwind, 2014, S. 169).

Diese Aussage bezieht sich auf das kollagene Netzwerk. In der Muskelzelle selbst, den kontraktilen Elementen Aktin und Myosin, konnten bisher keine Veränderungen durch Dehnung gemessen werden. Die bindegewebige Faser, das Struktureiweiß Titin, sorgt in der kleinsten muskulären Einheit, dem Sarkomer, stets für den optimalen Überlappungsgrad von Aktin und Myosin.

Auf den Seiten 115-117 „Dehnmethoden" wurde deutlich gemacht, dass ein erheblicher Anteil des Dehnerfolgs durch das Verschieben der Signalschwelle zum Begrenzen einer Dehnamplitude (neurale Toleranz) erreicht wird. Diese steht in Abhängigkeit von der Qualität und Quantität des Kollagens.

Das Einwirken auf die Fibroblasten mit Zugspannung durch Dehnung ist demnach von entscheidender Bedeutung für den Dehnerfolg, da es den Abbau von „altem" Kollagen fördert, neues Kollagen produziert und dieses sich entlang der einwirkenden Zugspannung ausrichten kann.

Eine spannende Studie um die Ulmer Faszienforscher Werner Klingler und Robert Schleip (2012) konnte zeigen, dass eine Zunahme von Beweglichkeit in erheblichem Maße vom Flüssigkeitsanteil im Gewebe abhängig ist. In einer Laborsituation wurde ein Stück Fasziengewebe unter Dehnspannung gebracht. Zunächst reduzierte sich erwartungsgemäß der Flüssigkeitsanteil in diesem Gewebestück. Nach dem Lösen der Dehnspannung wurde das Gewebe jedoch über das vorherige Maß hinaus „durchsaftet".

Schleip nennt diesen Vorgang des „Refills": *Fluid Dynamics*. Mit der Zunahme des Flüssigkeitsanteils steigt die bindegewebige Verschiebbarkeit, Strukturen können ungehemmt aneinander vorbeigleiten. Bestehende Verklebungen (Crosslinks) können sich lösen oder aber auch gar nicht erst entstehen. Die Beweglichkeit steigt.

Helene Langevin (Direktorin des Zentrums für Integrative Medizin und Professorin für Neurologie an der Harvard Medical School in Boston) konnte einen enormen Größengewinn der Fibroblasten bei Dehnung nachweisen. „Die kleinen, schmalen Zellen weiten sich im gedehnten Gewebe dramatisch aus: Größengewinn 200 %." (Geo (2015). Der innere Halt. Bindegewebe – das verkannte Organ. S. 97-119 (2)).

Mit Wirkung der Dehnspannung auf die Fibroblasten steigt die Syntheseaktivität:

- Kollagen wird produziert.
- Flüssigkeitsbindende Eiweißmoleküle inklusive ihrer Vernetzungsproteine (z. B. Proteoglykane, Glykosaminoglykane ,... und Fibrinogenase, ...) entstehen und Botenstoffe mit Wirkung auf den Hypothalamus werden entsendet.

Die freigesetzten Botenstoffe führen dazu, dass sich die Grundspannung in den Faszien erheblich mindert.

Langevin (Zeitschrift Geo, 02/02/2015, S. 114-115) wagt sich mit ihrer Studie noch weiter vor: Die Stimulation der Fibroblasten durch mechanische Verformung (Druck und Zug) lindert Schmerzen und reduziert Entzündungen.

Im Überblick

Dehnerfolge stellen sich durch

- das Verschieben der Schwelle des Dehnsignals (neurale Toleranz),
- die qualitativ und quantitative Anpassung des Kollagens,
- den höheren „Refill" (Flüssigkeitsaufnahme nach Dehnung) und
- die spannungsreduzierende Wirkung von Dehnung

ein.

IV.C.I.V REGELN FÜR DIE PRAXIS

So wird´s gemacht!

Für die Ausrichtung eines multidirektional wirksamen, kollagenen Gitternetzwerks sind multidirektional wirkende Dehnungen notwendig.

→ Üben Sie variantenreich.

→ Nutzen Sie jede Himmelsrichtung, um die Bewegung neu zu erleben und neue Spannungswege zu finden.

Üben Sie muskelübergreifend entlang der myofaszialen Leitbahnen nach T. Myers.

→ Von Kopf bis Fuß. Von dem einen Ende der Bewegung bis zum anderen.

Üben Sie mit verschiedenen Dehnintensitäten.

→ Mal an der individuellen Dehngrenze mit intensiven Dehnreizen und
→ mal sanft im Dehnschwellenbereich.

Variieren Sie Ihre Dehnmethoden.

→ Üben Sie statisch.
→ Üben Sie statisch mit Anspannungsphase im Endpunkt der Bewegung.
→ Üben Sie dynamisch – kontrolliert-bewegt oder auch schwungvoll.

Mit dem Wissen über die hohe Nervendichte und Nervenvielfalt üben Sie bewusst und achtsam.

→ Lassen Sie das Dehnen zu einem Erlebnis werden.

Spüren Sie „Hindernisse" auf und schmelzen Sie für einen Moment in diese „ggf. verbackene" Struktur hinein.

IV.C.I.VI PRAXIS

Praxisbeispiele auf der Grundlage der myofaszialen Leitbahnen nach T. W. Myers

A OBERFLÄCHLICHE RÜCKENLINIE (ORL)

Übung 1: Rumpfflexion stehend

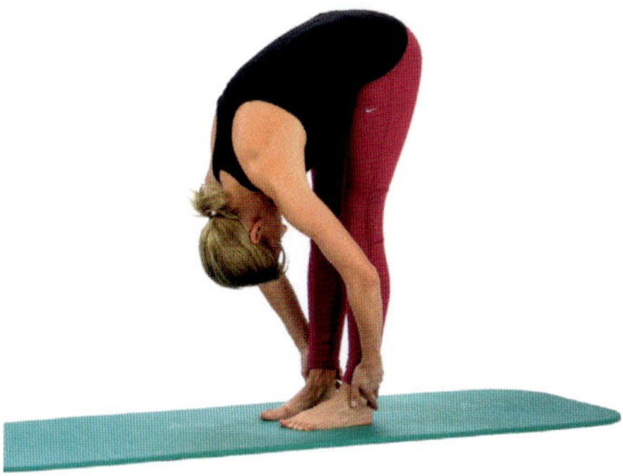

- Stehen Sie mit Ihren Füßen parallel und hüftbreit.
- Beugen Sie Ihren Rumpf nach vorne.
    - Setzen Sie Ihre Hände vor den Füßen auf, umfassen Sie Ihr Sprunggelenk oder Ihre Wade.
    - Ihre Beine sind, soweit es Ihnen möglich ist, gestreckt.
    - Ihre Stirn ziehen Sie in die Richtung Ihrer Knie.

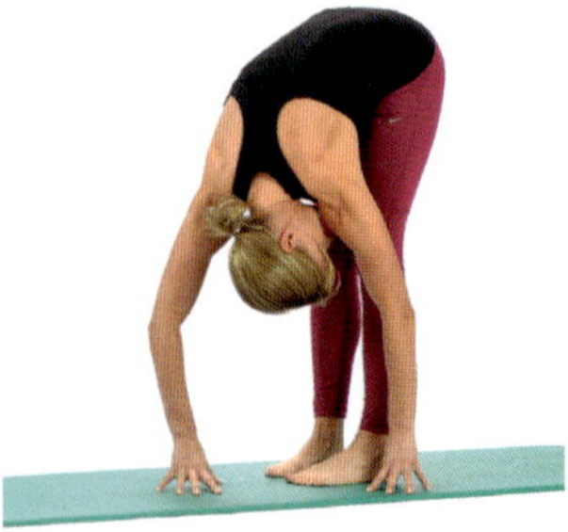

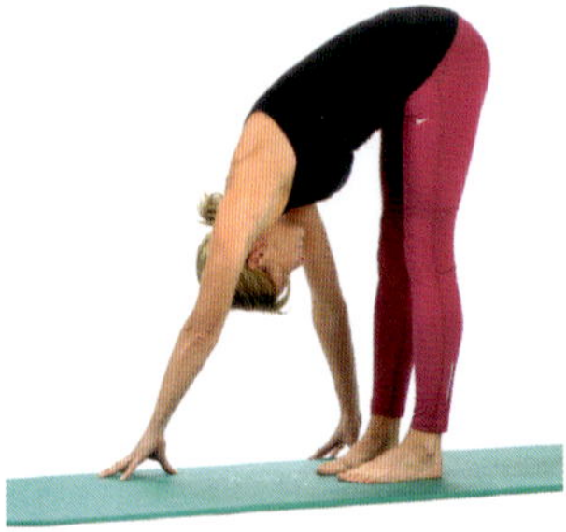

- **Variationen:**
  - Lassen Sie Ihren Oberkörper die Dehnung variantenreich erleben und verändern Sie achtsam dynamisch seine Position. „Spielen Sie mit der Bewegung."

Übung 1 A: Rumpfflexion stehend mit Fersentreten

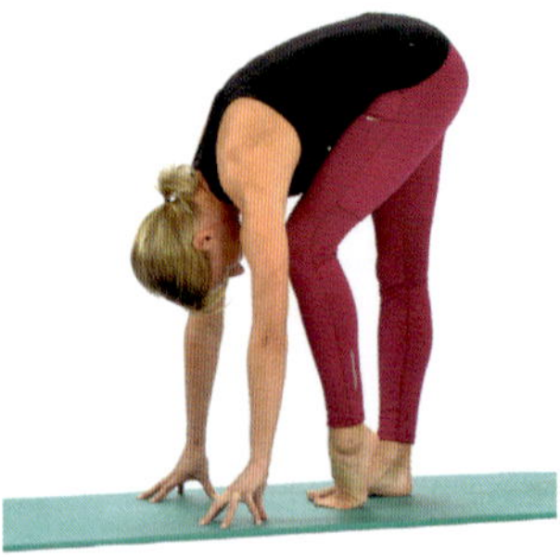

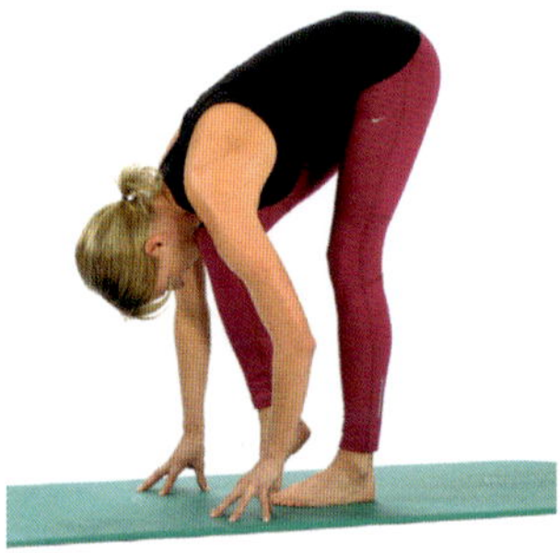

- Heben und senken Sie wechselseitig Ihre Fersen.

Übung 2: Rumpfflexion Langsitz

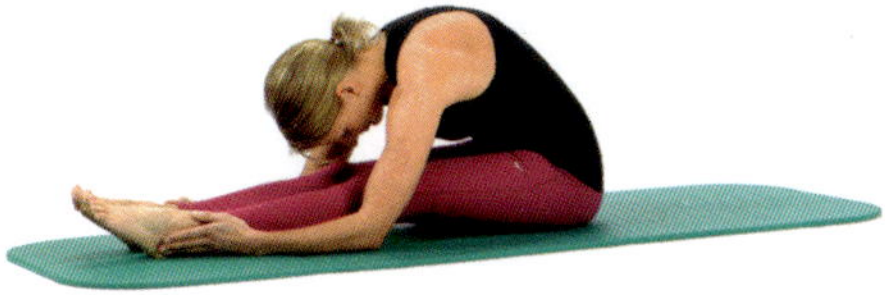

- Setzen Sie sich mit lang ausgestreckten Beinen auf den Boden.
- Beugen Sie Ihren Oberkörper nach vorne.
  - Die Stirn zieht dabei in die Richtung der Kniescheiben.

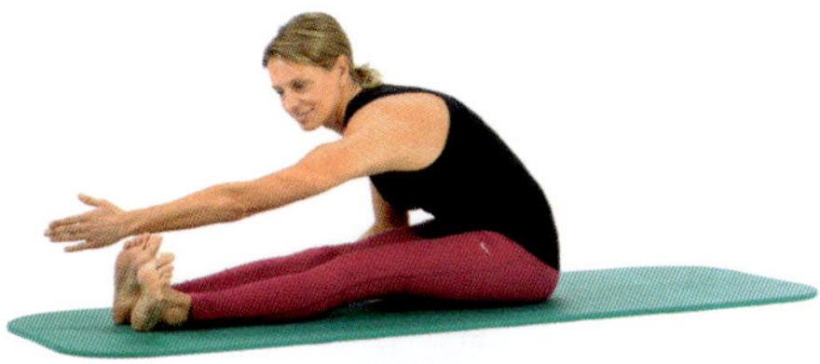

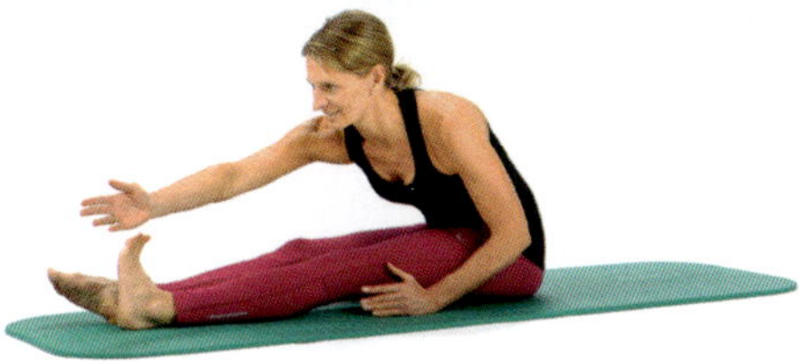

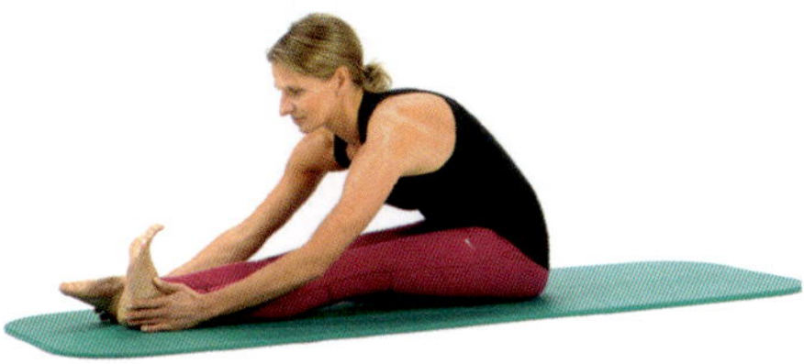

- **Variationen:**
  - Lassen Sie Ihren Oberkörper die Dehnung variantenreich erleben und verändern Sie die Zugrichtung Ihrer Arme nach vorne.
  - Auch die Fußspitzen dürfen bewegt werden – ziehen Sie sie mal an (flex) und strecken Sie sie dann wieder.
  - Auch Innen- und Außenrotationen sind erwünscht.
    → „Spielen Sie mit der Bewegung."

Übung 3: Rumpfflexion sitzend reverse („Pflug")

- Legen Sie sich in Rückenlage auf den Boden.
- Heben Sie Ihre Beine und führen Sie sie gestreckt hinter Ihren Körper, sodass Sie im Schulterstand sind.

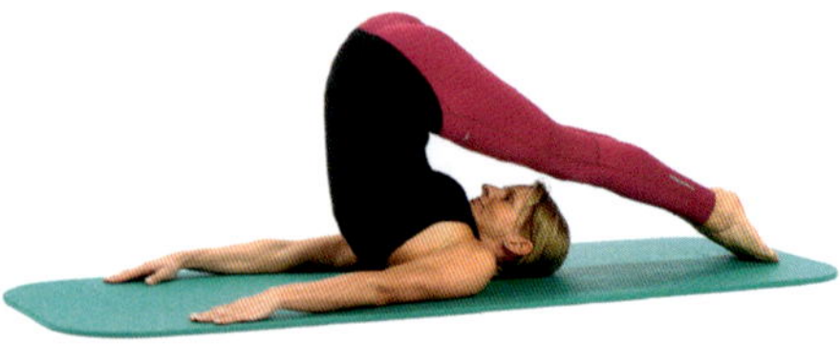

  - Ihre Arme dürfen dabei am Boden liegen oder aber mit den Händen in der Lende unterstützen.
  - Achten Sie darauf, dass Ihr Körpergewicht auf dem Schultergürtel lastet.

Übung 4: Rückverlagerte Schrittstellung

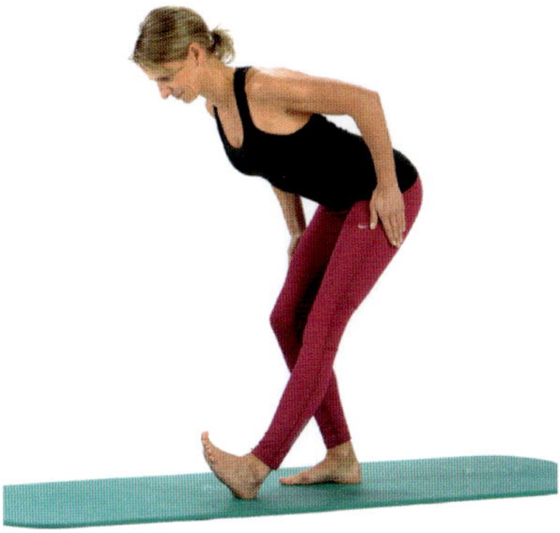

- Stellen Sie einen Fuß ca. eine Fußlänge nach vorne.
- Beugen Sie das hintere Bein und neigen Sie den Oberkörper zunächst mit gestreckter Wirbelsäule nach vorne.
- Das vordere Bein ist gestreckt.
- Ziehen Sie Ihre Fußspitze des ausgestreckten Beins heran.

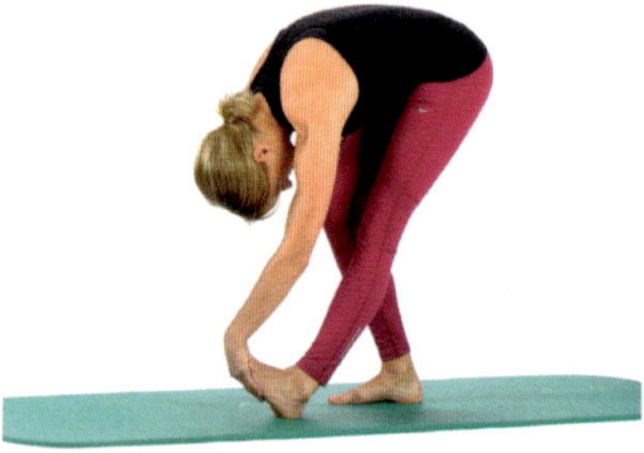

- Beugen Sie Ihren Oberkörper bis zur Dehngrenze.
- Wenn möglich, fassen Sie die Fußspitze des vorderen Beins.
  - Bei gestrecktem vorderen Bein zieht der Kopf Richtung Knie und die Fußspitze maximal hoch.

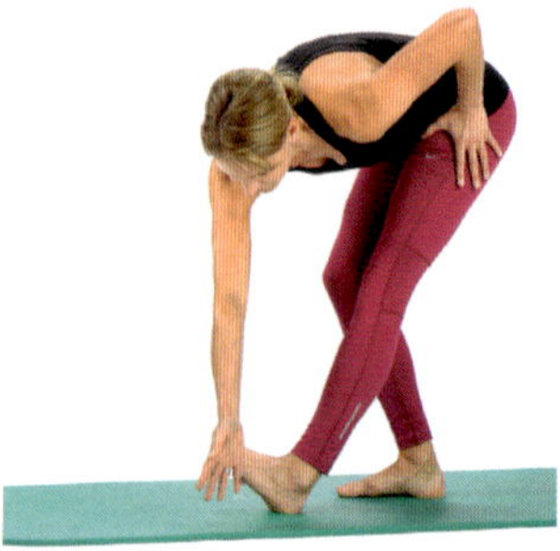

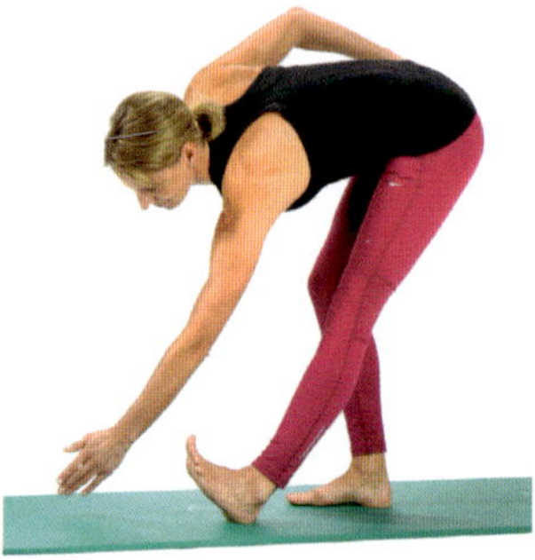

- Die Zugrichtungen der Arme und des Oberkörpers dürfen variieren.

→ „Spielen Sie mit der Bewegung."

Übung 5: Up-Stretch mit Fersentreten

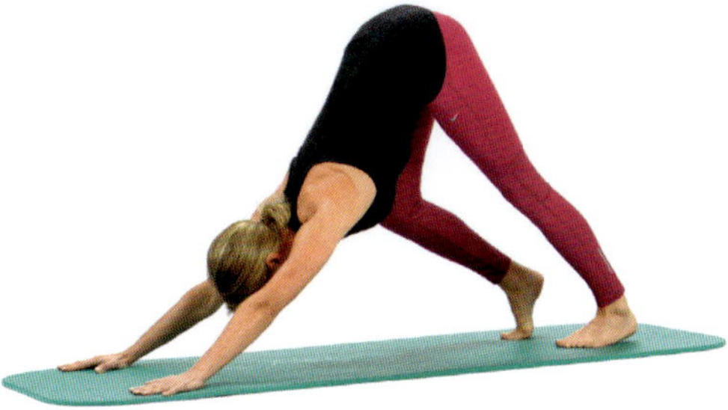

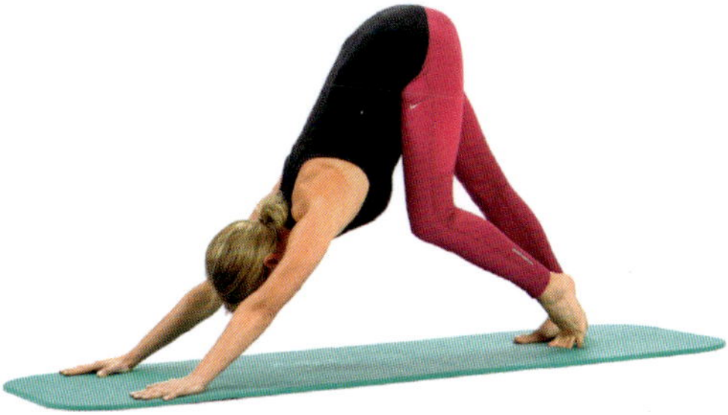

- Stellen Sie sich in die Position des Up-Stretchs/umgekehrtes „V". Dabei stützen die Hände kraftvoll am Boden. Die lang gestreckte Linie der Arme geht in die lang gestreckte Linie des Rückens über und das Steißbein bildet den höchsten Punkt der Bewegung.
- Strecken Sie beide Beine maximal weit durch und führen Sie die Fersen zum Boden.
- Aus dieser Position heben und senken Sie wechselseitig die Fersen vom Boden.
    - Terminologie aus dem Yoga für die Ausgangsstellung: herabschauender Hund.

Übung 5 A: Up-Stretch mit Tanz der Wirbelsäule

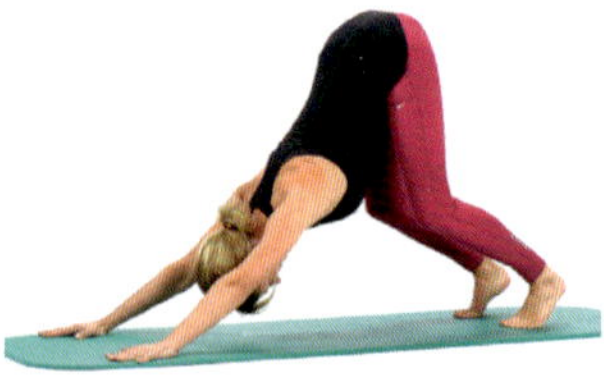
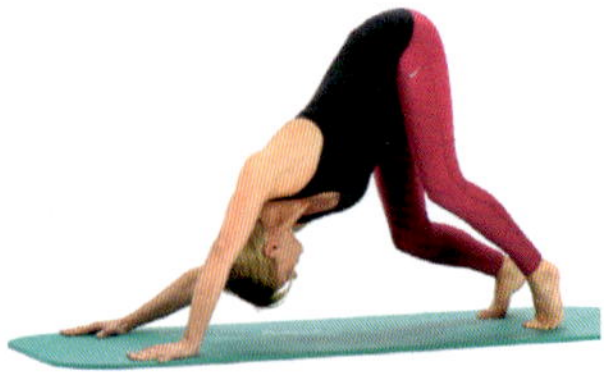
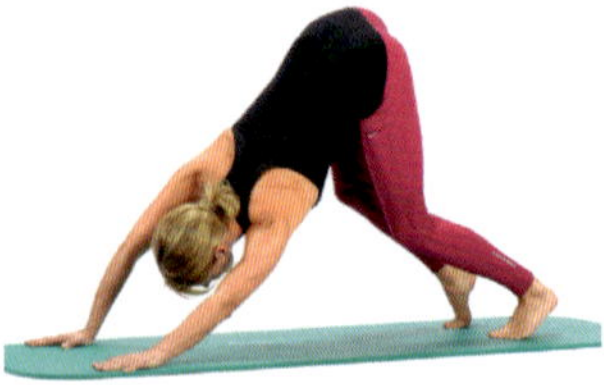
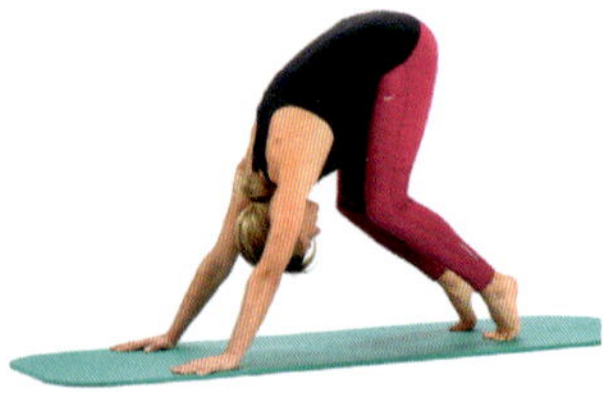

- Stellen Sie sich in die Position „Up-Stretch", wie in der Übungsreihe zuvor beschrieben.
  - Kräftiger Stütz der Arme.
  - Die Beine maximal weit strecken.
  - Die Fersen möglichst weit am Boden.
- Es beginnt der variantenreiche „Tanz der Wirbelsäule":
  - Beugen Sie Ihre Beine, lösen Sie die Fersen vom Boden und überstrecken Sie die Wirbelsäule, soweit es Ihnen möglich ist (Wirbelsäulenextension).
  - Bewegen Sie sich variantenreich in alle möglichen Bewegungsrichtungen, die Ihre Wirbelsäule ausführen kann: Rotation, Rundung (Flexion), Streckung (Extension).
- Beginnen Sie mit kleinen Mikrobewegungen (kaum sicht-, aber spürbar) und lassen Sie die Bewegungen nach und nach größer und ausladender werden.

Übung 5 B: Full-up-Stretch („herabschauender Hund")

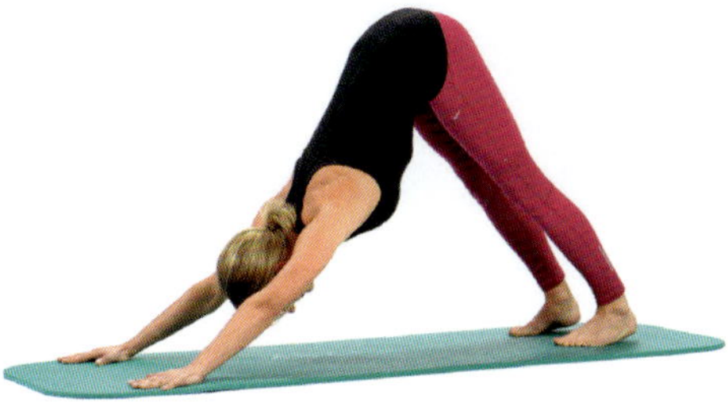

- Stellen Sie sich in die Position „Up-Stretch", wie oben beschrieben.
    - Kräftiger Stütz der Arme.
    - Die Arme und der Rumpf sollten im optimalen Verlauf eine lange Linie bilden.
    - Die Beine maximal weit strecken.
    - Die Fersen möglichst weit am Boden.

Übung 6: Päckchenposition

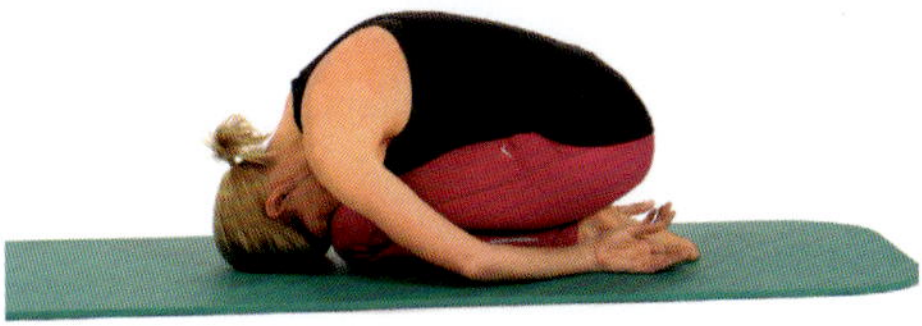

- Führen Sie im Unterschenkelsitz Ihr Gesäß zu den Fersen. Legen Sie Ihren Oberkörper auf den Beinen ab.
- Rollen Sie Ihren Kopf so weit ein, dass der höchste Punkt des Scheitels (Fontanelle) den Boden berührt.

Übung 6 A: Gestreckte Päckchenposition

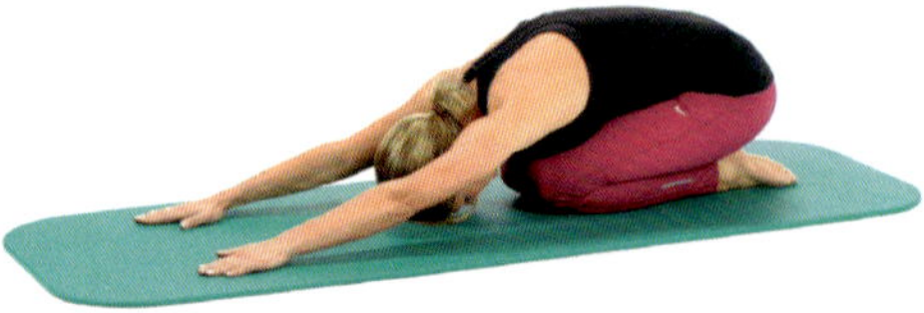

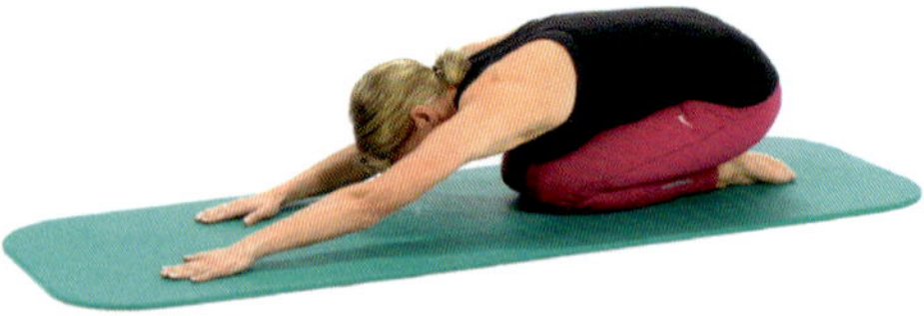

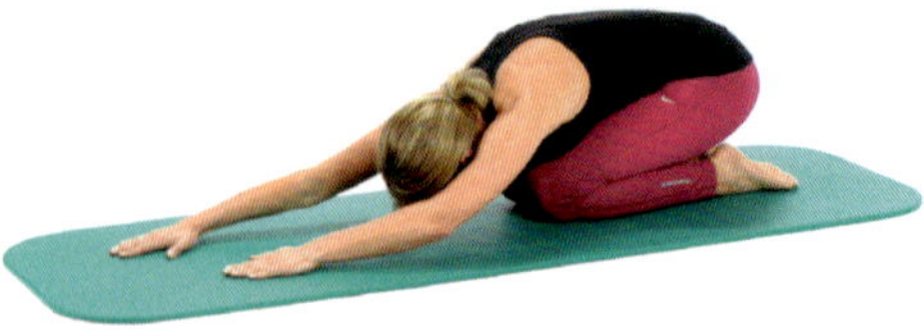

- Führen Sie Ihre Arme aus der „Päckchenposition" gestreckt nach vorn.
- Strecken Sie die Arme wechselseitig nach vorne.

Übung 7: „Päckchen"-Beckenschaukel

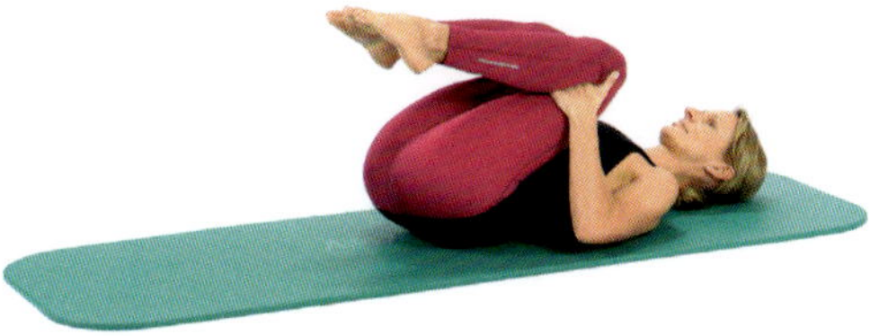

- Legen Sie sich in Rückenlage und ziehen Sie Ihre Beine, soweit es Ihnen möglich ist, zum Körper heran.
  - Das Becken darf sich bei der Bewegung vom Boden lösen.

B OBERFLÄCHLICHE FRONTALLINIE (OFL)

Übung 1: Rumpfextension stehend

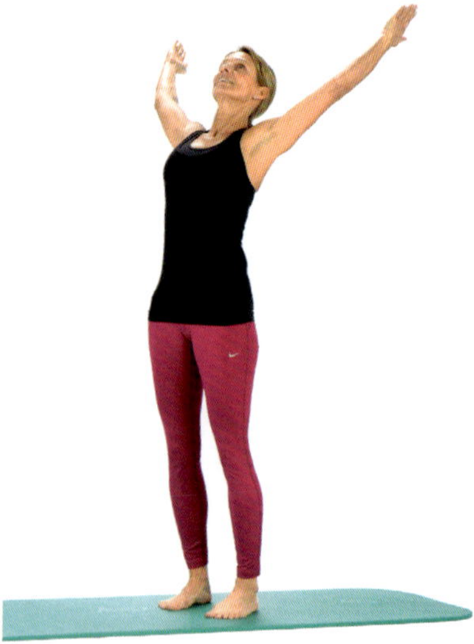

- Stehen Sie aufrecht.
- Führen Sie Ihre Arme zu einer großen „V-Position" nach oben.
- Die Arme dürfen jetzt das Blickfeld verlassen und hinter den Körper ziehen.
- Unter Beibehaltung der Grundspannung auf der vorderen Rumpfseite (Spannungslinie Brustbein-Steißbein) öffnen Sie Ihren Brustkorb und überstrecken Ihre Wirbelsäule.

Übung 2: Rumpfextension im Ausfallschritt

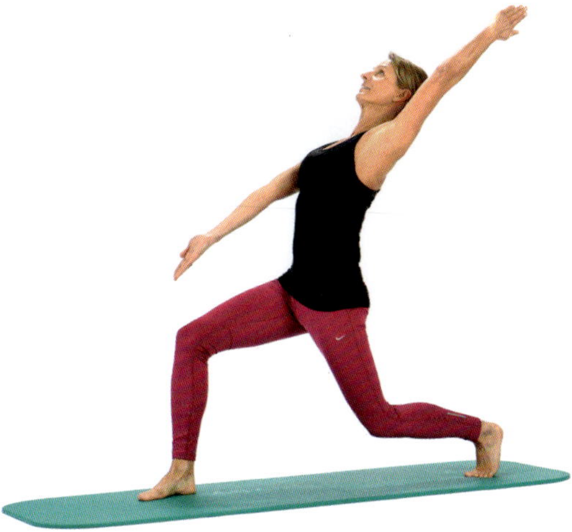

- Stellen Sie sich in einen großen Ausfallschritt.
- Heben Sie den gleichseitigen Arm des zurückgestellten Beins und ziehen diesen lang in Richtung des Himmels.
- Schieben Sie Ihre Hüfte des rückgestellten Beins weit nach vorn, indem Sie Ihre Gesäßmuskeln anspannen und das Schambein in die Richtung des Brustbeins ziehen.
- Unter Beibehaltung der Grundspannung auf der vorderen Rumpfseite (Spannungslinie Brustbein-Steißbein) führen Sie den gehobenen Arm weiter zurück und neigen Ihren Oberkörper nach hinten.
- Der zweite Arm kann, nach vorne ausgestreckt, für ein wenig mehr Standsicherheit sorgen.

Übung 3: Hüftstreckung (Hip Extension)

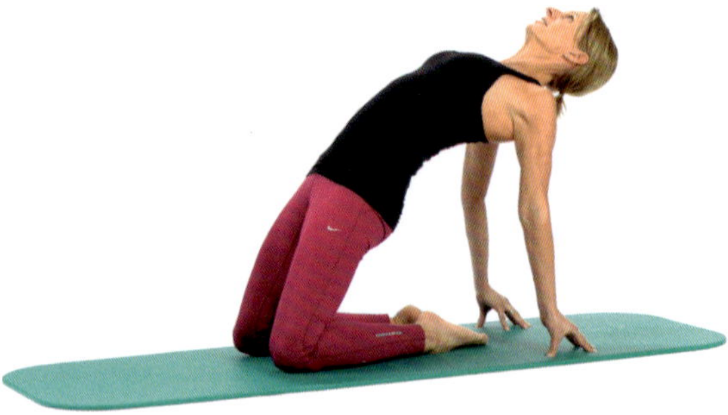

- Setzen Sie sich in einen aufrechten Fersensitz.
- Ihre Hände platzieren Sie hinter den Füßen.
- Schieben Sie Ihre Hüfte nach vorn, sodass sich Ihr gesamter Rumpf nach hinten (Wirbelsäulenextension) aufspannt.
    - Sie dürfen den Kopf nach hinten hängen lassen oder zunächst aktiv tragen.
    - Spannen Sie Ihre Gesäßmuskeln an, sodass Ihr Becken möglichst weit nach vorn in die Hüftstreckung geschoben werden kann.

Übung 3A: Hüftstreckung (Hip Extension) einarmig

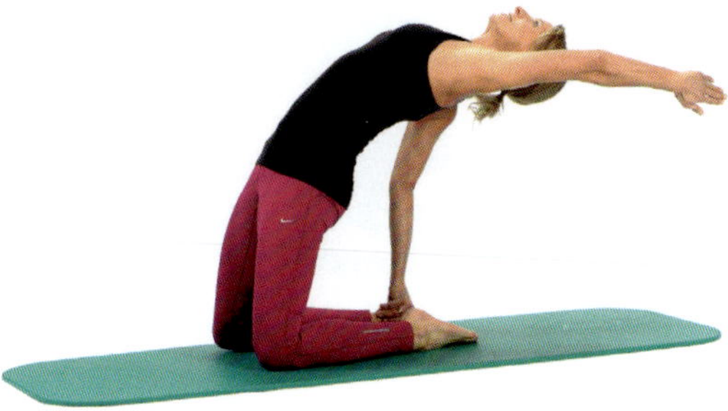

- Nehmen Sie die Position der Hüftstreckung (Hip Extension) der zuvor beschriebenen Übung ein.
  - Je näher die Hände an den Fersen sind, oder sogar auf den Fersen stützen, desto größer ist die Extensionsspannung.
- Lösen Sie einen Arm vom Boden/Ferse und führen Sie ihn in einem großen Kreis nach hinten, sodass der Arm die Körperlinie verlängert.
  - Wechseln Sie die Armposition.

Aufgepasst!
Übung mit erhöhtem Schwierigkeitsanspruch.

Da es sich um eine Dehnübung mit Wirkung auf die oberflächliche Frontallinie handelt, muss der rückziehende Arm über vorn oben nach hinten gezogen werden, damit keine zusätzliche Rotationskomponente auf die Wirbelsäule wirkt.

Übung 4: Schulterbrücke („Bridging")

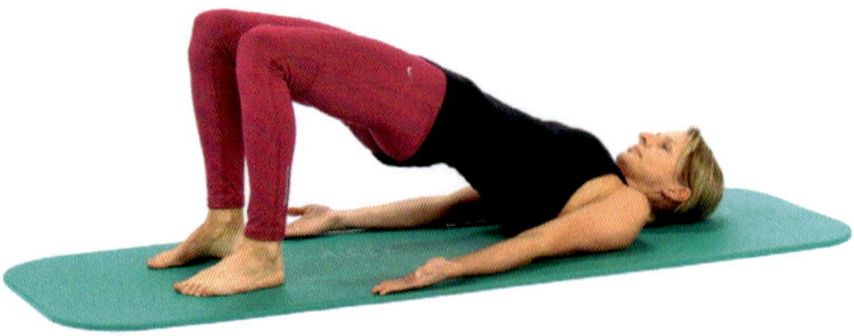

- Legen Sie sich auf den Rücken und stellen Sie Ihre Füße mit angewinkelten Beinen auf.
- Heben Sie Ihr Becken und schieben Sie es mit der Kraft der Gesäßmuskeln weit nach oben.

Übung 5: Extension über dem Ball

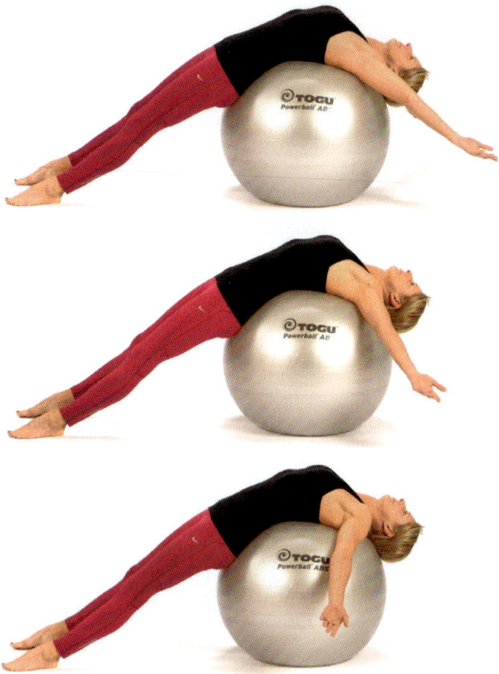

- Nehmen Sie einen großen Ball (60-75 cm im Durchschnitt) und legen Sie sich mit Ihrem Rücken darauf.
- Legen Sie auch Ihren Hinterkopf auf dem Ball ab.
- Ihre Arme können an der Körperseite die Position und damit die Dehnspannung variieren.

Übung 6: Full Extension („Brücke")

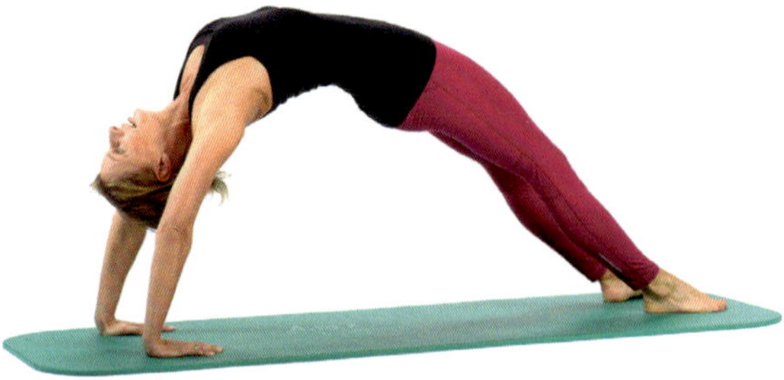

- Legen Sie sich auf den Rücken.
- Stellen Sie die Füße auf.
- Die Hände positionieren Sie eng am Körper in Ohrnähe.
- Drücken Sie sich mit Händen und Füßen kräftig hoch in die Bogenspannung der „Brücke".

Aufgepasst!
Übung mit erhöhtem Schwierigkeitsanspruch.

Übung 7: Kobra

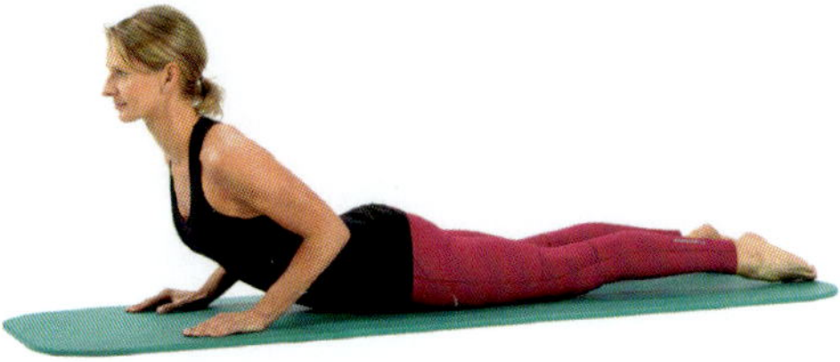

- Legen Sie sich auf den Bauch und stellen Sie Ihre Hände rechts und links neben dem Körper auf Brusthöhe ab.
- Heben Sie Ihr Brustbein und schieben es nach vorne oben. Entwickeln Sie die gesamte Kraft zum Heben des Oberkörpers aus der Rückenmuskulatur.

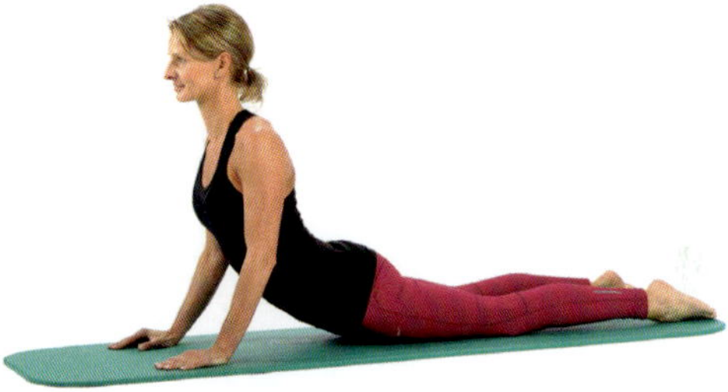

- Heben Sie Ihr Brustbein inklusive Oberkörper und strecken Sie Ihre Arme, soweit es Ihnen angenehm ist.

Aufgepasst!
Halten Sie Bauchspannung, damit die Kompression in der Lendenwirbelsäule möglichst gering bleibt.

C LATERALLINIEN (LL)

Aufgepasst!
Auf den oberen Anteil der Laterallinie, ab Becken aufwärts, ist recht gut mit Übungen einzuwirken. Die Integration der Beine erweist sich oft als schwierig. Es lohnt sich, zusätzliche Synthesereize, z. B. über Foamrolls auf die Beinseiten (Tensor fascia lata etc.), zu setzen.

Übung 1: Sich recken und strecken

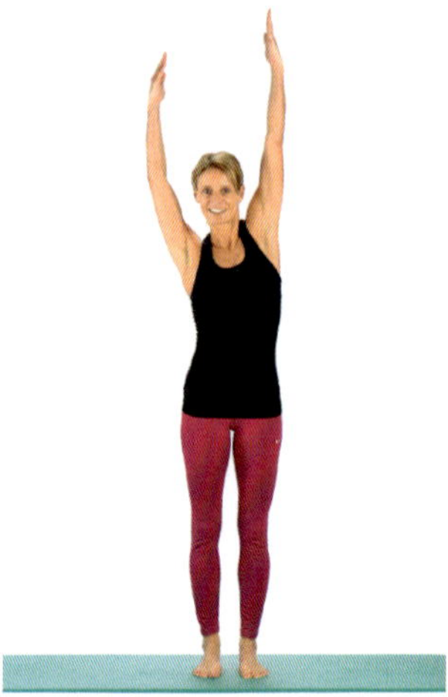

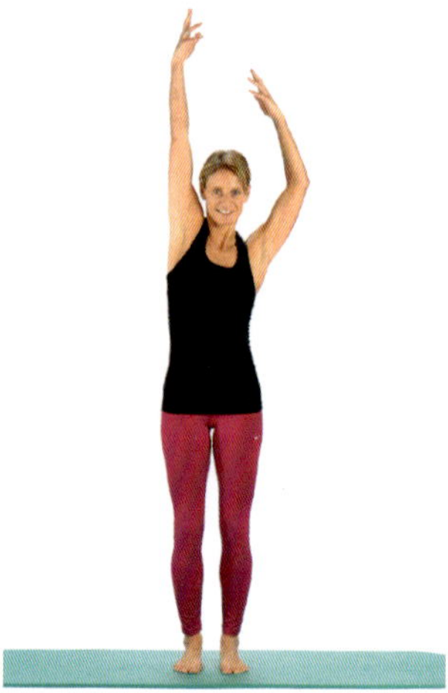

- Stehen Sie aufrecht.
- Heben Sie die Arme in Richtung des Himmels.
- Recken und strecken Sie Ihre Arme wechselseitig intensiv nach oben.

Übung 2: Seitneige (Lateralflexion)

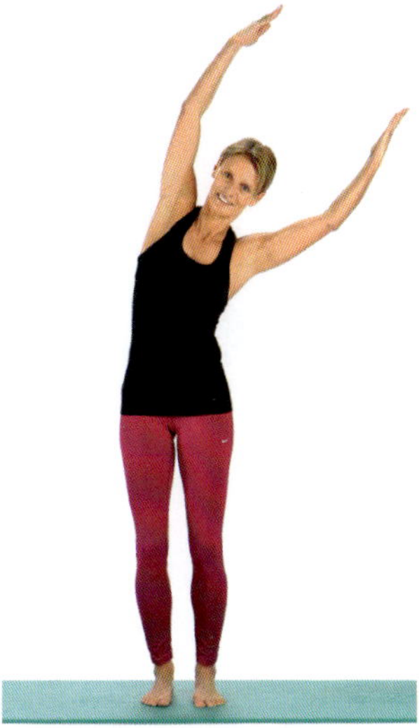

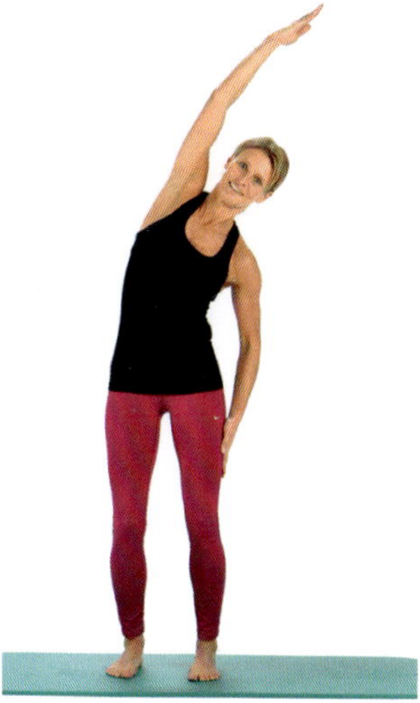

- Stehen Sie aufrecht mit den Füßen parallel zueinander.
- Heben Sie beide Arme und neigen Sie Ihren Oberkörper zur Seite.
- Heben Sie einen Arm und neigen Sie Ihren Oberkörper zur Seite.

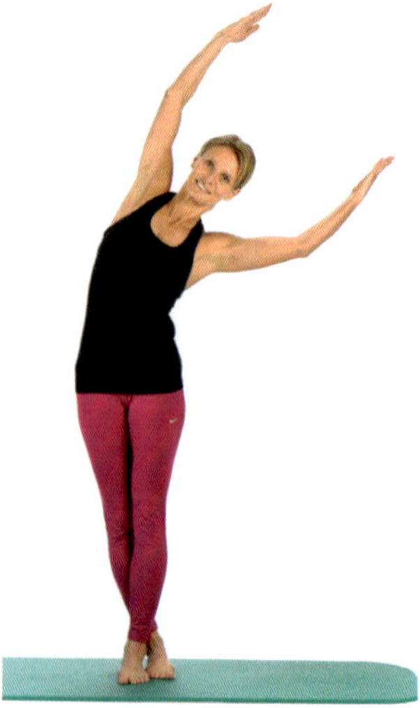
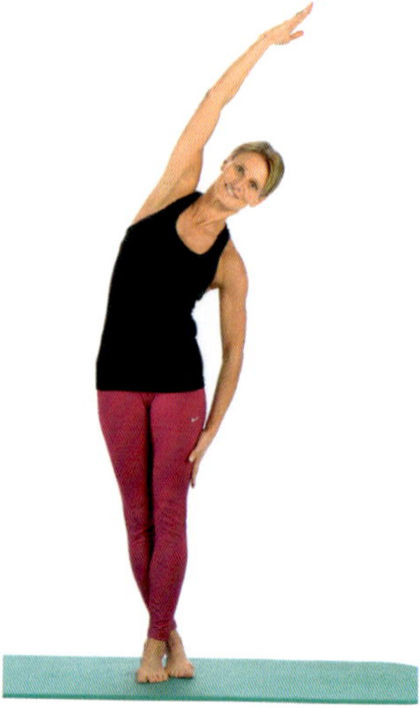

- Kreuzen Sie ein Bein hinter das andere.
- Heben Sie beide Arme und neigen Sie Ihren Oberkörper zur Seite.
- Heben Sie einen Arm und neigen Sie Ihren Oberkörper zur Seite.

Übung 3: Diagonales Aufspannen in der Vierfüßlerposition

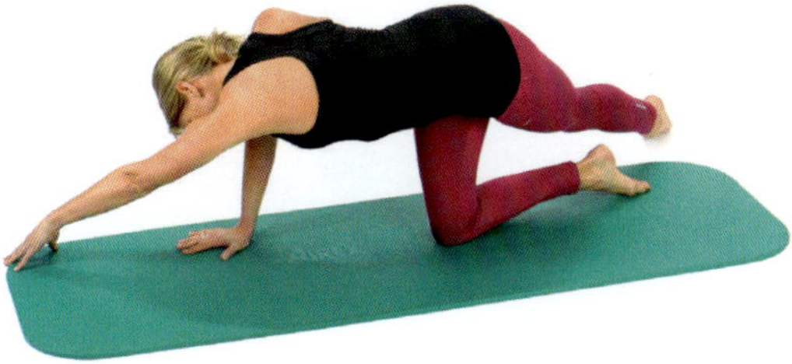

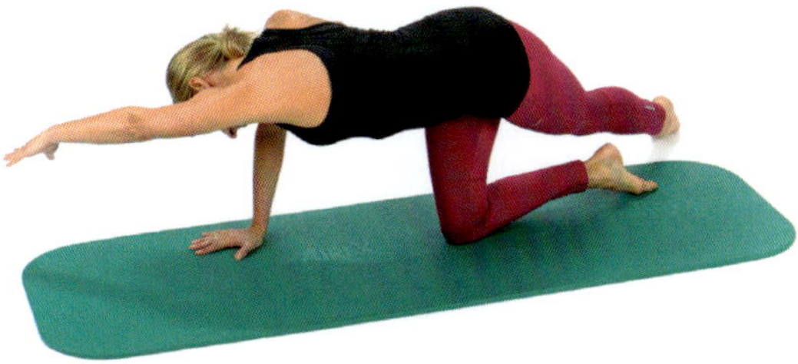

- Gehen Sie in die „Bank"-Stellung; das Gewicht ist auf Hände und Füße gleichermaßen verteilt.
- Strecken Sie einen Arm und ein Bein derselben Körperseite aus und führen Sie diese zur kontralateralen (gegenüberliegenden) Seite, sodass sich die komplette Körperseite streckt.
  - Der ausgestreckte Arm darf dabei den Boden berühren oder auch frei getragen werden.
  - Nehmen Sie die Zugspannung von den Fingerspitzen über die komplette Rumpfseite bis hin zu den Fußspitzen des ausgestreckten Beins wahr.

Übung 4: Halbmond

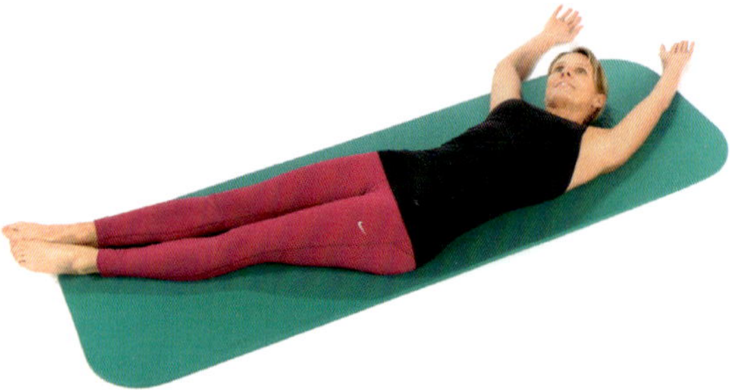

- Legen Sie sich auf den Rücken.
- Die Arme und Beine sind lang ausgestreckt.
- Führen Sie beide Beine und beide Arme mit Bodenkontakt in eine Richtung, bis eine Körperseite maximal weit aufgespannt ist (Banane oder Halbmond).

D SPIRALLINIEN (SPL)

Übung 1: Seitneige mit Rotation („Ball umarmen" dynamisch)

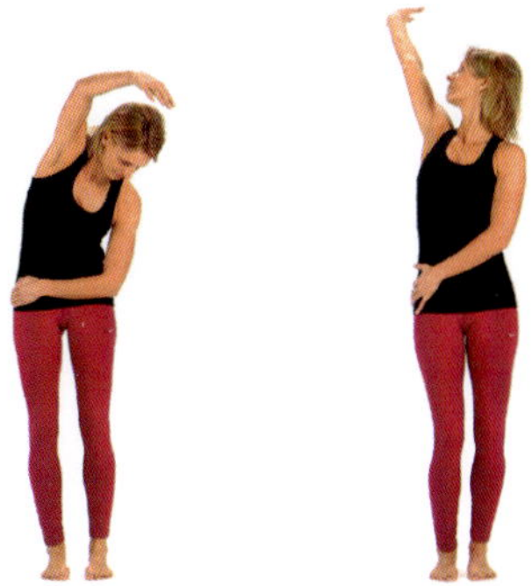

- Stehen Sie in geschlossener Grundposition mit leicht gebeugten Knien.
- Heben Sie einen Arm und strecken Sie ihn in Richtung Himmel.
- Von dort zieht er einen großen, diagonal ausgerichteten Bogen nach vorn, als wollte er sich über einen körpergroßen Ball legen. Die dadurch entstehende runde Armführung setzt sich im Rumpf fort (Rumpfflexion).
  - Spüren Sie die Zugspannung von den Fingern bis in den tiefen Rücken hinein.
- Beginnend aus der „ballumarmenden" Position, heben Sie diesen Arm, geführt von den Fingerspitzen, an und öffnen die Armposition diagonal nach hinten oben („Herzöffner").
  - Fixieren Sie mit der zweiten Hand das Becken, damit es stabil gehalten bleibt.
  - Nehmen Sie die Zugspannung von den Fingerspitzen über die gesamte Bauchdecke hinweg wahr.

Übung 2: Standspagat mit Rotation („Zirkus")

- Beginnen Sie in der Position „Full-up-Stretch" (S. 139).
- Lösen Sie einen Fuß vom Boden ab und heben Sie dieses Bein, nahezu gestreckt, maximal an.
- In der höchsten Position beugen Sie das Knie des angehobenen Beins und ziehen die Ferse Richtung Gesäß.
- Die Hüfte der Spielbeinseite darf sich dabei aufdrehen.
    - Sie erleichtern sich die gewünschte Rotationsbewegung der Wirbelsäule durch ein leichtes Beugen des Arms auf der Standbeinseite und durch das Wenden des Blicks in Richtung des gehobenen Beins.

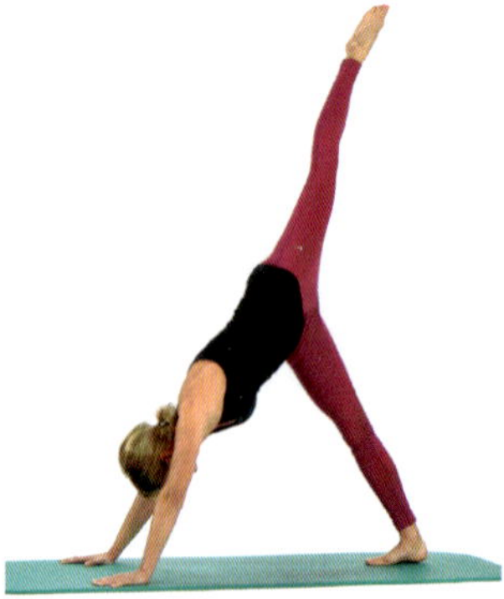

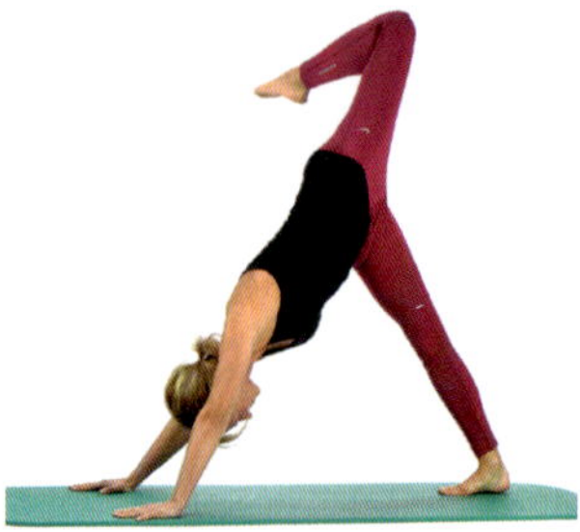

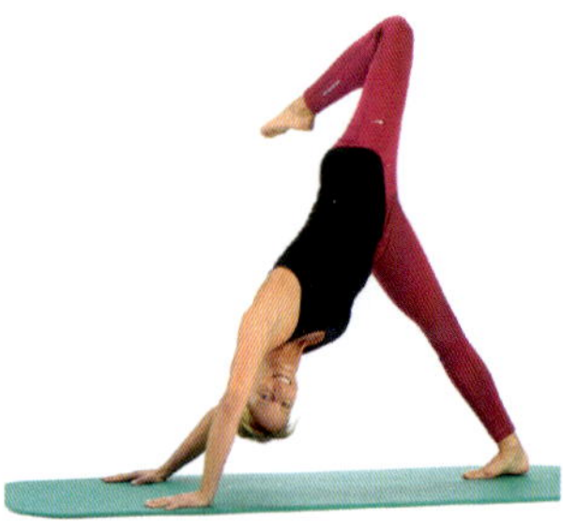

Übung 3: Drehdehnlagerung

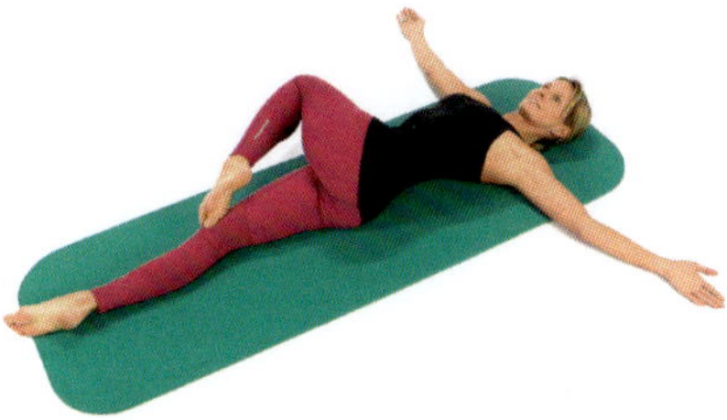

- Legen Sie sich, mit ausgestreckten Beinen und den Armen auf Schulterhöhe zur Seite abgelegt, auf den Rücken.
- Lösen Sie ein Bein vom Boden und stellen Sie diesen Fuß auf Kniehöhe des zweiten Beins ab.
- Von dort bewegt sich das Knie des angewinkelten Beins zur Gegenseite.
    - Die Arme fixieren den Schultergürtel am Boden.
    - Dem Becken und infolgedessen dem unteren Teil der Wirbelsäule erlauben Sie, durch Rotation dem Knie zu folgen.

Übung 3 A: Drehdehnlagerung

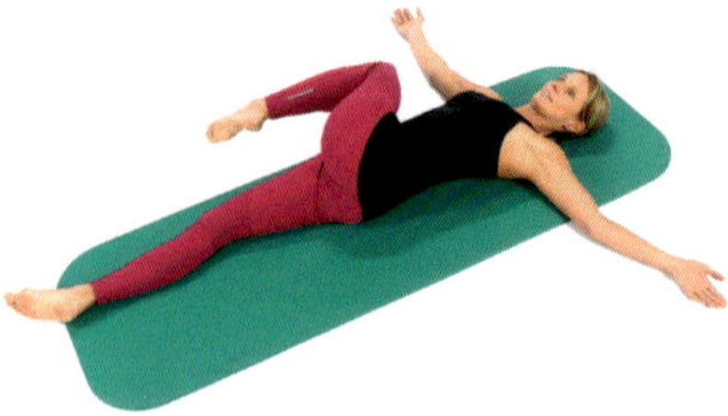

- Der Übungsablauf entspricht Übung 3.
    - Lediglich das Knie nimmt eine neue Position ein, sodass die Rotationswirkung in einem anderen Wirbelsäulenbereich wirkt.
- Ziehen Sie das freie Bein mit dem Knie mehr als hüfthoch und beginnen Sie mit dem Rotationsimpuls.

Übung 3 B: Drehdehnlagerung

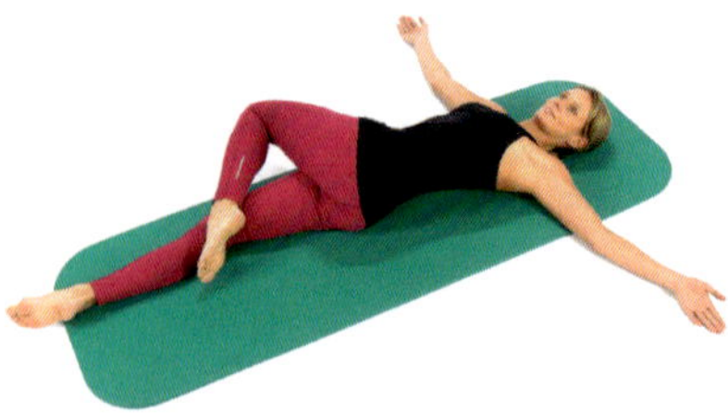

- Der Übungsablauf entspricht Übung 3.
    - Lediglich das Knie nimmt eine neue Position ein, sodass die Rotationswirkung in einem anderen Wirbelsäulenbereich wirkt.
- Ziehen Sie das freie Bein bis unter Kniehöhe und beginnen Sie mit dem Rotationsimpuls.

Übung 4: Hip Extension einarmig mit Rotation

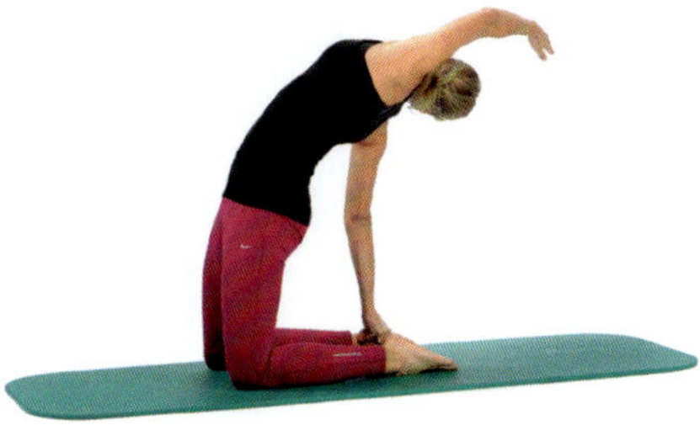

- Beginnen Sie im Kniestand.
- Ziehen Sie mit einem Arm einen großen Armkreis vor dem Körper, der sich nach hinten öffnet.
- Die Zugkraft des Arms lädt den gesamten Oberkörper ein, sich ebenfalls nach hinten mitzubewegen.
- Schieben Sie Ihr Becken weit nach vorne und neigen Sie Ihren Oberkörper weit zurück, sodass der zweite Arm Sie hinter, neben oder auf der Ferse stützen kann.
    - In der gedrehten Hip-Extension-Position verharren Sie für einen Moment.

Aufgepasst!
Übung mit erhöhtem Schwierigkeitsanspruch.

Übung 5: „Verwringung“

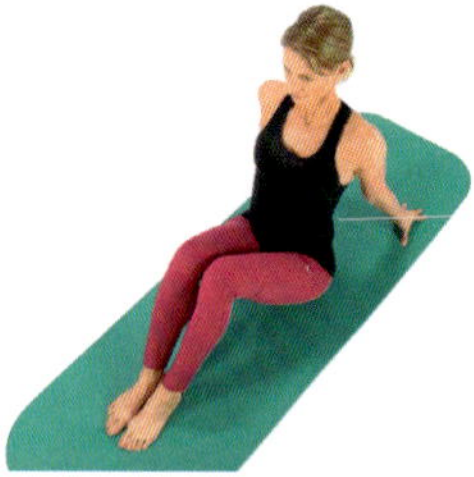

- Setzen Sie sich mit angewinkelten Beinen auf den Boden.

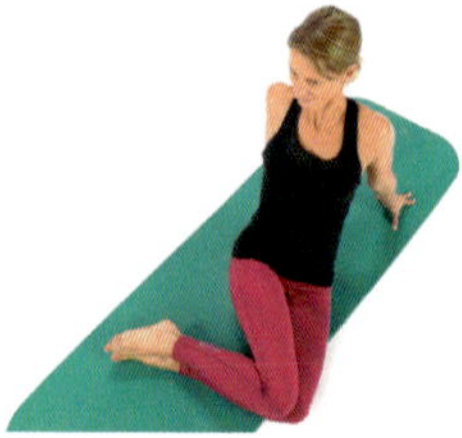

- Lassen Sie die Knie auf eine Seite fallen.

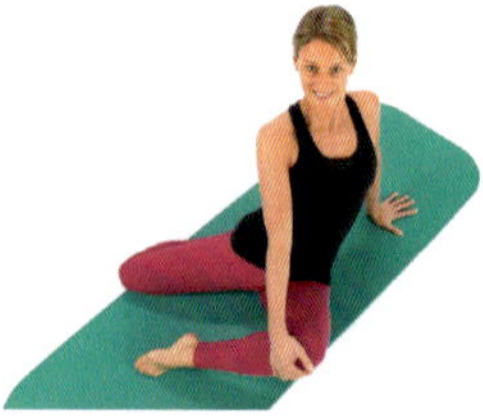

- Führen Sie eine Ferse ganz nah zum Gesäß, sodass sich einseitig die Hüfte öffnet.
- Greifen Sie mit der gleichseitigen Hand des zurückgeführten Beins das vordere Knie und drücken Sie das Knie kräftig in die Hand.

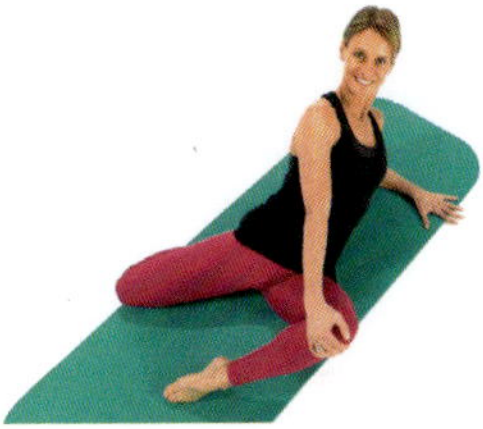

- Den zweiten Arm legen Sie mit dem Ellbogengelenk hinter Ihrem Körper ab.

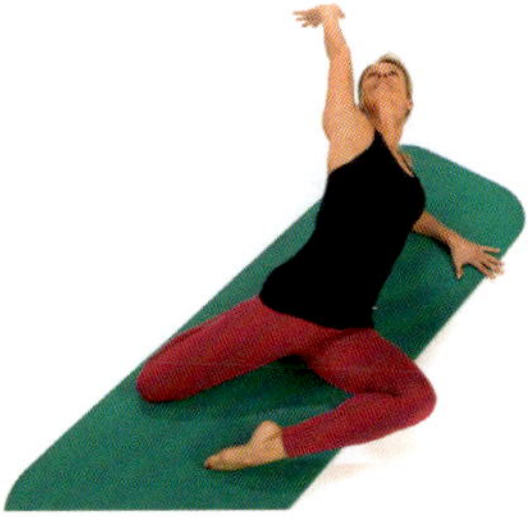

- Lösen Sie den vorderen Arm und ziehen Sie einen großen Armkreis bis in eine aufgespannte Position hinter dem Körper.

E DEHNEN ERLEBEN

Bei vielen Übungen dürfen Sie Ihrer Kreativität und Ihrem Einfühlungsvermögen freien Lauf lassen. Je variantenreicher eine Bewegung ist, je mehr Erlebnisvielfalt sie für Sie bereithält, desto spannender kann sie für Ihr Gewebe sein.

Übung 1: Rückenlage

- Legen Sie sich mit ausgestreckten Armen und Beinen auf den Boden.
- Beginnen Sie, sich zu recken und zu strecken, ähnlich dem, wie Sie es morgens im Bett tun würden, um den Körper sanft und genussvoll zu wecken.

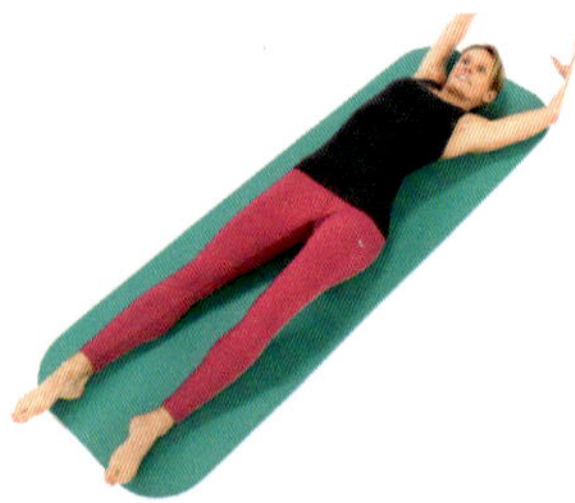

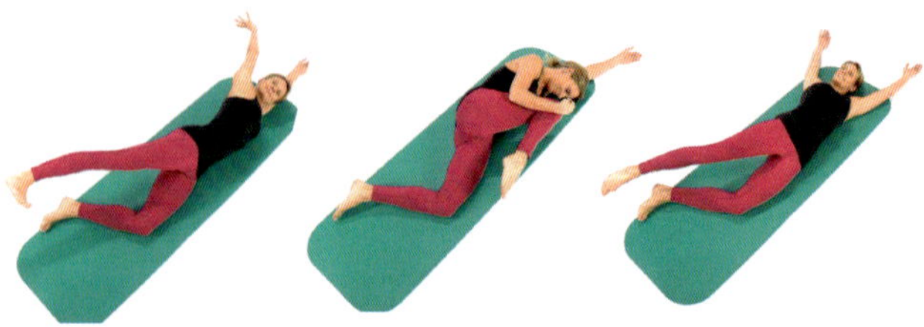

Übung 2: Das Spiel der Beine

- Liegen Sie in Rückenlage, die Arme auf Schulterhöhe neben sich ausgestreckt.
- Heben Sie beide Beine senkrecht zum Himmel (die Knie dürfen nach Bedarf etwas gebeugt werden).

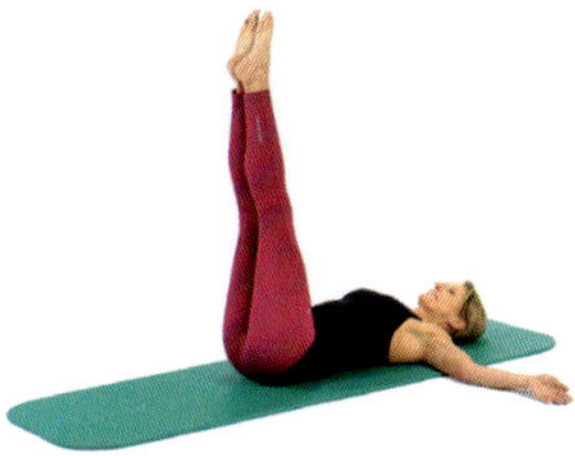

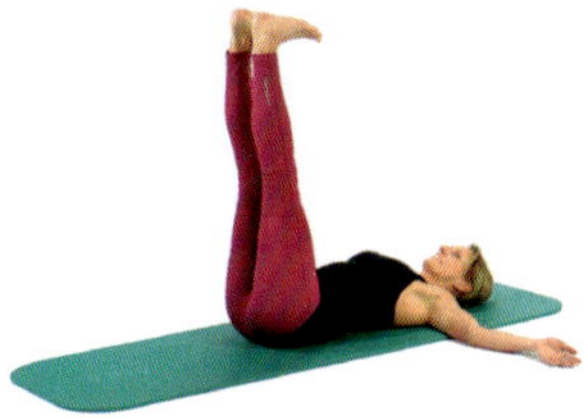

- Das Spiel der Beine beginnt:
    - Strecken und beugen Sie Ihre Füße (flex & point). Gleichzeitig und wechselseitig.

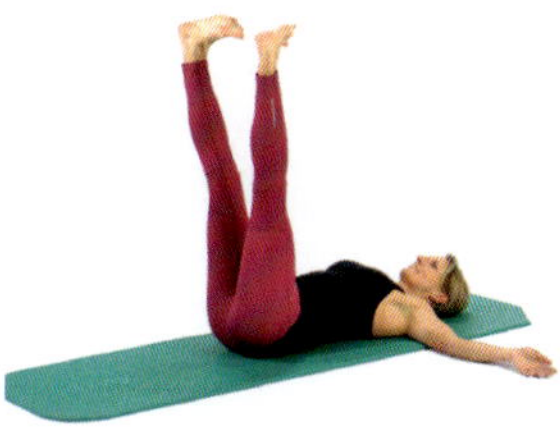

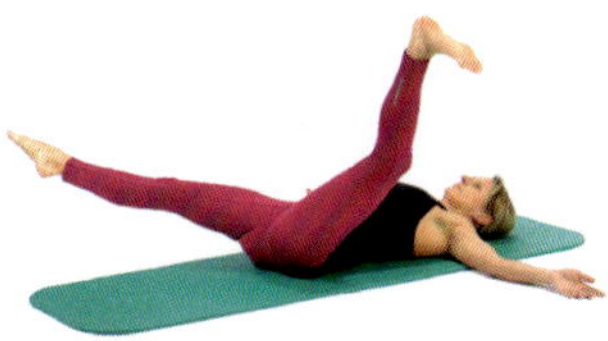

-
    - Rotieren Sie Füße und Beine in beide Richtungen.
    - Lassen Sie experimentierfreudig mal die Fußspitze, mal die Ferse, mal den Außen- oder Innenrist führen und beginnen Sie, die Beine nach außen, zur Seite, nach vorne und hinten zu recken und zu strecken.

Übung 3: Das Spiel der Arme

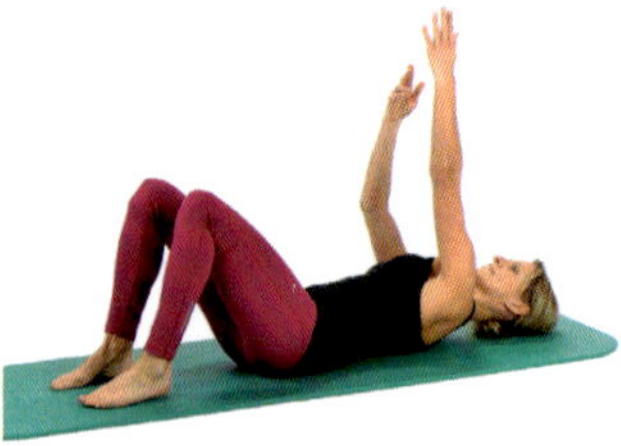
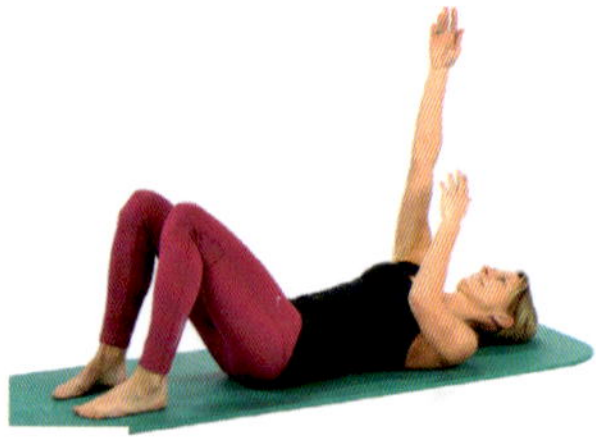
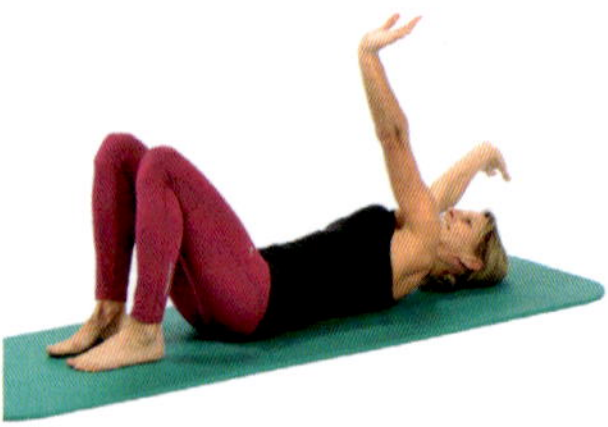

- Liegen Sie in Rückenlage, stellen Sie Ihre Füße nah an Ihr Gesäß und heben Sie beide Arme in Richtung Himmel.
- Wie in Übung 2 die Beine, dürfen sich jetzt die Arme in alle Raumrichtungen recken und strecken.

Übung 4: Seitlage

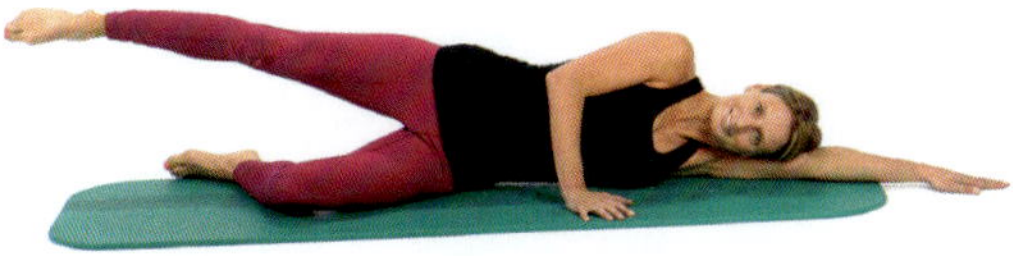

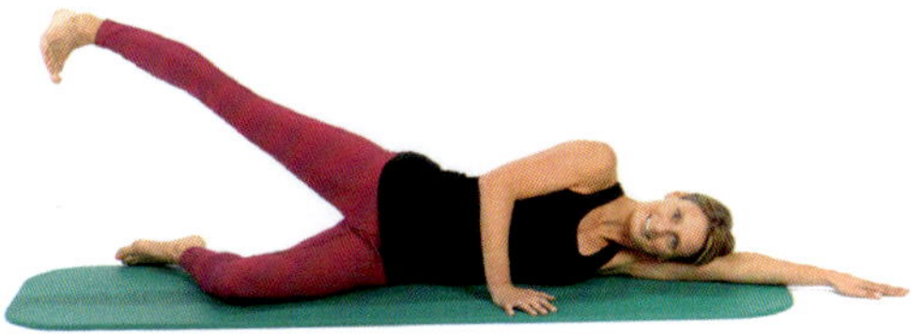

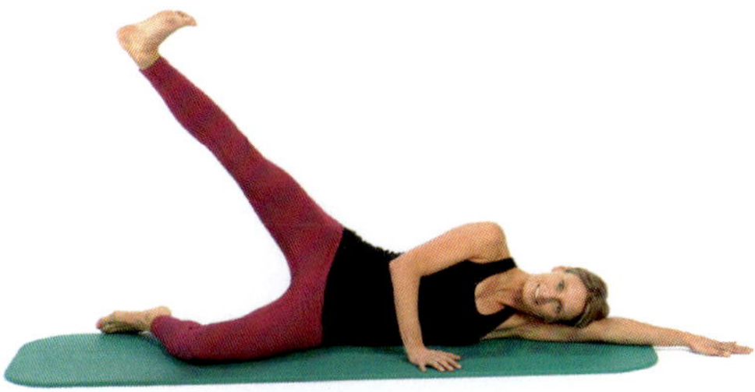

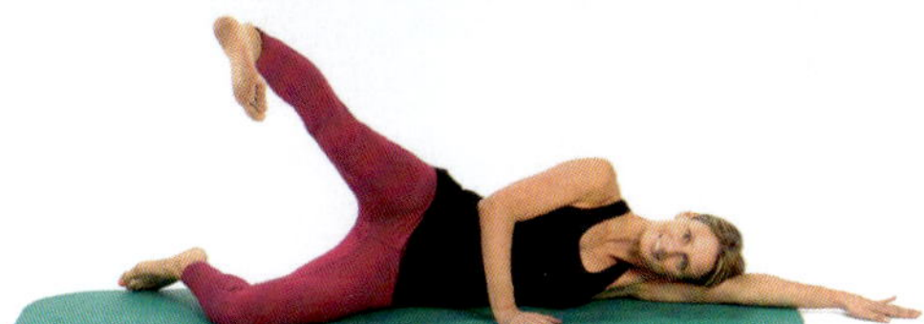

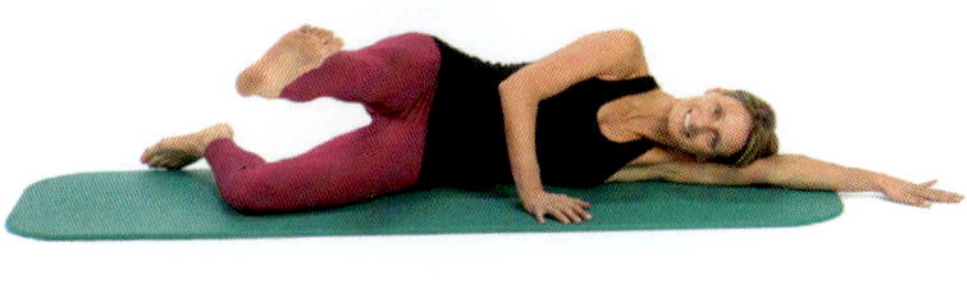

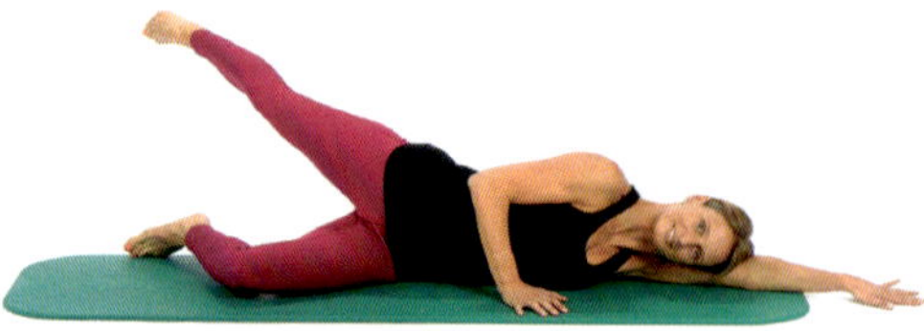

- Legen Sie sich auf Ihre Körperseite. Winkeln Sie das untere Bein zur stabileren Seitenlage etwas an.
- Die obere Hand stellen Sie stützend vor Ihrem Körper ab.
- Das obere Bein beginnt nun, klein, sanft, sensibel viele Bewegungswege zu erforschen. Lassen Sie diese Bewegungswege stetig größer und ausladender werden.

Gut zu wissen!

Gerade beim Dehnen reagiert der Körper gut auf Wiederholung. Flüssigkeit wird beim ersten Dehnen aus der Gewebestruktur gepresst und kann in der Entlastungsphase erneut einströmen. Das verändert die Gleitfähigkeit der Strukturen und das Bewegungsausmaß kann bereits in der zweiten Wiederholung gesteigert werden. Wie uns Kap. IV.B.I lehrte, sind vielfältige, fließende Bewegungsmuster für die Versorgung der Faszien mit Flüssigkeit sehr wertvoll. Bewegungsverbindungen, die die Körperwärme steigern, sich an den vier myofaszialen Leitbahnen orientieren, fließend ineinander übergehen und wiederkehrend sind – also das Arbeiten in Bewegungsflows –, stellen ein effektives fasziales Dehnungstraining dar.

Beispiele dafür finden Sie auf den DVDs:
Faszien in Bewegung und Bewegter Rücken Vol. 1 und Vol. 2. Die vier Säulen des zeitgemäßen Rückentrainings. (www.european-musicstore.com)

IV.C.II DIE RENAISSANCE DES SCHWINGENS UND FEDERNS (TRAININGSBAUSTEIN III)

Die Renaissance des Schwingens und Federns

Viele Jahre war das einst beliebte Schwingen und Federn der Gymnastik aus dem Fitness- und Gesundheitssport verschwunden. Man sagte den „unkontrollierten" Bewegungen eine schädigende Wirkung nach. Hohe Scherkräfte, die bei häufiger Wiederholung auf das Gelenk wirken, sagte man eine frühzeitige Abnutzung bis hin zur Gelenkarthrose nach.

Heute wird wieder geschwungen und gefedert. Was ist der Grund dafür? Und wie wird dennoch Sorge für den Gesunderhalt der passiven Strukturen im Körper, im Gelenksystem, getragen?

In Kap. III.A, S. 25 wurde der Aufbau und die Funktion des Kollagens erklärt: ein Struktureiweiß in der Form einer Tripelhelix, wobei jeder einzelne Kollagenstrang in Wellenform vorliegt. Das ist zumindest der Zustand eines jungen und gesunden Kollagenstrangs. Im Laufe des Alters und Nichtgebrauchs kann die Wellenform verschwinden und mit ihr die Fähigkeit zu federn und zu hüpfen, schlussendlich die Leichtigkeit der Bewegung. Die Wellung bietet eine Reservelänge, die nach Dehnung in die Ausgangslänge zurückkehrt. Durch Aufspannen des Kollagens wird Energie gespeichert, die im Anschluss an die Dehnung zur Verfügung steht. Entweder wird sie in Wärme gewandelt oder kann in Form von Bewegungsenergie genutzt werden. Die als kinetische Bewegungsenergie verstandene Kraft ist um ein Vielfaches größer als unsere Muskelkraft. Schleip und Bayer (2014) erklären den Vorgang folgendermaßen: Durch Dehnung wirkt von außen Druck auf die Kollagenstränge, die Atome rücken näher zusammen und kehren im Moment der Druckminderung in ihre Ausgangsposition zurück. Energie entsteht.

Ein gesundes, elastisches Fasziennetzwerk kann so Muskelkraft sparen und jede Kraftanstrengung sinnvoll unterstützen.

Die Universität Ulm entwickelte ein Messgerät (*Myoton*), welches ein Messen der Rückfederung des Gewebes möglich macht.

IV.C.II.I SPRINGEN WIE EIN KÄNGURU (KINETISCHE SPEICHERENERGIE)

Der Katapulteffekt

Die Fähigkeit, Energie im Kollagen zu speichern und diese für Bewegung zu nutzen, ist ein hochgradig ökonomischer und energetisch sinnvoller Vorgang.

Wie kann durch Training auf die Rückfederung des Gewebes und die Fähigkeit zur Speicherung von Energie Einfluss genommen werden?

Ein entscheidender Faktor scheint die Festigkeit, die Spannkraft des Kollagens, zu sein. Wie ein prall aufgepumpter Gummiball mit hoher Spannkraft beim Aufprellen weit über sein Ausgangsniveau zurückfedert, während bei einem vergleichsweise „schlappen" Ball die Aufprallkräfte verpuffen und der Ball nur minimal springt.

Hervorragende Beispiele für diesen Mechanismus finden wir in der Tierwelt. Frösche, Heuschrecken, Kängurus sind z. B. begnadete Springer.

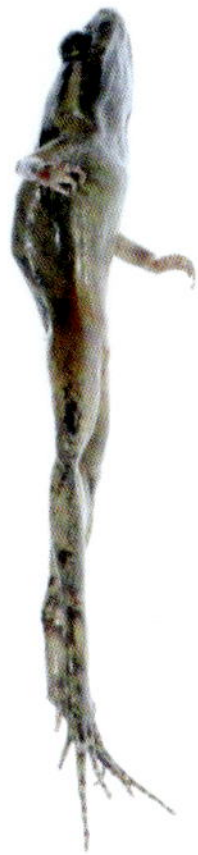

Sie nutzen die Speicherenergie ihrer Gewebe in brillanter Weise. Bei geringer Muskelmasse vermögen sie weit über ihre eigene Körpergröße hinaus zu springen.

Dieser Mechanismus wird als **Katapulteffekt** beschrieben.

Beim Federn oder Springen verlängert und verkürzt sich das entsprechende fasziale Gewebe wie ein elastisches Jo-Jo. Diese Fähigkeit machen sich Sportler zu eigen. Sie nutzen die Kraft des Kollagens, um die vergleichsweise energetisch aufwendigere Muskelarbeit zu reduzieren. Bei Sportlern ist mehr Kollagen und meist auch quantitativ mehr Fasziengewebe nachweisbar. Muskelmasse ist also in vielen Bereichen nicht der entscheidende Indikator zur Leistungssteigerung. Ein elastisches, reißfestes Bindegewebe und ein optimales Timing zur Wirkung des Katapulteffekts hat mit sehr hoher Wahrscheinlichkeit einen viel höheren Stellenwert.

Ein Beispiel für diesen Prozess kann beim Kunstgerätturnen der Damen (Mädchen) beobachtet werden. Grazile Mädchen, mit schlanken Muskeln, zeigen akrobatische Elemente am Boden, oder Übungen am Stufenbarren, die weit über die Möglichkeiten der ausschließlichen Muskelarbeit hinausgehen.

Auch Leichtathleten zeigen das spezifische Mitwirken der faszialen Strukturen z. B. beim Sprint, Hürdenlauf, Hoch-, Weitsprung oder Speerwurf.

Im Alltag kann und sollte ein gesundes Fasziennetzwerk alltägliche Bewegungsmuster unterstützen.

IV.C.II.II TRAINING FÜR DIE FASZIEN

Use it or loose it!

Wird eine jugendliche Architektur des Bindegewebes angestrebt,

- die im Alltag und Sport unterstützt,
- die elastisch und fest zugleich ist,
- die die Fähigkeit hat, Bewegungsenergie zu speichern und diese wieder freizusetzen, dann muss genau das geübt werden, was am Ende herauskommen soll (Spezifik des Übens und Trainierens).

Einen Apfelbaum zu pflanzen und auf das Wachsen eines Birnbaums zu hoffen, ist nicht von Erfolg gekrönt. Federn, Springen, Hüpfen zeigt dem Körper, dass dies ein Anforderungsprofil des Bewegungsalltags ist, mit dem der Organismus stetig in Konfrontation steht. Der Organismus wird mit gezielter Zellbildung und Zellorganisation reagieren, die dem Anforderungsprofil gerecht wird. Wellenförmig angelegte Kollagenfibrillen entstehen.

Der Gebrauch formt die Struktur!

Strukturen, die gebraucht werden, werden aufgebaut, Strukturen, die keinen Reiz erhalten, entsprechend abgebaut.

IV.C.II.III REGELN FÜR DIE PRAXIS

Voraussetzung für das Nutzen der gesammelten kinetischen Energie der Faszien ist das unmittelbare Umsetzen in Bewegung. Erfolgt diese Anschlussbewegung nicht, oder aber zu spät, fließt die gesammelte Energie über die Sehnen und Muskelhüllen in benachbarte Bereiche oder wird in Wärme gewandelt.

Springen und Federn sollte durch individuell angepasste Steigerung der Belastung vorbereitet werden, damit der Körper diese vielleicht verlernte Fähigkeit aus Kindertagen neu erlernen und seine passiven Strukturen auf die erhöhte Belastung vorbereiten kann.

Wichtig ist, das **Schwingen** vom **Federn** zu unterscheiden. Beim **Schwingen** folgen z. B. die Arme oder Beine den Trägheitsgesetzen. Dies kann geführt durch die Ansteuerung der Muskulatur sein oder aber frei ohne muskuläres Mitwirken, der Schwerkraft oder Trägheit folgend. Es wird bewegt und i. d. R. werden die Gelenke wunderbar mobilisiert.

Beim **Federn** oder auch **Springen** (hier Mehrfachsprünge/Propulsion) wird das Kollagen aufgedehnt und die gespeicherte Energie direkt in Bewegung umgesetzt. Demnach ist es aus Fasziensicht erst dann interessant, wenn mindestens zwei Sprünge aufeinander folgen (Einsprung-Abspung). Bei einmaligen Sprungbewegungen „verpufft" die Bewegungsenergie (s. o.).

IV.C.II.IV PRAXIS

Übung 1: Hopserlauf

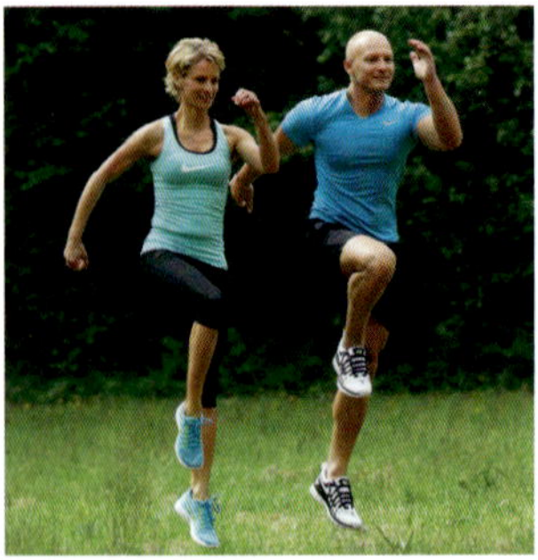

- Ziehen Sie wechselseitig die Knie in Hüfthöhe. Drücken Sie sich jeweils vom Boden ab, dass kleine oder große Flugphasen entstehen.

Übung 2: Pony

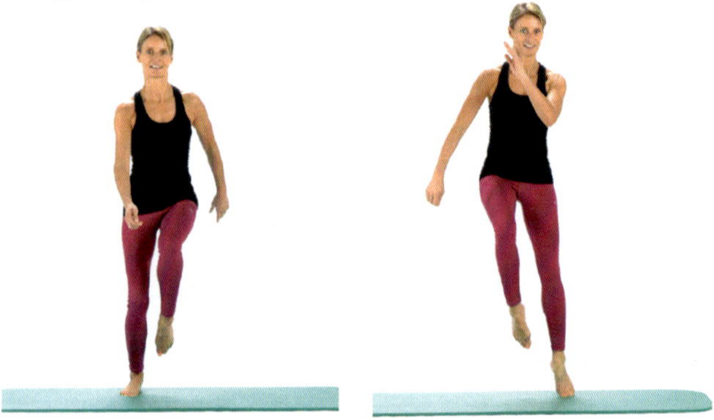

- Machen Sie einen gesprungenen Schritt zur Seite und kommen sofort mit derselben Bewegung zum Ausgangsort zurück.

Übung 3: Seilspringen

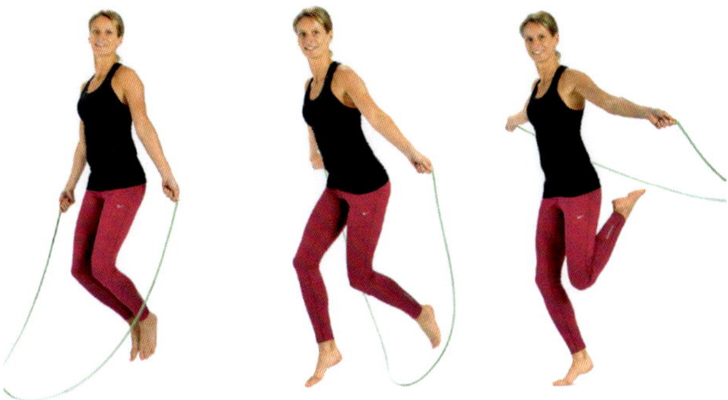

- Nehmen Sie sich ein Sprungseil und springen Sie in allen Variationen!

Übung 4: Repeater (Wiederholungsschritt)

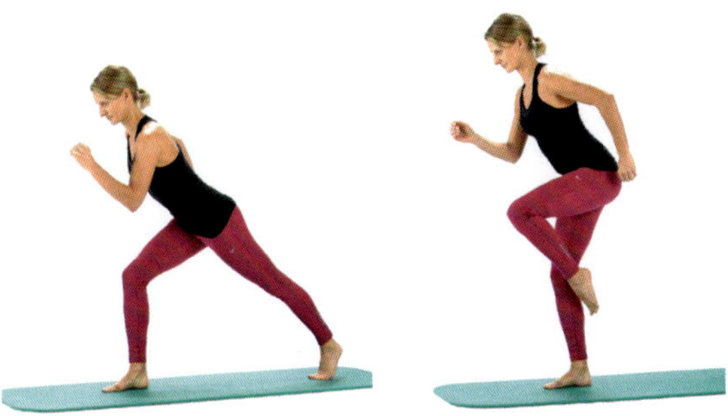

- Setzen Sie aus der geschlossenen Grundstellung heraus ein Bein zum Ausfallschritt nach hinten und wiederholen Sie diese Bewegung mit demselben Bein in beliebiger Anzahl (2-7 x).

- Fangen Sie das rückverlagerte Gewicht mit dem Ballen ab und setzen Sie diesen Fuß sofort wieder nach vorne, um ihn erneut zurückzusetzen.
- Achten Sie darauf, dass die Abdruckbewegung aus dem Ballen (Plantarfaszie, Muskelfaszie) kommt. Die Ferse bleibt ohne Bodenkontakt.

Übung 5: Niedersprünge

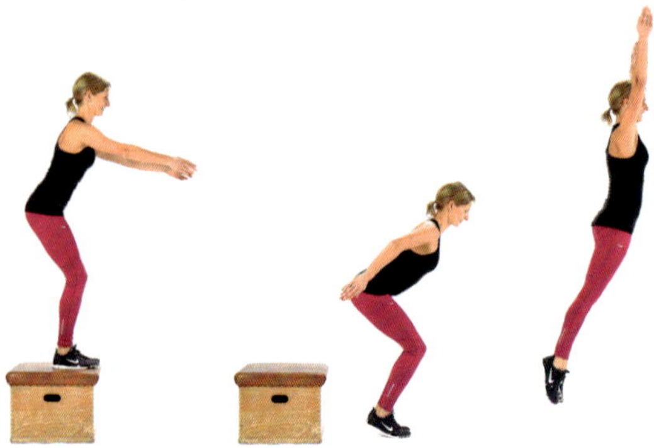

- Stehen Sie auf einer erhöhten Plattform.
- Springen Sie von der Plattform und nutzen Sie die einwirkenden Spannungskräfte sofort für den nächsten Sprung (Strecksprung oder erneute Plattform).

Aufgepasst!
Achten Sie auf die Belastungsdosierung. Beim Landen nach einer Flugphase wirkt das 6-7-fache Ihres Körpergewichts auf die Gelenke. Das ist kein Problem für Gelenkstrukturen, die daran gewöhnt sind und sich im Laufe von Jahren angepasst haben. Sollten Sie Trainingseinsteiger sein (vielleicht auch nur in Bezug auf Sprungbelastungen), dann müssen Sie Ihrem Körper Zeit geben, sich langsam an die neuen Herausforderungen anzupassen. Üben Sie zunächst ohne erhöhte Plattform und mit geringen Wiederholungszahlen. Sie haben gelesen, dass Kollagen recht lange benötigt, um sich anzupassen und neu zu strukturieren. Trainingsfortschritte sind entsprechend erst nach Monaten zu erwarten. Muskuläre Anpassungen stellen sich aufgrund der geringeren Halbwertzeit bereits nach einigen Wochen ein. Steigern Sie Ihr Trainingspensum entsprechend in Monatsschritten/gerne auch Halbjahresrhythmen. So vermeiden Sie Überlastungsschäden.

Übung 6: Federnde Rumpfseitneige

- Stehen Sie in der geschlossenen Grundstellung und neigen Sie Ihren Oberkörper zu einer Seite.
- Heben Sie einen oder beide Arme.
- Nun verstärken Sie mit etwas Kraft und sanftem Schwung die Seitneige, sodass das Gewebe gespannt ist und den Oberkörper seicht zurückfedern lässt.

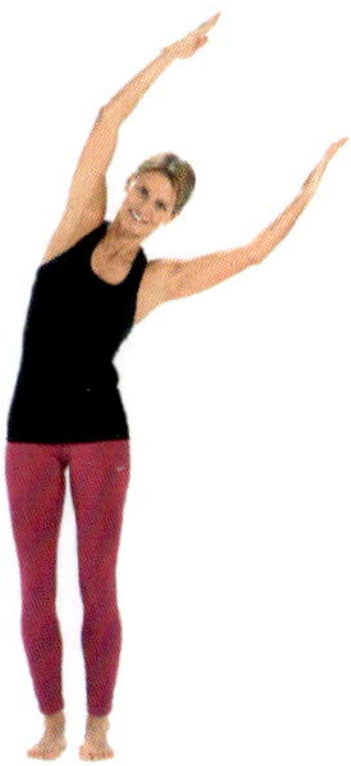

- Wiederholen Sie die federnde Seitneige mehrfach.
- Spüren Sie das sanfte Rückfedern Ihrer aufgespannten Körperseite. Das Auflegen einer flachen Hand auf die aufgespannte Taillenseite macht das Federn deutlich wahrnehmbar.

Übung 7: Federn aus der Vorneige des Rumpfs

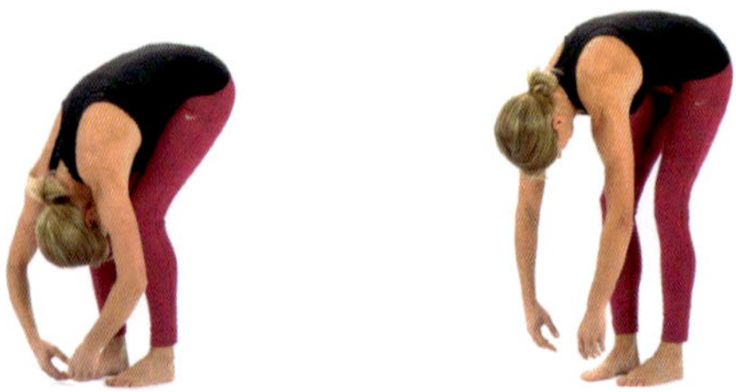

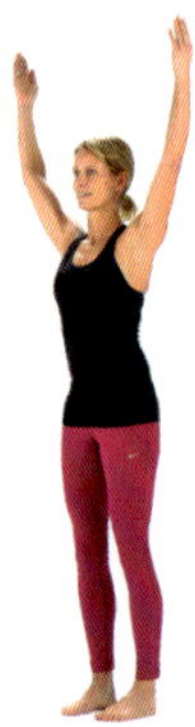

- Stehen Sie beidbeinig in leicht geöffneter Grundposition und lassen Sie Ihren Oberkörper nach vorn unten hängen.
- Beginnen Sie, rhythmisch mit dem Oberkörper nach unten zu federn.
- Nach einiger Zeit spüren Sie das Federn des Rumpfs ohne gefühlte eigene Initiative.
- Ein Rückfedern, gegebenenfalls sogar bis zum Stand, wird möglich.

- Üben Sie variantenreich mit vielen verschiedenen Bewegungswegen und Bewegungserlebnissen.

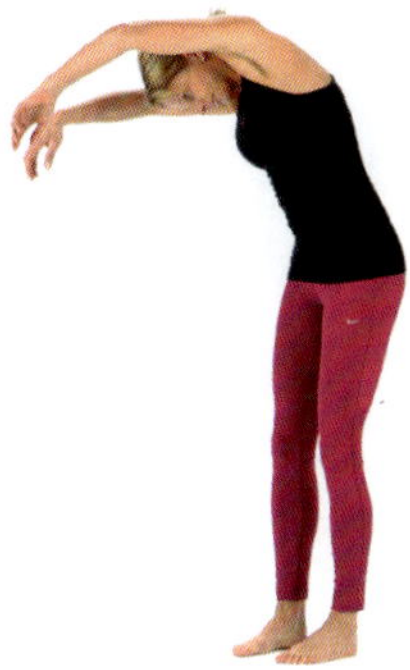

Übung 8: Hockwenden über das Step/den Kasten

Stützen Sie mit den Händen auf dem Step. Beide Beine stehen geschlossen auf einer Stepseite.

- Üben Sie Hockwenden über das Step.
- Achten Sie auf kurze Bodenkontaktzeiten der Füße. Kurz nach der Landung muss die Bewegung abgefedert und die gespeicherte Energie zum erneuten Absprung genutzt werden.

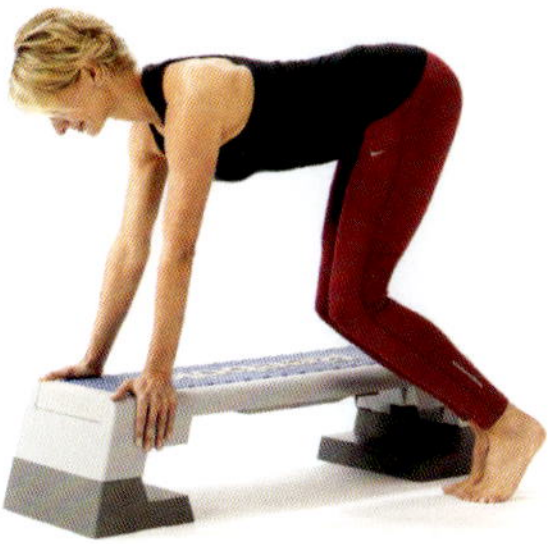

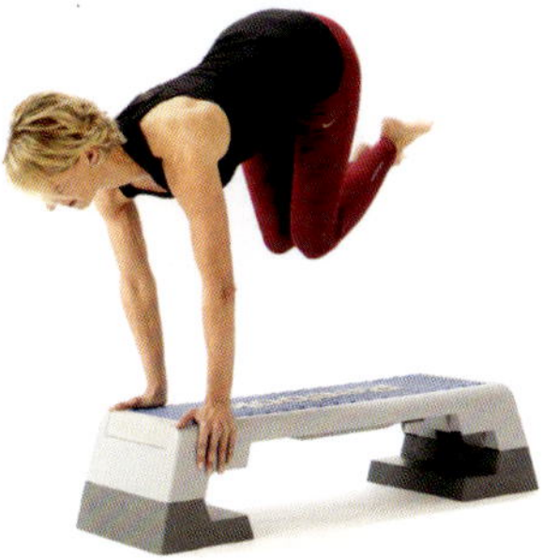

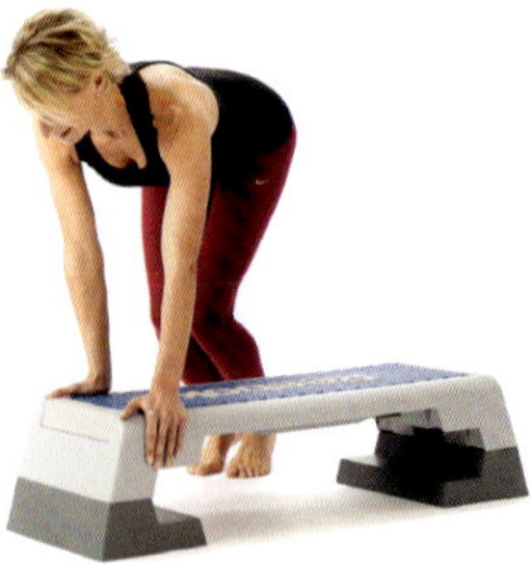

- Suchen Sie die Landung und den Absprung auf dem Ballen (die Ferse bleibt bodenfern).

IV.D KOMMUNIKATION – IN KONTAKT MIT ANDEREN

Die Freie Universität Amsterdam konnte nachweisen, dass die meisten Muskeln einen beträchtlichen Teil ihrer Zugkraft nicht direkt auf die mit ihnen in Verbindung stehenden Sehnen übermitteln, sondern auf die parallel verlaufenden Nachbarmuskeln. Somit gewinnt das **Prinzip der synergistischen Muskelunterstützung** aufgrund der Integration der Faszien in der Trainingswissenschaft an Bedeutung.

Die Faszien der Muskulatur übertragen die Kräfte auf die benachbarten Gewebe. Ein Spannungsnetzwerk entsteht! Der zweiköpfige Oberschenkelbeuger (M. biceps femoris) z. B. zieht mit über 50 % seiner Fasern nicht zum Sitzbeinhöcker, seinem eigentlichen Ursprung, sondern über die Bänder des Beckens in die tiefe Schicht der Lendenfaszie. Auch ziehen 40 % seiner Fasern nicht zum Oberschenkelknochen, sondern zur Oberschenkelfaszie (Fascia lata).

Kräfte werden verteilt und über kürzere oder längere Strecken weitergeleitet.

Das so entstehende Kräftekontinuum stellt ein rein isoliertes Muskelkrafttraining (wie zuvor bereits das Dehnungstraining) zunehmend infrage.

Die Idee der **Muskelschlingen**, der muskulären Einheiten, die bei einer Bewegung zusammenwirken, wie es Kurt Tittel (1985) schon 1956 beschrieb, rückt erneut ins Zentrum aktueller Trainingsideen.

Ein sinnvolles Krafttraining sollte sich in erster Linie an der Zielbewegung der ausgeübten Sportart (funktionales Training) oder an den geforderten Bewegungen des Alltags orientieren. Der Begriff **tensegrales Training** (vgl. IV.D.I.II.II) setzt sich durch.

Die Faszien übernehmen weiterleitende Funktionen, besitzen aber auch Fähigkeiten, eigenständig Spannung aufzubauen und so die Muskeln spannungsvoll zu unterstützen (s. IV.D.I.I „Myofibroblasten").

IV.D.I FASCIAL POWER - KRÄFTE ZIEHEN IHRE BAHNEN (TRAININGSBAUSTEIN IV)

Muskeln und Faszien bilden, mit jeweils eigenständigen Funktionen, eine Einheit.

Jede einzelne Muskelfaser ist von einer Faszienhülle umgeben: jedes Muskelfaserbündel, wie auch der gesamte Muskel. Sie halten zusammen, leiten Kräfte weiter und bauen unterstützende Spannungen auf. Ebenso wird eine Muskelbewegung erst durch die Gleitfähigkeit der faszialen Verschiebeschichten möglich.

Sehnen, die Kraftübermittler auf die Knochen und Nachbarsysteme, bestehen aus parallelfaserigem Bindegewebe mit hohen kollagenen Anteilen.

Die bindegewebigen Anteile im Muskel besitzen vergleichsweise weniger Kollagen und erlauben durch die Scherengitteranordnung große Bewegungsamplituden. Muskelfaszien (Epi-, Peri- und Endomysium) und die muskelverlängernden Sehnenanteile bilden ein kräfteübertragendes Kontinuum. Es entsteht ein Spannungsnetzwerk, eine Muskel-Faszien-Kette.

IV.D.I.I SPANNUNGSNETZWERK (TENSEGRITY)

Die Muskel-Faszien-Kette stellt im Verbund mit den Knochen und den Gelenken ein flexibles, kraftvolles, bewegliches Team dar.

Der amerikanische Architekt und Künstler Kenneth Snelson baute nach dem Prinzip von Buckminster-Fuller Mitte des 20. Jahrhunderts große Kunstwerke, z. B. den Needle Tower. Stahlkonstruktionen, die durch ein Aufspannen von Zugelementen zu großer Stabilität gelangten. Es entstand die Wortschöpfung: TENSEGRITY.

Diese Begrifflichkeit, zusammengesetzt aus den beiden Wörtern „tension" (Spannung) und „integrity" (Einheit), gibt auch heute dem „Spannungssystem Körper" seinen Namen.

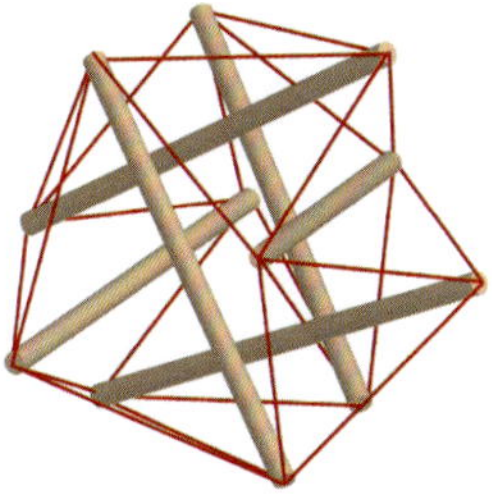

Abb. 21: Tensegritymodell

Feste Strukturen im Körper, die Knochen, berühren sich nirgendwo. Sie sind über das Spannungssystem der Faszien miteinander verbunden und gleichzeitig auf Abstand gehalten. Jeder noch so kleine Teil des Körpers übernimmt eine Aufgabe in diesem Spannungsfeld. Verändert sich an einer Stelle etwas, wird ein Gelenk bewegt, wirkt sich jede noch so kleine Bewegung auf den gesamten Körper und auf das gesamte Spannungsnetz aus.

IV.D.I.II MYOFIBROBLASTEN

Für die Fähigkeit der autonomen Spannungsentwicklung innerhalb der Faszienmatrix ist ein spezieller Bindegewebszelltyp verantwortlich: die **Myofibroblasten**. Eine Sonderform der Fibroblasten, mit zusätzlichem Eiweißmolekül (Aktinfilament), welches in Randregionen der Zelle nachgewiesen wurde. Bereits 1993 konnte Yahia Gewebskontraktionen feststellen. 1996 fand Staubesand noch unbenannte, glattmuskelzellenähnliche Zellstrukturen im Gewebe. 2006 machte Schleip den sensationellen Fund der aktinhaltigen Fibroblasten, der **Myofibroblasten**. Myofibroblasten können sich aufgrund des Aktinanteils, ähnlich Muskelzellen, kontrahieren. Was die Myofibroblasten allerdings von den Kontraktionseigenschaften einer Muskelzelle unterscheidet, ist, dass das Myosinfilament fehlt und damit die Fähigkeit zur willkürlichen und koordinierten Kontraktion. Myofibroblasten kontrahieren milieuabhängig und auf „Befehl" mittels Botenstoffen. Sie reagieren also auf die chemische Zusammensetzung der Matrix. Zum Beispiel wandern die mobilen Fibroblasten bei Verletzung in die Randbezirke des verletzten Gewebes und sorgen dort für Wundverschluss. Myofibroblasten reagieren mit Spannungszunahme auf Stress oder auf wiederkehrende Kraftbelastungen.

Bis zu einem gewissen Grad ist die Zunahme von Myofibroblasten im Gewebe erwünscht. Ein Zuviel an Spannung wirkt sich jedoch negativ aus. Schmerzen und Unbeweglichkeit entstehen. Auch Krankheitsbilder, wie Morbus Dupuytren, sind bekannt, die durch eine Überproduktion von Myofibroblasten gekennzeichnet sind.

IV.D.I.III TRAINING FÜR DIE FASZIEN

Um die Gradwanderung im Trainingsprozess zu vollziehen, die sich ein Mehr an Myofibroblasten zur Kraftunterstützung wünscht, aber zeitgleich die Spannung nicht zu einem unerwünschten Drucksystem werden lässt, muss ein Krafttraining immer von einem Elastizitätstraining und einem Flüssigkeitsversorgenden Training begleitet sein. Ein zu fester und „trockener" Faszienköcher um arbeitende Muskulatur herum hemmt die Kontraktionseigenschaften und macht eine effektive Kraftentwicklung unmöglich.

Beobachtet wird dieses Phänomen bei Bodybuildern, die das gesamte Ausmaß einer Gelenkbewegung verlieren. Ihre Gelenkfreiheitsgrade sind eingeschränkt. Zum Beispiel ist oft die komplette Streckung des Ellbogengelenks nicht mehr möglich.

Das Mehr an Myofibroblasten und damit im Verbund der oft ansteigende Kollagenanteil verdrängt Flüssigkeit aus dem Gewebe.

- → Die Versorgung verringert sich.
- → Schmerzen und Krankheiten können entstehen.
- → Äußerer Druck verringert die Kontraktionsbereitschaft der Muskelzellen.

Was wird also von einer faszialen Struktur, die die Kraftfähigkeit des Körpers sinnvoll unterstützt, erwartet?

- Die Unterstützung sollte so gewährleistet sein, dass während der Kraftbewegung energetisch weniger Muskelarbeit notwendig ist. Die Faszien wirken spannungsunterstützend.
- Die Faszien sollen die erzeugten Kräfte der kontraktilen Elemente des Muskels ungehindert über die Sehnen zu den knöchernen Verbindungen und zu den benachbarten Muskeln und Geweben weiterleiten können. Verklebungen, Verbackenheit sind zu verhindern.
- Faszien sollen frei gleiten können. Die bindegewebige Verschiebbarkeit ist letztendlich ausschlaggebend für die freie, ungebremste Entfaltung der Kraft eines Muskels. Der Flüssigkeitsanteil in den Faszien ist von großer Bedeutung.

IV.D.I.III.I „Isoliertes" Krafttraining mit Wirkung auf die Faszien

Diskutiert werden muss grundsätzlich, ob ein isoliertes Krafttraining überhaupt möglich ist. Selbst wenn der Trainingsfokus auf einem Muskel liegt, wird sein kommunikatives Netzwerk Informationen und Kräfte weiterleiten. Aktuell sprechen wir also von einem Training, welches den Fokus auf einen lokal eingeschränkten Bereich legt.

Bisher ging man bei den klassischen Krafttrainingsformen davon aus, dass z. B. beim Kraftausdauertraining, mit recht hohen Wiederholungszahlen und geringer Intensität, energetische Prozesse innerhalb der Muskulatur im Vordergrund stehen und das Muskel-Faszien-System einer trainingsbedingten Anpassung kaum oder nur gering unterworfen ist.

Durch das Umdenken und das Integrieren neuer Erkenntnisse aus der Gewebsforschung entstehen neue Denk- und Trainingsmodelle.

EXPERTENEXKURS

Markus Roßmann – Sportwissenschaftler

Fasziales Krafttraining

Das neue Wissen über die Faszien hat auch Einfluss auf das konventionelle Krafttraining. Es ist absolut nachvollziehbar, dass die Beschaffenheit der faszialen Hüllschicht, die jede einzelne Muskelfaser, jedes Muskelfaserbündel sowie jeden Muskel umgibt, Einfluss auf die Leistungsfähigkeit, die Gesundheit, aber auch die Definition des Muskels hat. Weiterhin wird beim faszialen Krafttraining anderen Strukturen Aufmerksamkeit geschenkt, deren Bedeutung bisher vernachlässigt wurde: den Bändern, Sehnen und Gelenkkapseln. Sie sind für die eigentliche Kraftübertragung, für die Dynamik und die Leistungsfähigkeit eines Muskels verantwortlich. Ihre volle Funktionsfähigkeit ist damit auch Grundvoraussetzung für einen gesunden und belastungsfähigen Körper. Diese Strukturen müssen elastisch und in der Lage sein, möglichst viel kinetische Energie speichern und wieder abgeben zu können. Um die Speicherfähigkeit und Elastizität dieser Strukturen zu erhöhen, müssen die darin befindlichen Fibroblasten angeregt werden. Hierfür sind, anders als beim herkömmlichen Krafttraining, wippende, federnde Bewegungen in den endgradigen Bewegungsbereichen, 1-2 x pro Woche, notwendig. Dabei können folgende zwei Ziele verfolgt werden:

1. Für eine Erhöhung der Speicherkapazität und die Elastizität der Bänder, Sehnen und Gelenkkapseln sind wippende, federnde Bewegungen im langen Bereich (maximal vorgedehnte Muskulatur) notwendig.
2. Für die Straffung der sogenannten *faszialen Muskelhaut* (intramuskuläres Bindegewebe) bzw. für eine bessere Definition des Muskels soll man im kurzen Bereich (kontrahierte Muskulatur) wippende, federnde Bewegungen durchführen.

Nach aktuellem Stand ist ein Ein-Satz-Training mit submaximaler Belastungsintensität notwendig.

Sehr schön ist die Darstellung und Trainingsempfehlung, dass man neben dem „Bullentraining" = Krafttraining, 1-2 x pro Woche ein „Panthertraining" = fasziales Krafttraining, durchführen soll.

So wird man in Zukunft in Fitnessstudios sehr oft die Frage hören: „Was machst du heute? Bullen- oder Panthertraining?"

Wer seine Leistungsfähigkeit steigern und ein allgemein gesünderes Krafttraining durchführen möchte, der sollte 1-2 x pro Woche im Fitnessstudio ein „Panther" sein.

Neben der im Exkurs beschriebenen Trainingsmethodik des Krafttrainings für fasziales Gewebe sollte noch ein Blick auf die gewählten Trainingsintensitäten geworfen werden. Während man bisher davon ausging, dass mindestens 65 % der individuellen maximalen Kraft notwendig sind, um entsprechende Synthesereize für das fasziale Gewebe zur Anpassung an Krafttraining zu schaffen, konnten Michael

Kjaer et al. (2009) nachweisen, dass diese Zahlen zwar für das extramuskuläre Bindegewebe, wie Bänder, Sehnen, etc., Gültigkeit haben mögen, jedoch für das intrazelluläre Bindegewebe andere Zahlen gelten. Hier geht man mittlerweile von recht moderaten Kraftreizen von 20-30 % der individuellen maximalen Kraft aus, die mit entsprechender Trainingsmethodik (s. Exkurs Markus Roßmann /Panthertraining) die zielführenden Trainingsreize setzen.

IV.D.I.III.II MULTIGELENKÜBUNGEN/MUSKELSCHLINGENTRAINING – „TENSEGRALES TRAINING"

Basierend auf der Kenntnis, dass jede Kraftentwicklung auf benachbarte Strukturen wirkt, Spannungen weitergeleitet werden, schenken wir dem Training in Muskel-Faszien-Ketten besondere Aufmerksamkeit.

Eine Möglichkeit ist es, erneut auf die Idee der myofaszialen Leitbahnen zurückzugreifen und nach ORL (oberflächliche Rückenlinie), OFL (oberflächliche Frontallinie), LL (Laterallinie), SP (Spirallinie) zu unterscheiden.

Eine zweite Idee wäre es, sich an funktionellen Ketten zu orientieren, die eher übungs- und entsprechend funktionsabhängig darzustellen sind.

Aufgepasst!

Alle Krafttrainingsformen haben eines gemeinsam – sie bauen Druck auf. Dieser Druck wirkt auf das Gewebe und verdrängt Flüssigkeit. Da sowohl die Ernährung des Gewebes über die Matrix erfolgt, die für die weitere Kraftentwicklung notwendig ist, wie auch die Matrix, die wie ein Flüssigkeitsfilm das Gleiten der Muskelfasern erst ermöglicht, muss einer Kraftübung immer eine lösende, bewegende, versorgende Lockerungsphase folgen.

Darüber hinaus sollte ein Dehnungs- und Elastizitätstraining ein Krafttraining begleiten, damit die scherengitterartige Anordnung und wellenförmige Ausrichtung der Kollagenfasern erhalten bleibt (ggf. sich aufbaut).

IV.D.I.III.III PRAXIS

A FASZIALES KRAFTTRAINING

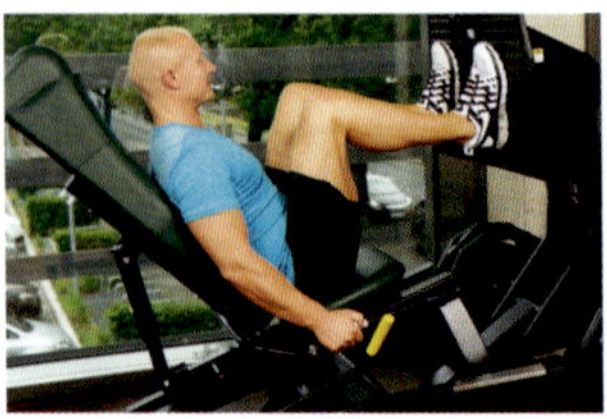

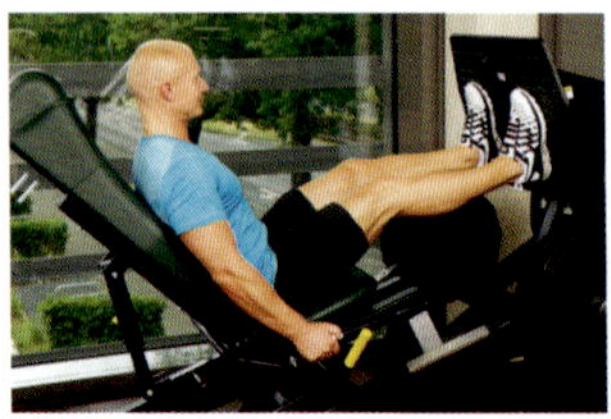

Übung 1

Beinpresse

- Setzen Sie sich in eine Beinpresse/Funktionsstemme.
- Üben Sie mit mind. 65-85 % der individuellen maximalen Kraft (submaximales bis Maximalkraftraning) im kompletten Bewegungsradius. 2x pro Woche.
- Üben Sie 2-3x pro Woche mit niedrigen Intensitäten, 20-30 % der individuellen maximalen Kraft in den jeweiligen Endpunkten der Bewegung leicht federnd.

Übung 2

Latzug

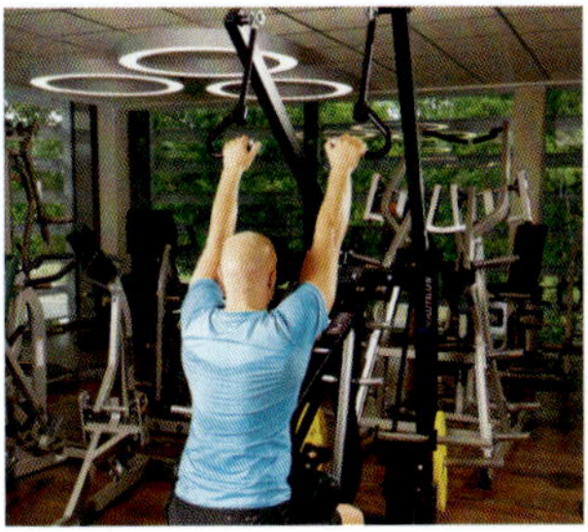

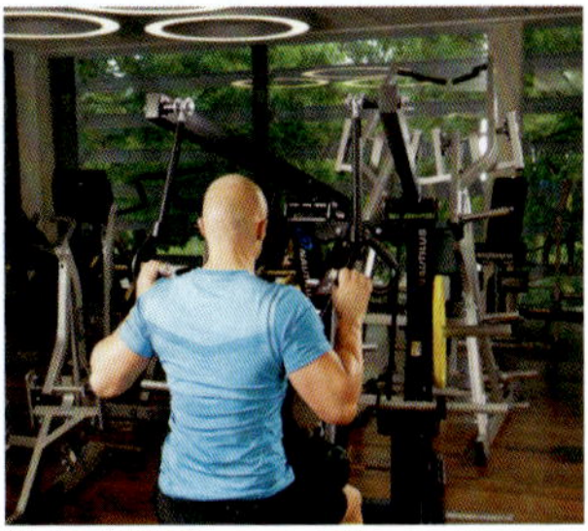

- Üben Sie mit mind. 65-85 % der individuellen maximalen Kraft (submaximales Maximalkrafttraining) im kompletten Bewegungsradius. 2x pro Woche.
- Üben Sie 2-3x pro Woche mit niedrigen Intensitäten, 20-30 % der individuellen maximalen Kraft in den jeweiligen Endpunkten der Bewegung leicht federnd.

Übung 3

Butterfly/fliegendes Brustmuskeltraining

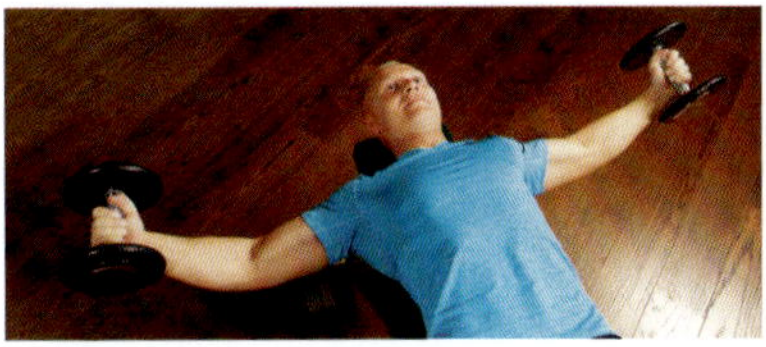

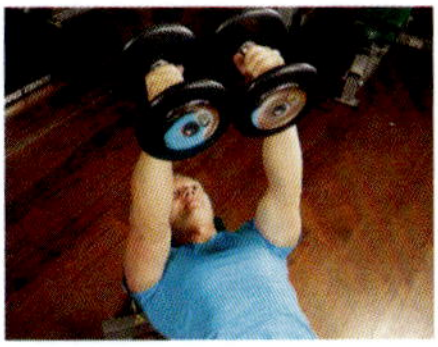

- Üben Sie mit Freihanteln und Gewichten, die mind. 65-85 % der individuellen maximalen Kraft entsprechen (submaximales Maximalkrafttraining) im kompletten Bewegungsradius. 2x pro Woche.

- Üben Sie 2-3x pro Woche mit geringen Gewichten, 20-30 % der individuellen maximalen Kraft, in geöffneten Endpunkten der Bewegung leicht federnd. Variieren Sie hierbei die Armposition – mal kopfnäher, mal beckennäher, um den gesamten Faserverlauf des Brustmuskels zu beüben.

B TENSEGRALES KRAFTTRAINING ANHAND DER MYOFASZIALEN LEITBAHNEN

ORL (oberflächliche Rückenlinie)

Übung 1
Dynamischer Standspagat

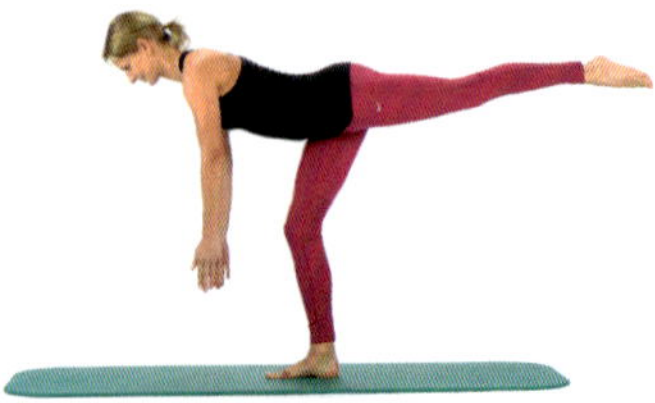

- Stellen Sie sich in die Standwaagenposition.

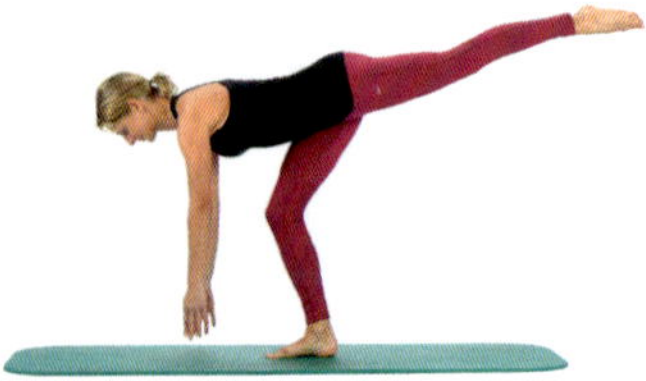

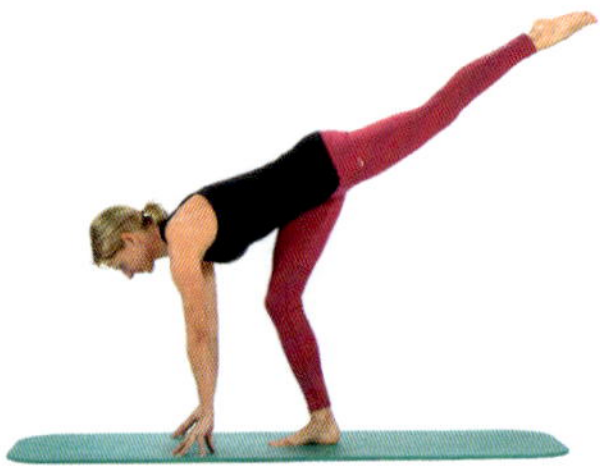

- Kippen Sie die Standwaage diagonal, sodass der Kopf in Richtung des Bodens und das gehobene Bein, in einer Linie mit dem Oberkörper, in Richtung Himmel zieht.
- Ihr Standbein beugt sich dabei so weit, dass die Fingerkuppen den Boden berühren können.
  → Auf die Gesäß-, Bein- und Rückenmuskulatur wirken hohe Spannungsreize.

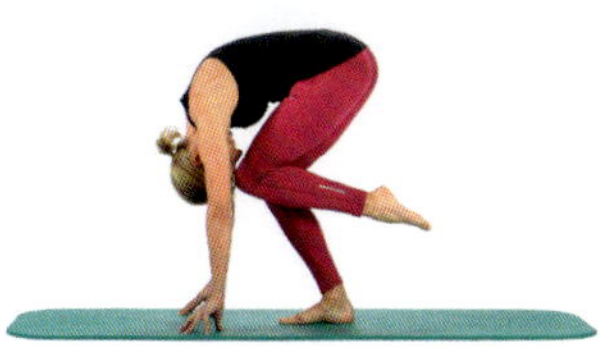

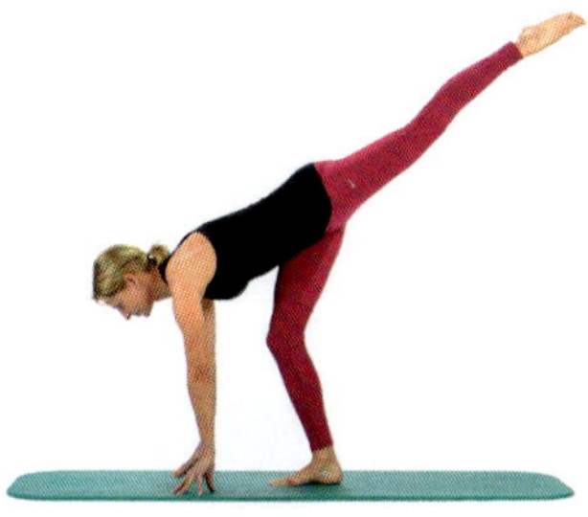

- Üben Sie dynamisch, indem Sie das nach hinten oben ausgestreckte Bein unter Ihren Körper ziehen, die Wirbelsäule darf sich dabei runden, um im Anschluss das Bein erneut nach oben in die maximale Diagonale auszustrecken.

Übung 2

Wirbelsäulenextension

Stehen Sie aufrecht. Die Füße hüftbreit auseinander. Ein Fuß trägt dabei den Hauptteil Ihres Körpergewichts. Der zweite Fuß steht auf dem Ballen.

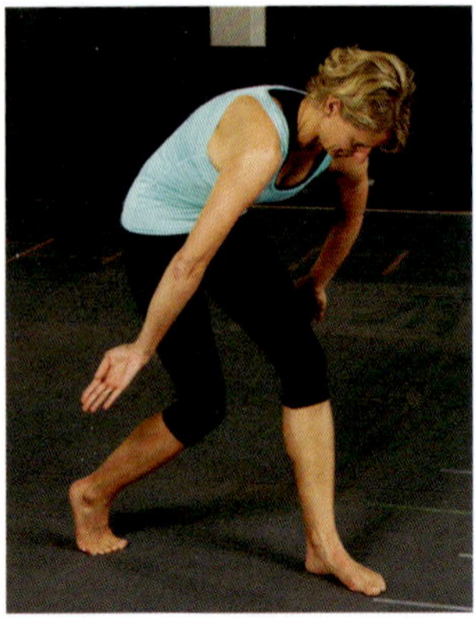

- Nun beugen Sie leicht Ihre Knie und runden Sie Ihre Wirbelsäule zu einem harmonischen Bogen.
- Im Anschluss an die Rundung strecken Sie Ihre Wirbelsäule und führen Sie Ihr gewichtsfreies Bein nach hinten.
- Ihre Arme können Sie dabei neben dem Körper tragen (leichtere Variante) oder über dem Kopf ausstrecken. Eine Innenrotation der Schulter (bei der Beugung) und eine Außenrotation der Schulter (bei der Streckbewegung) unterstützt dabei die Muskelarbeit des Rückens sinnvoll.

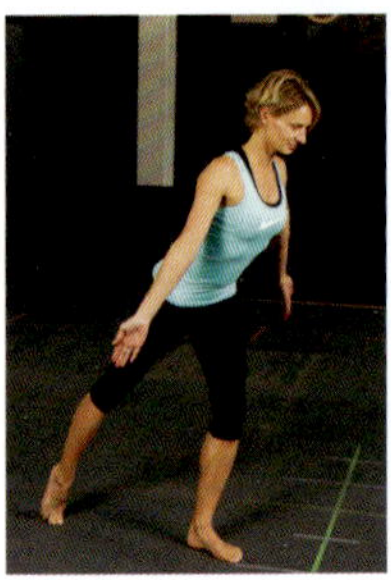

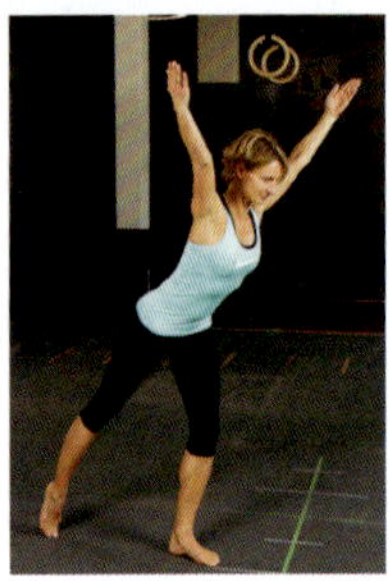

Übung 3

Bauchlage

Legen Sie sich bäuchlings auf den Boden. Fixieren Sie Ihre Lendenwirbelsäule, indem Sie den Bauchnabel in die Richtung der Wirbelsäule lenken, die Taille spannen und das Steißbein fersenwärts lenken.

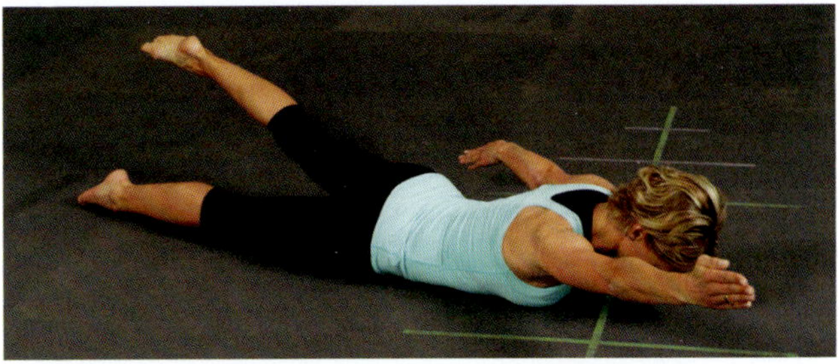

- Heben Sie diagonal einen Arm und ein Bein.

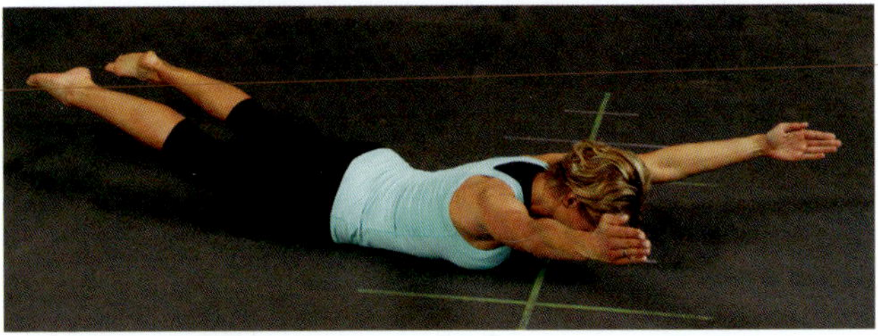

- Heben Sie beide Arme und beide Beine zur selben Zeit.

OFL (oberflächliche Frontallinie)

Übung 1

Planke im Unterarmstütz

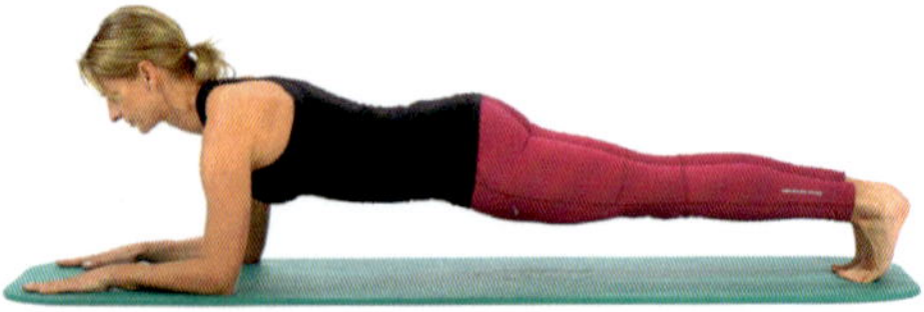

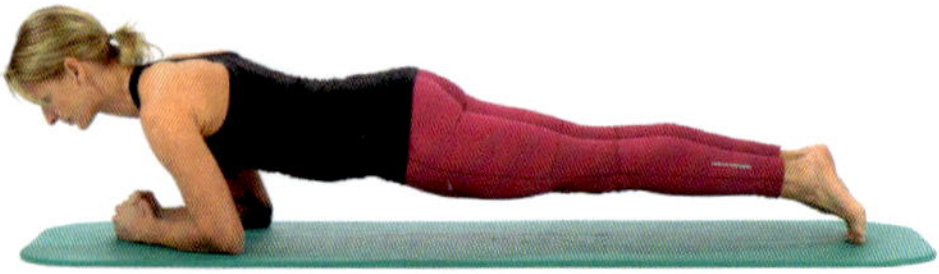

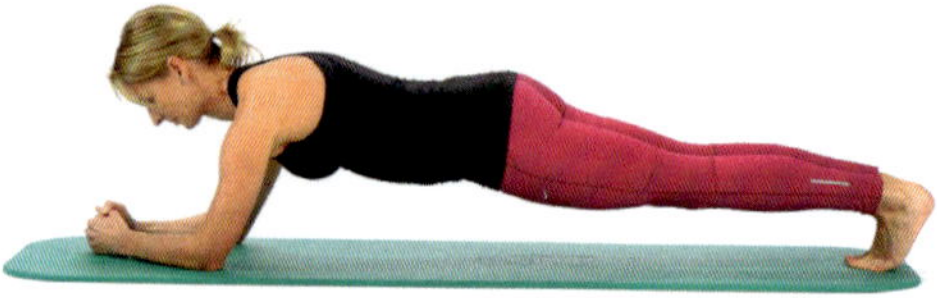

- Schieben Sie Ihr Körpergewicht vor und zurück und halten Sie dabei die Rumpfspannung.

Übung 2

Planke mit Handstütz

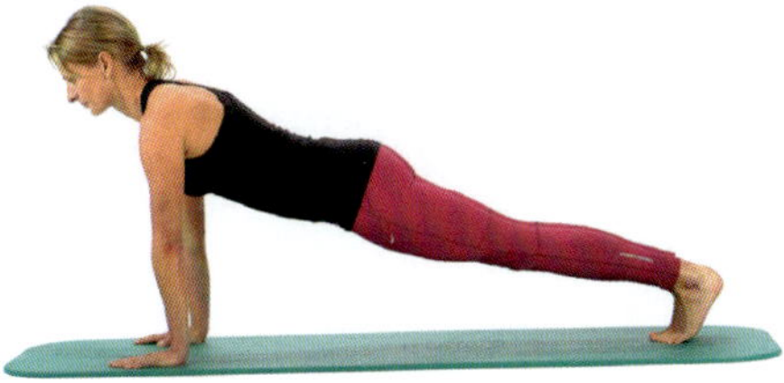

- Stützen Sie sich auf Ihren Händen und Füßen ab.
- Achten Sie darauf, dass der ganze Körper von den Schultern bis zu den Fersen in einer geraden Linie gehalten wird.
- Die Schultern stehen über den Handflächen und die Ellenbogengelenke sind leicht gebeugt.

Übung 3

Planke – Runnings & Mountainclimber (Echse)

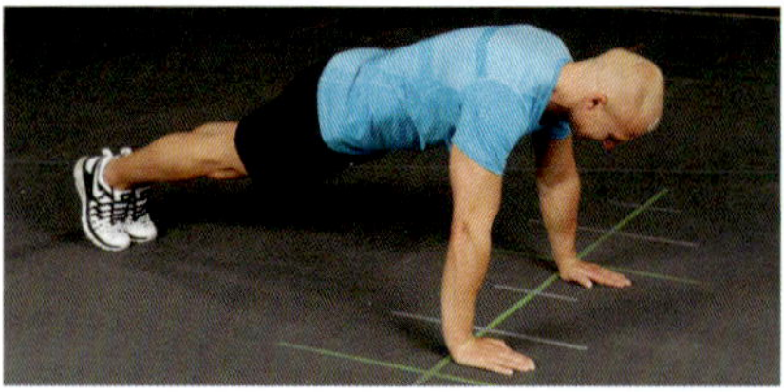

- Stabilisieren Sie zunächst, auf Ihren Händen stützend, Ihren lang ausgestreckten Körper.

Runnings

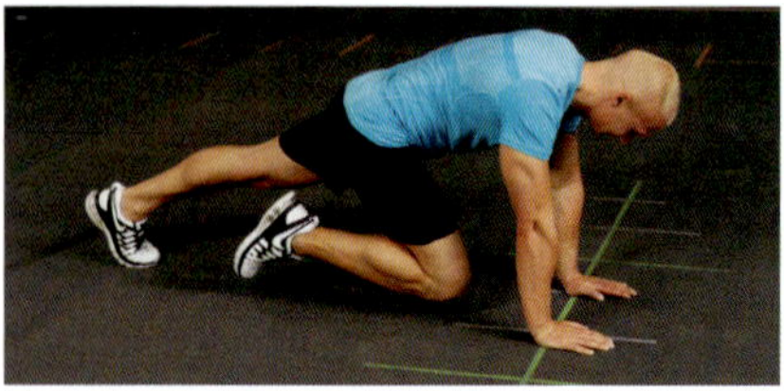

- Ziehen Sie Ihre Knie wechselseitig unter Ihren Körper.

Mountainclimber (Echse)

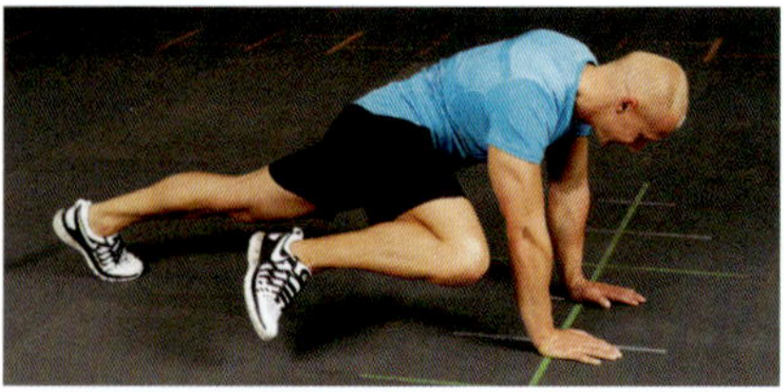

- Ziehen Sie jeweils ein Knie über die Seite zum gleichseitigen Ellbogen.

- Übungserschwerend können beim Zug des Knies nach vorn die Ellenbogengelenke gebeugt werden.

Übung 4

Schwebender Crunch

Hängen Sie sich mit Schlaufensystemen an ein Gerüst/Stange. Ihre Oberarme liegen in der Schlaufe, während die Hände die Schlaufe fixieren.

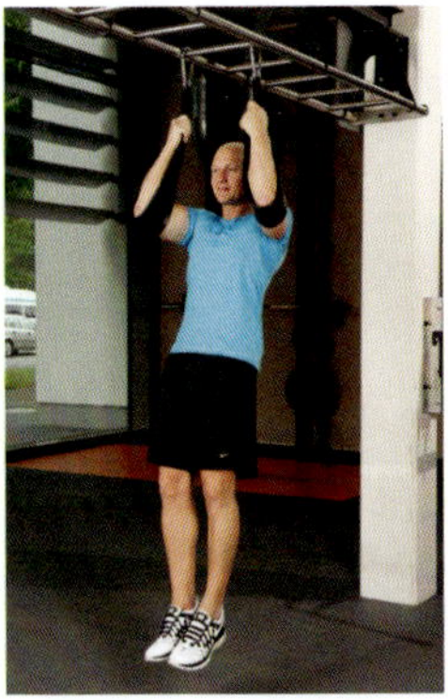

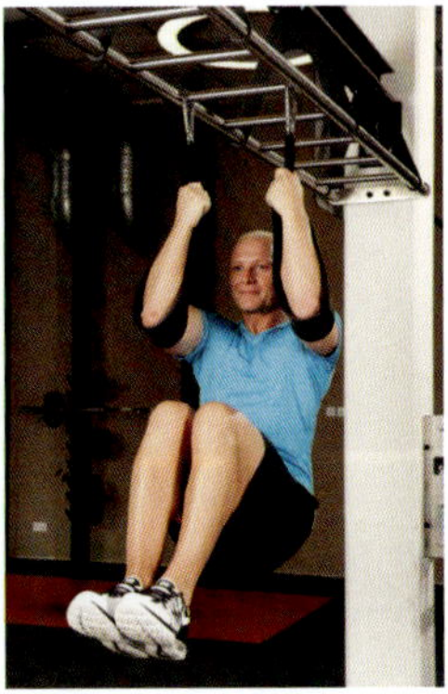

- In der Ausgangsposition hängt Ihr Körper gestreckt.
- Führen Sie nun Ihre Knie zur Brust, indem sich der gesamte Rumpf rundet.
- Wiederholen Sie die Ganzkörperstreckung im Wechsel mit der Rundung des Körpers.

Übung 5

Käfer

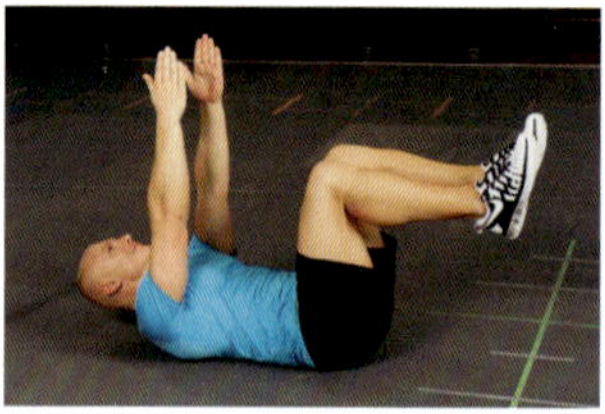

Legen Sie sich in Rückenlage auf den Boden. Heben Sie beide Beine vom Boden ab und bringen Sie Ihre Knie über Ihre Hüftgelenke. Die Arme strecken Sie auf Schulterhöhe in Richtung Himmel.

Der Kopf ist leicht vom Boden abgehoben.

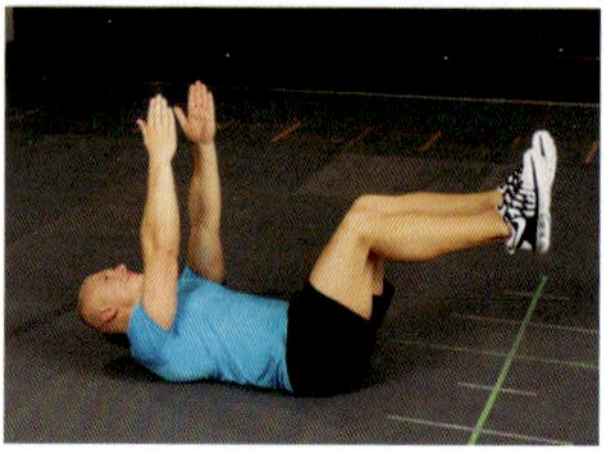

Fixieren Sie nun die Lendenwirbelsäule am Boden, indem Sie den Bauchnabel zur Unterstützung nach innen lenken.

- Schieben Sie Ihre Knie ein paar Zentimeter vom Körperzentrum weg, sodass sich die Bauchspannung bemerkbar macht. Halten Sie diese Bauchspannung während der gesamten Übungsausführung.
- Je weiter die Knie vom Körperzentrum entfernt sind, desto schwerer wird die Übung.

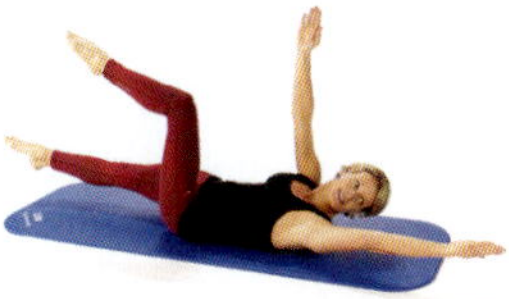 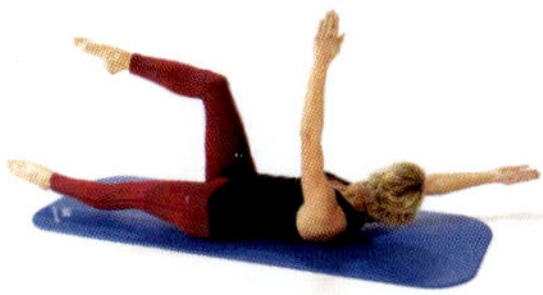

- Strecken Sie wechselseitig einen Arm und ein Bein diagonal aus und verfolgen Sie mit Ihrem Blick das Nach-hinten-Führen des Arms.

Übung 6
Käfer mit Gegendruck

Nehmen Sie die Ausgangsstellung der vorherigen Übung ein, nur dass Sie dieses Mal die Hände knienah von vorne auf die Oberschenkel legen.

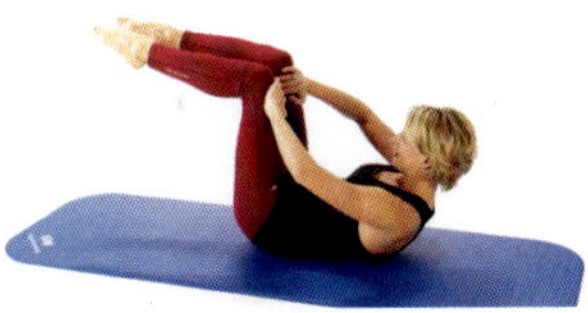

- Pressen Sie nun die Oberschenkel in die Hände und halten Sie kraftvoll mit den Armen dagegen.
- Pressen Sie mit der jeweils diagonalen Hand auf den Oberschenkel.

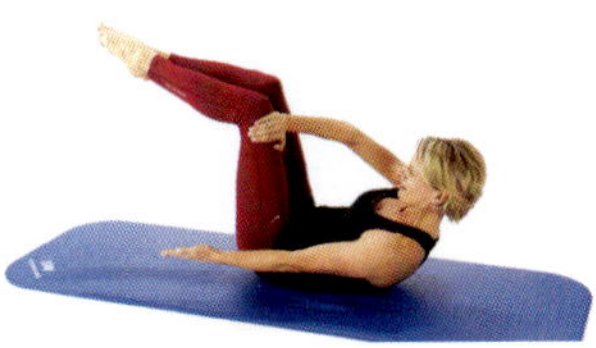

LL (Laterallinien)

Übung 1
Lateralflexion im Stand

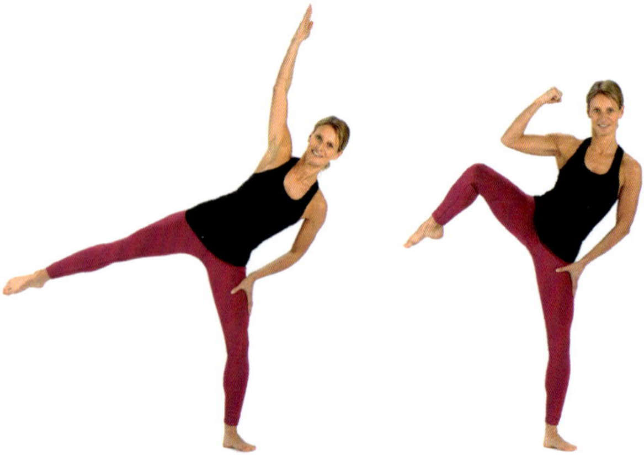

- Kippen Sie Ihren Körper entlang der Frontalebene zur Seite.
  - Achten Sie darauf, dass sowohl die Beckenknochen wie auch die Schultern übereinander ausgerichtet stehen.
- Führen Sie das Ellbogengelenk des nach oben ausgestreckten Arms und das gleichseitige Bein zusammen.
  - Der untere Rippenbogen und der Beckenkamm werden dabei angenähert (Lateralflexion).

Übung 2

Hyperextensionbank

Legen Sie sich seitlich auf die Hyperextensionbank.

Zunächst fixieren Sie beide Füße hinter den Fußrollen. Das obere Bein wird vor dem unteren Bein positioniert.

Halten Sie Ihren Körper in gerader Verlängerung Ihrer Beine.

Auch der obere Arm zieht in die Verlängerungslinie des Körpers.

Mit dem unteren Arm können Sie „leveln", es sich leichter oder schwerer machen. Legen Sie den unteren Arm am Rumpf an, wird die Übung leichter. Schwerer wird es, je weiter auch der untere Arm in die Verlängerung des Körpers geht.

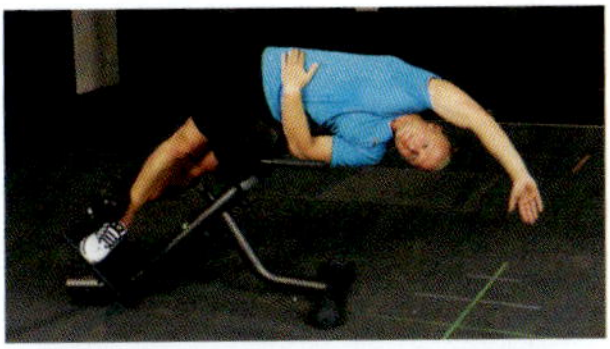

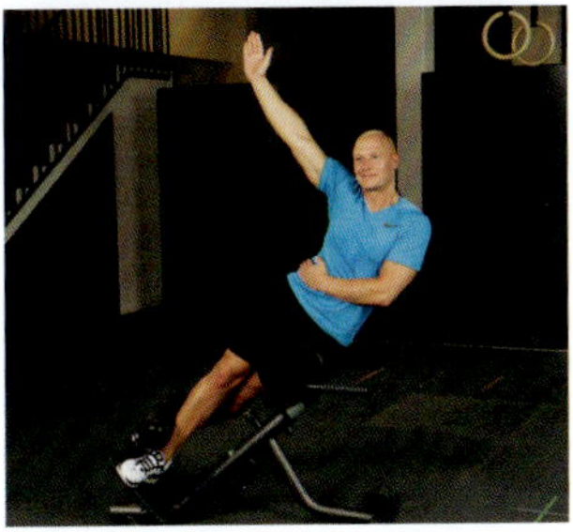

- Starten Sie aus einer „Vordehnung". Leichte Lateralflexion bodenwärts.
- Heben Sie Ihren Körper an, sodass Sie zur zweiten Seite flektieren (den Oberkörper seitlich nach oben ziehen, sodass die obere Taille schmal wird).
- Achten Sie darauf, dass beide Schultern senkrecht übereinanderstehen.

- Während der Arbeitsphase nach oben können Sie auch Ihren oberen Arm aktiv mit einsetzen.

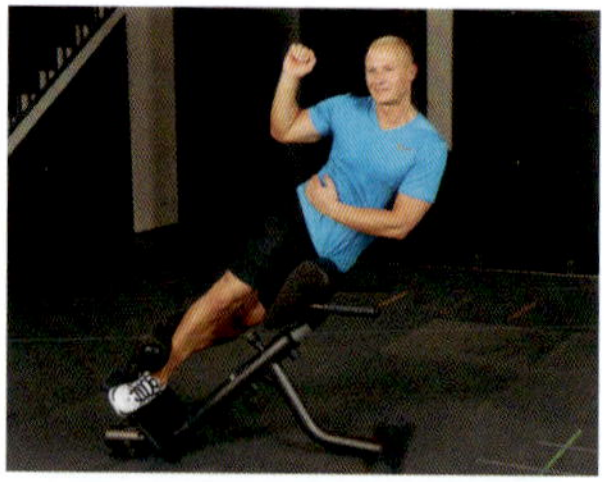

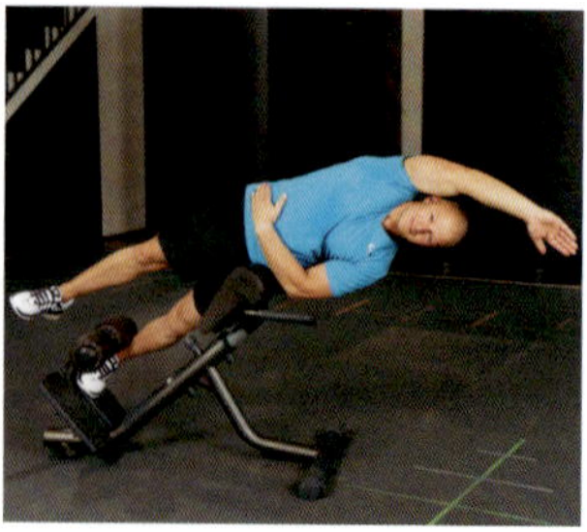

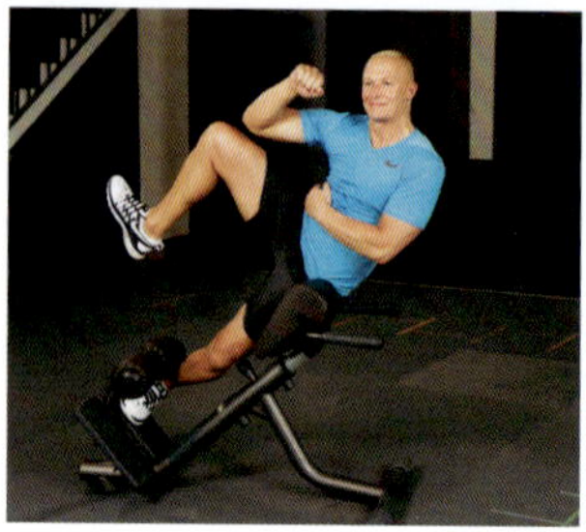

- Bei einer weiteren Variation lösen Sie das obere Bein aus dem Beinpolster und Sie arbeiten mit dem Knie und dem Ellbogengelenk aufeinander zu.

Übung 3
Seitstütz

Legen Sie sich seitlich auf den Boden. Ihr Ellbogengelenk stützt unter dem Schultergelenk. Ihr Unterarm liegt flach auf.

Level 1
Die Knie berühren den Boden. Die Unterschenkel sind 90° abgewinkelt.

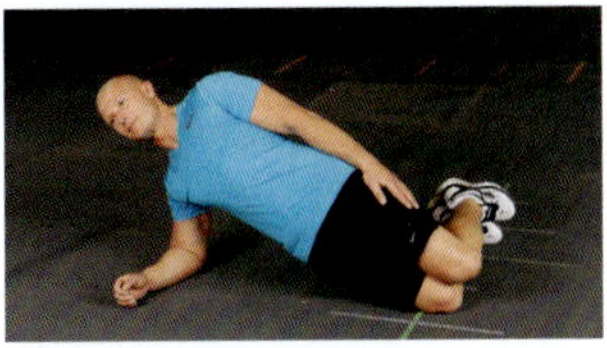

Level 2
Die Füße berühren den Boden. Die Beine sind in Körperverlängerung gestreckt.

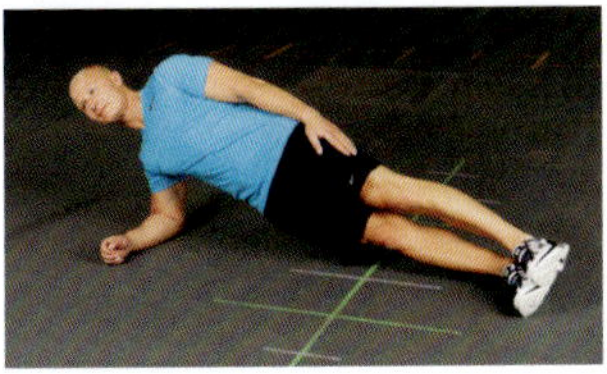

- Heben Sie Ihr Becken, bis es in einer Linie zwischen den Knien/Füßen und dem Schultergürtel steht.
- Ihr Ellbogengelenk zieht dabei aktiv in Richtung Rumpf.

Variation 1
Verändern Sie die Stellung Ihres Ellbogengelenks. Je weiter das Ellbogengelenk vom Körperzentrum wegwandert, desto intensiver wird der Spannungsaufbau sein.

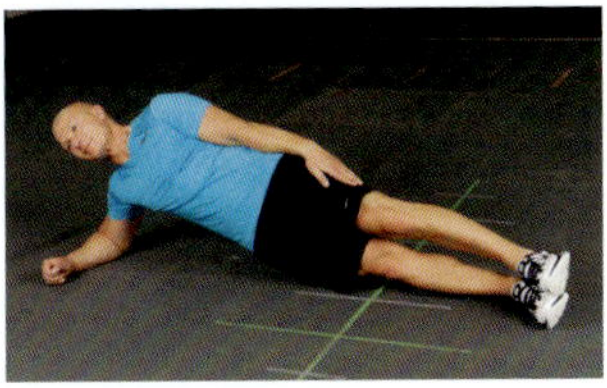

Variation 2

Arbeiten Sie dynamisch.

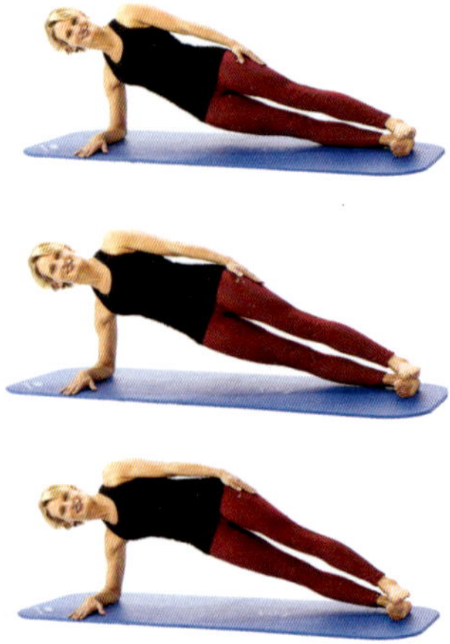

- Verstärken Sie den Zug vom Ellbogen Richtung Rumpf und heben Sie dabei Ihr Becken in Richtung Himmel.
- Lösen Sie die Spannung allmählich und lassen Sie dabei Ihr Becken wieder in die Verlängerungslinie des gesamten Körpers wandern.

Übung 4

Lateralflexion mit Dynair® Ballkissen® XXL

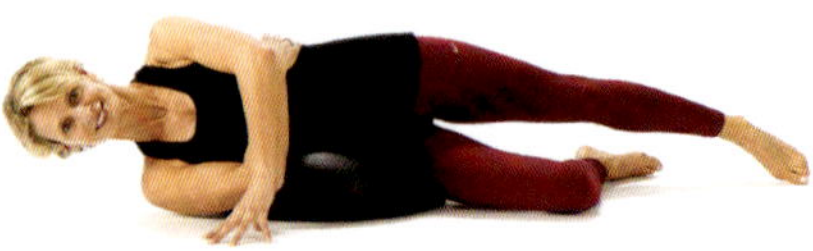

Legen Sie sich seitlich auf den Boden, sodass Ihr Oberkörper bis zum Beckenkamm auf dem Ballkissen liegt.

Ihr unterer Arm umfasst Ihren Brustkorb, während der obere Arm zum Erschweren oder Erleichtern der Übung eingesetzt wird.

Ihr unteres Bein liegt leicht angewinkelt am Boden. Das obere Bein strecken Sie in Körperverlängerung aus.

Level 1 Hand am Boden

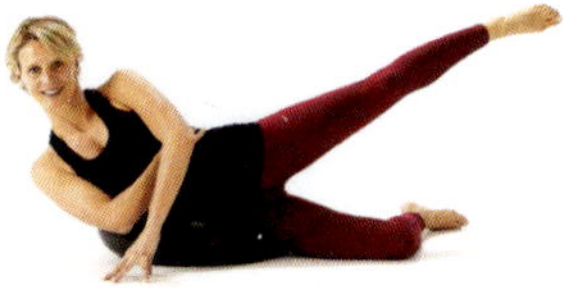

- Während die obere Hand zunächst mit den Fingerkuppen am Boden steht und dort leicht unterstützen darf, heben Sie Ihren Oberkörper und das ausgestreckte Bein gleichzeitig an, sodass sich die Taille verkürzt (Beckenkamm und unterster Rippenbogen nähern sich an).

Level 2 Hand an der Hosennaht

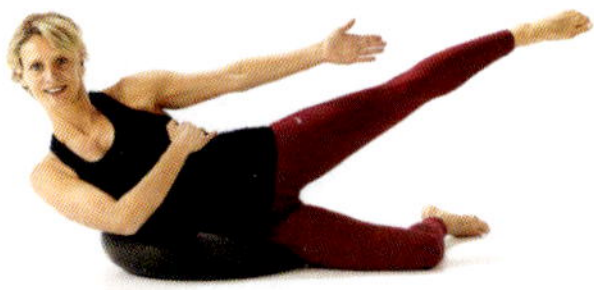

- Zum Erschweren der Übung legen Sie den freien oberen Arm an die Hosennahtlinie und führen die Übung unterstützungsfrei aus.

Level 3 Hand lang ausgestreckt

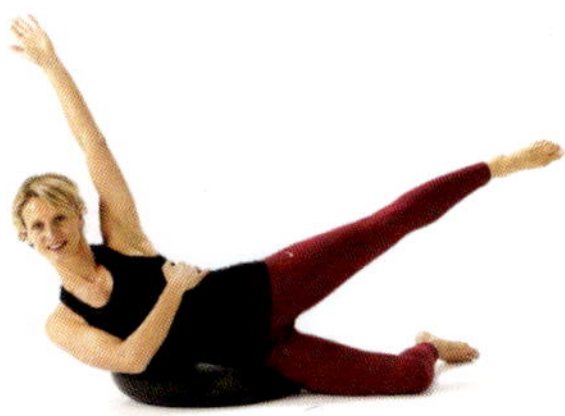

- Noch schwerer wird die Übung, wenn der Arm in Körperverlängerung ausgestreckt wird, während der Rumpf weiterhin dynamisch arbeitet.

SPL (Spirallinien)

Übung 1

Aufspannen mit Thera®-Band

Setzen Sie sich auf eine Sitzerhöhung (Hocker/Kasten/Sitzball/Step), sodass die Füße den Boden berühren und eine aufrechte Wirbelsäulenposition möglich ist.

Sie benötigen einen elastischen Widerstand, am besten ein Thera®-Band mit ca. 2,50 m Länge.

Wickeln Sie das Thera®-Band um beide Knie, sodass Sie die jeweiligen Bandenden in beiden Händen halten. In der Ausgangsstellung sollten die Knie dabei hüftbreit auseinanderstehen.

- Greifen Sie nun die Bandenden diagonal, sodass das Thera®-Band oberhalb der Knie gekreuzt ist. Eine Hand legen Sie auf dem Oberschenkeln ab, während der zweite Arm nach diagonal-vorne ausgestreckt wird. Das Gumminband bleibt im kompletten Übungsverlauf unter Spannung.

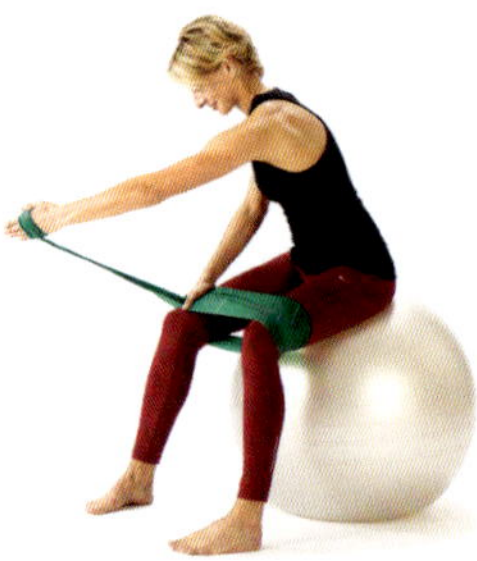

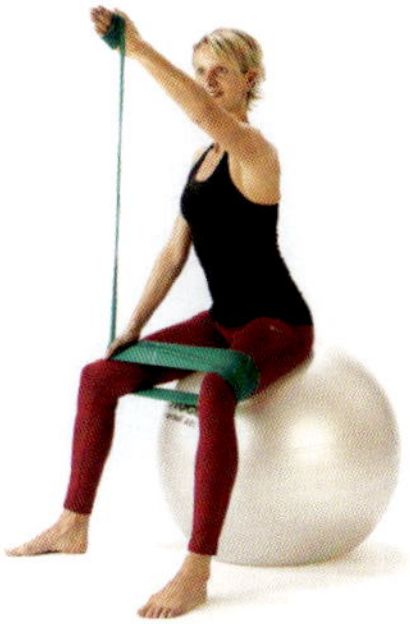

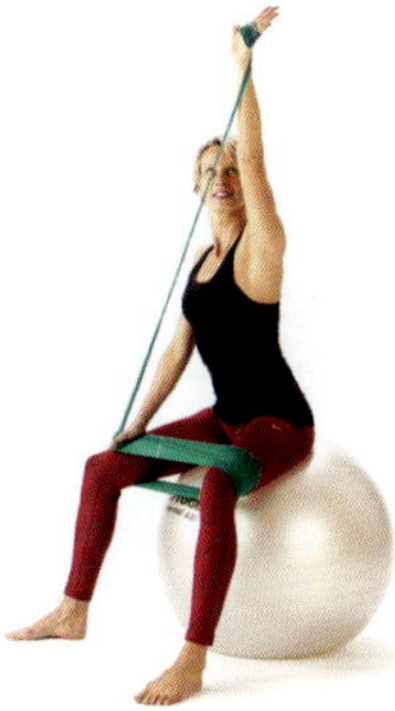

- Nun ziehen Sie den ausgestreckten Arm nach oben-hinten. Die Wirbelsäule darf und sollte dabei rotieren. Der zweite Arm fixiert das Gummiband.
- Verfolgen Sie mit dem Blick Ihren nach hinten ziehenden Arm.
- Mit Ihren Knien bringen Sie zusätzlich Spannung auf das Band, indem Sie Ihre Knie auseinanderziehen.
- Üben Sie dynamisch.

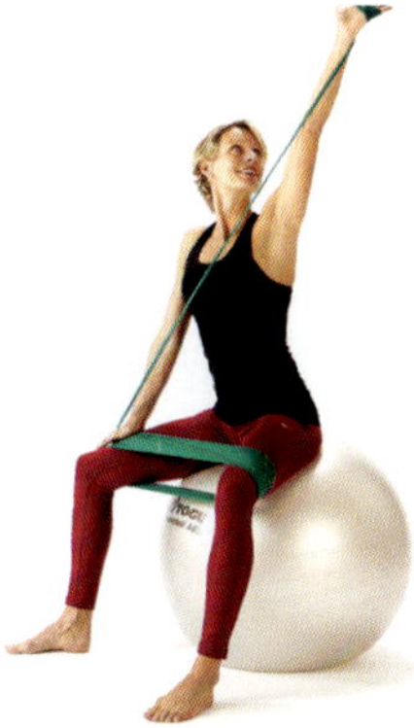

Übung 2

Kinesisgerät

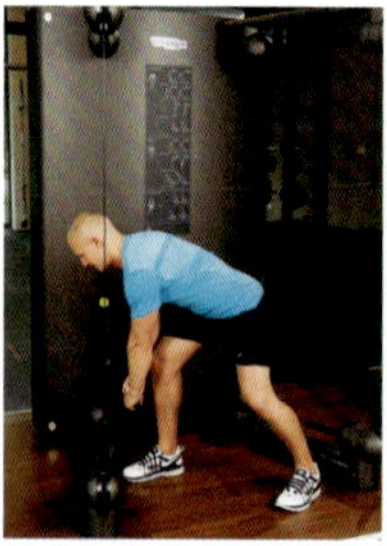

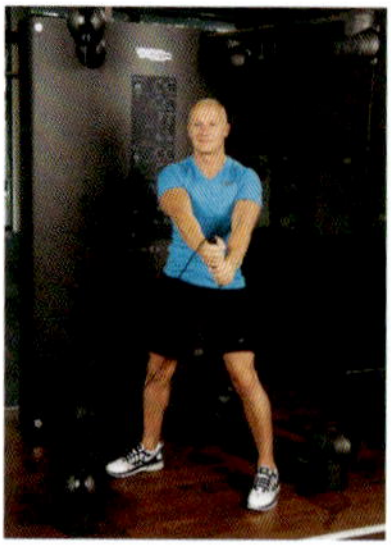

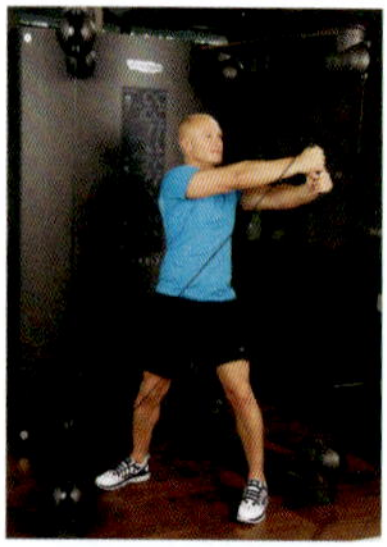

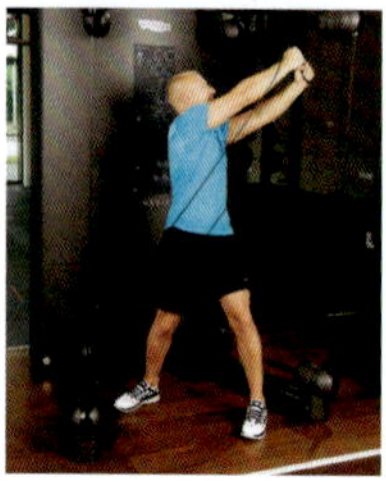

Nutzen Sie die Seilzüge eines Kinesisgeräts.

- Beginnen Sie tief aus der Rotation und ziehen Sie unter Spannung nach oben in die Gegenrotation.

Übung 3

Bodendrücker diagonal

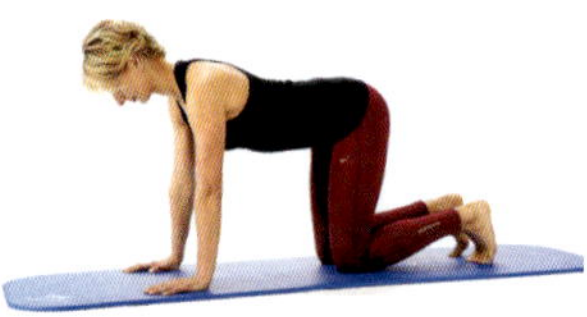

Gehen Sie in die Bankposition am Boden, indem Sie beide Hände unter Ihre Schultern und beide Knie unter Ihre Hüftgelenke stellen.

Heben Sie nun Ihre Knie 1 cm vom Boden ab.

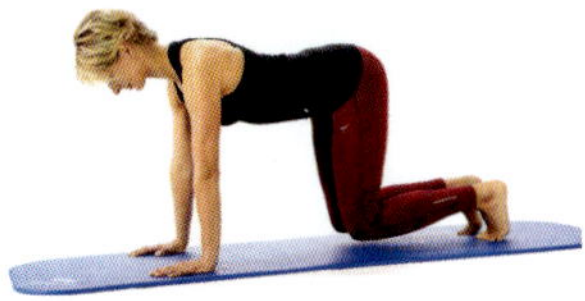

- Um die Spirallinie zu aktivieren, ziehen Sie mit voller Kraft das linke Knie zur rechten Hand, ohne dass sich das Knie und die Hand sich bewegen (isometrische Spannung). Nach kurzer Haltephase wechseln Sie die Spannungsdiagonale.

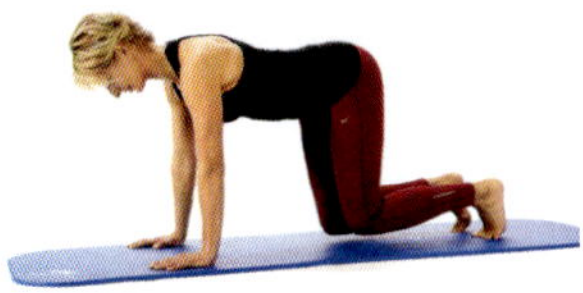

C TENSEGRALES KRAFTTRAINING AUF DER BASIS FUNKTIONALER MUSKEL-FASZIEN-KETTEN

Die funktionalen Linien orientieren sich an verschiedenen Zielbewegungen des Alltags oder der jeweilig ausgeübten Sportart.

Muskeln stehen über Muskel-Faszien-Ketten in Verbindung. Sie verbinden die Extremitäten mit dem Rumpf, bewegen also Arme und Beine bei fixiertem Körper oder stehen in koordinativem Zusammenspiel für eine Rumpf-Arm- oder Rumpf-Bein-Bewegung.

Auch reine Rumpfbewegungen, die sich auf die Bewegung der Wirbelsäule und die angrenzenden Bereiche Schultergürtel und Becken beziehen, können funktionale Einheiten bilden.

Wichtig bleibt, das Ziel des Trainings im Auge zu behalten. Soll das alltägliche Leben durch das Krafttraining Unterstützung erfahren? Dann sollten auch Bewegungen des Alltags imitiert werden (ADL-Bewegungen – Activites of Daily Living). Oder sind es Trainingsformen, die eine Sportart begleiten? In dem Fall orientieren sich die Muskel-Faszien-Ketten an der Zielbewegung der jeweiligen Sportart.

Im Folgenden werden Beispiele für ein den Alltag unterstützendes Krafttraining gegeben.

Übung 1
Squat/Rumpf-Kniebeuge

Stellen Sie sich in eine aufrechte Ausgangsposition und halten Sie Ihren Rumpf aufrecht.

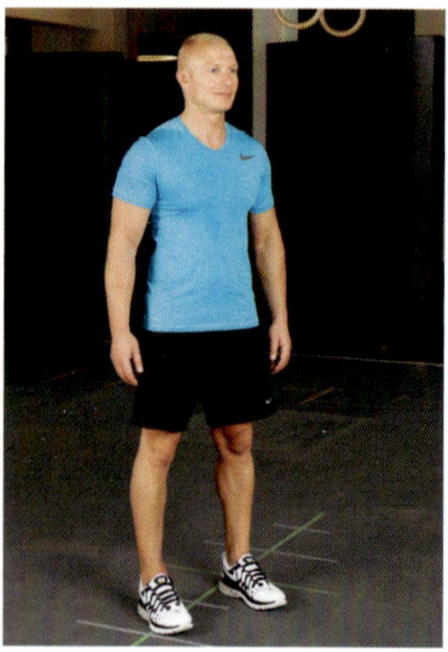

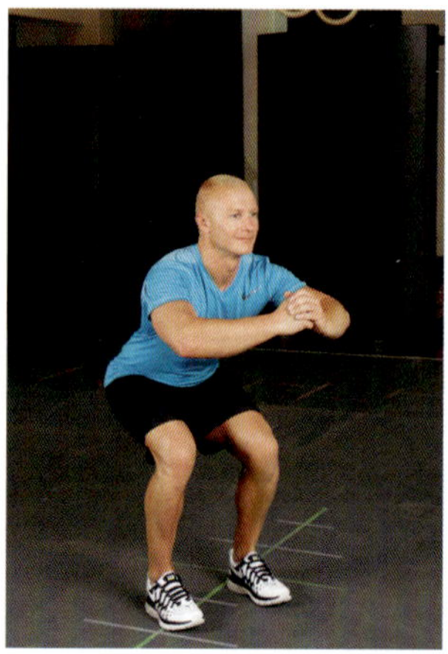

- Bei stabilem Oberkörper beugen Sie zu gleichen Anteilen Ihre Knie- und Hüftgelenke.
- Fixeren Sie Ihr Kniegelenk über der Mitte Ihres Fußes.
- Aus der tiefen Squatposition drücken Sie sich nach oben, bis Knie- und Hüftgelenk nahezu gestreckt sind und bewegen sich wieder tief.

Aufgepasst!

Die größte Kniebelastung (Knieinnendruck und Druck auf die Patella) entsteht bei einem Kniewinkel von 90°. Für vorgeschädigte Knie ist ein Abremsen der Bewegung vor der 90°-Position sinnvoll. „Gesunde" Knie dürfen auch die gesamte Bewegungsamplitude bis zur tiefen Kniebeuge nutzen.

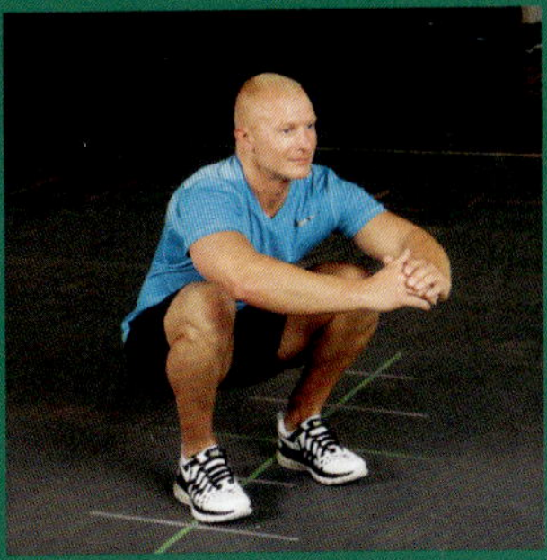

Die Übenden sollten sich aber darüber im Klaren sein, dass bei hoher Wiederholungszahl erhöhte Kräfte wirken, die schädigend wirken können.

Squat Variante

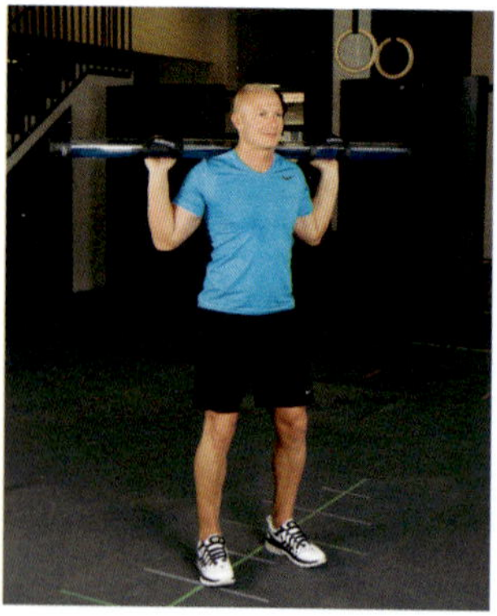 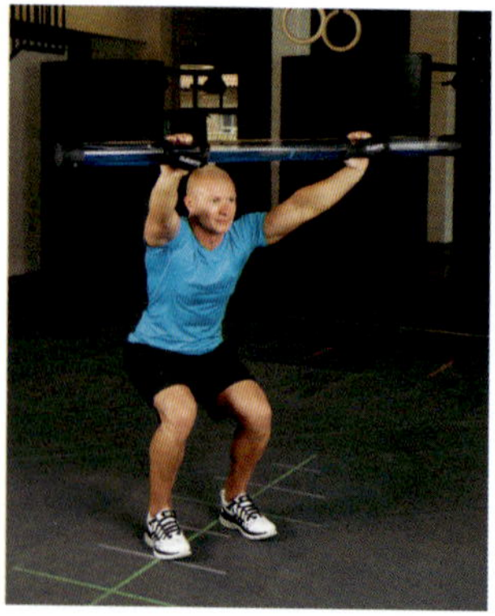

Stellen Sie sich in eine aufrechte Ausgangsposition und halten Sie Ihren Rumpf aufrecht. Legen Sie eine SLASHPIPE®, einen Aqua oder Bulgary Bag in Ihren Nacken (oder halten Sie das Gerät vor dem Körper auf Schulterhöhe).

- Üben Sie eine tiefe Rumpf-Kniebeuge und strecken Sie Ihre Arme, inklusive dem übungserschwerenden Gerät, nach oben in die gerade Verlängerung Ihres Rumpfes.
- Senken Sie das Gerät wieder, wenn Sie den Körper nach oben bewegen.
- Üben Sie dynamisch.

Übung 2

Splitsquat

Stellen Sie sich in eine Ausfallschrittposition. Belasten Sie beide Beine zu gleichen Anteilen.

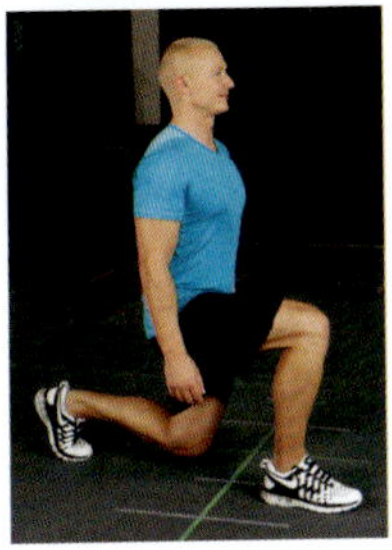

- Senken Sie Ihr Körpergewicht, indem Sie beide Knie beugen. Auch dabei bleibt das Gewicht auf beide Füße gleichermaßen verteilt.
- Der Oberkörper steht senkrecht.
- Üben Sie dynamisch.

Splitsquat Variante Level 1

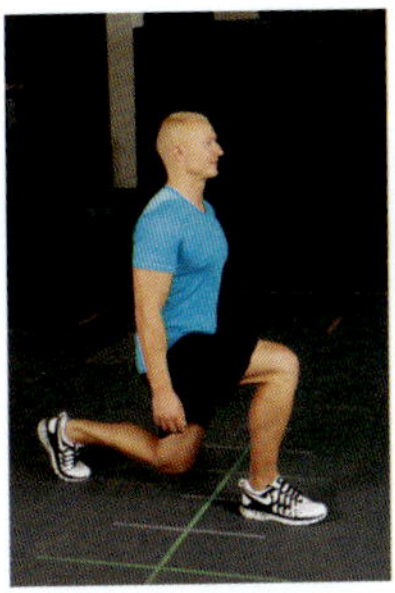

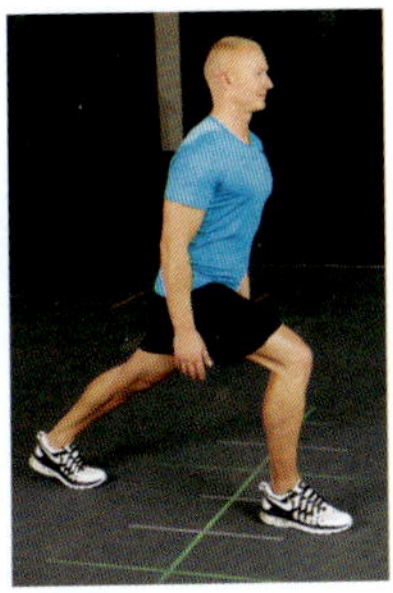

Sie können die Arbeitsweise des vorderen Beins erschweren, indem Sie Ihr hinteres Bein strecken, den Oberkörper in der Verlängerungslinie des hinteren, ausgestreckten Beins nach vorne verlagern und so mehr Körpergewicht auf das vordere Arbeitsbein bringen.

- Üben Sie dynamisch – tief und hoch.

Splitsquat Variante Level 2

Noch anspruchsvoller wird die Übung, wenn das vordere Bein nahezu das gesamte Körpergewicht tragen muss und Rotationskomponenten abzufangen sind.

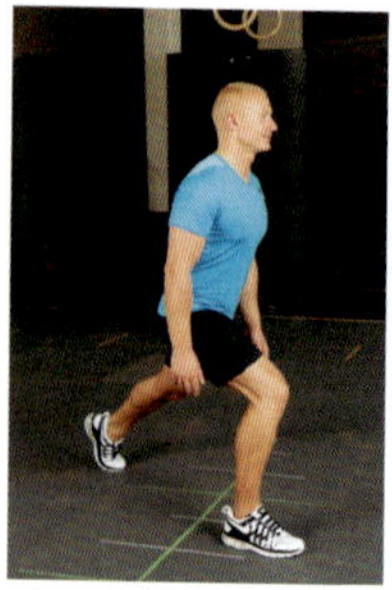

- Stellen Sie das hintere Bein mit einem seitlichen Versatz diagonal nach hinten auf.
- Üben Sie aus dieser Position heraus einen nahezu einbeinigen Squat.

Übung 3

Push Up

Stützen Sie sich mit Ihren Händen am Boden unterhalb Ihrer Schultern oder ggf. etwas weiter ab.

Halten Sie Ihren Oberkörper und Ihre Oberschenkel in einer Linie, während Sie mit angewinkelten Unterschenkeln knienah mit den Oberschenkeln am Boden aufliegen.

Levels

Level 1

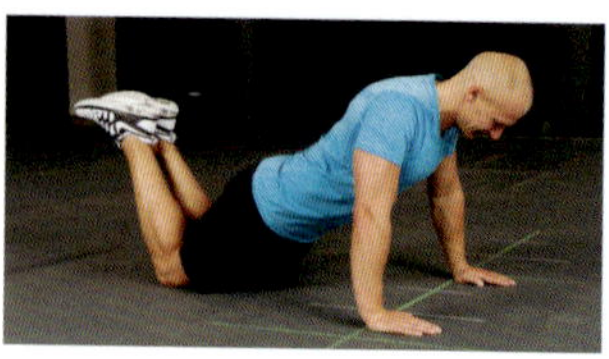

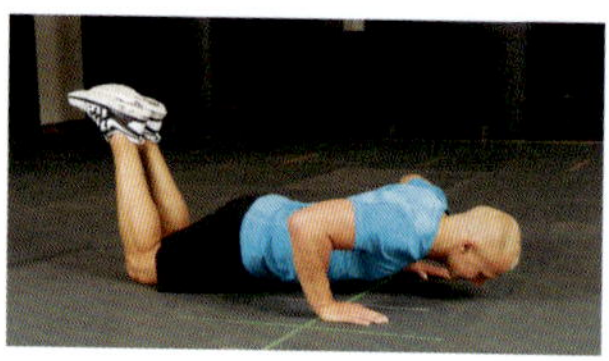

Level 2

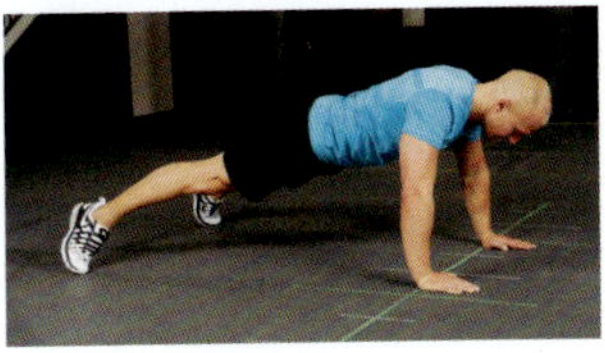
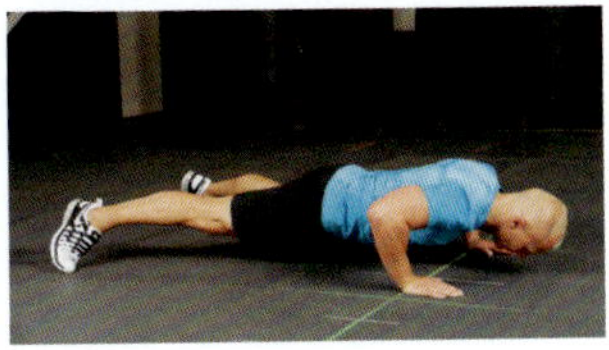

Level 3

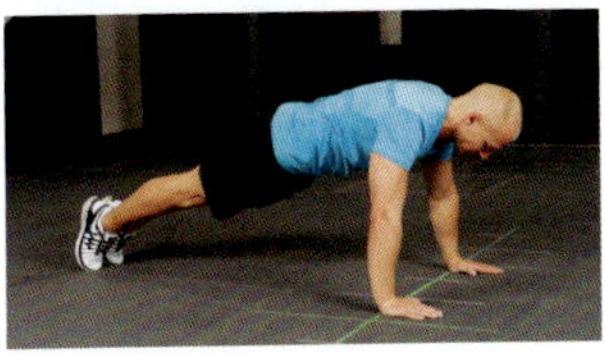
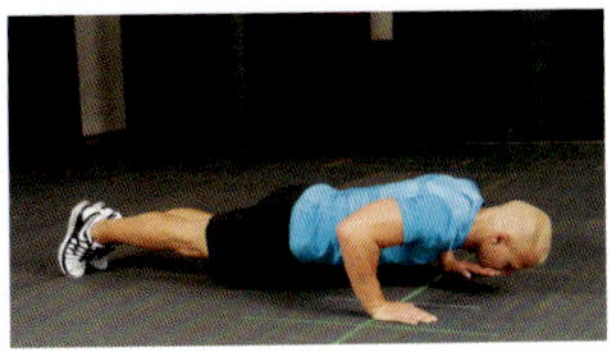

Stützen Sie auf Händen und Füßen. Halten Sie Ihren Körper in einer geraden Linie.

- Üben Sie dynamisch tief und hoch.
- Halten Sie während der kompletten Bewegungsausführung Ihre Ellbogengelenke leicht gebeugt.

Ausgestreckte Beine können die Übung erschweren, wobei die geschlossene Beinposition die größte Herausforderung darstellt.

Push Up Variation

- Bild 1-3: Versetzen Sie Ihre Hände – symmetrisch weiter nach außen oder nach innen.

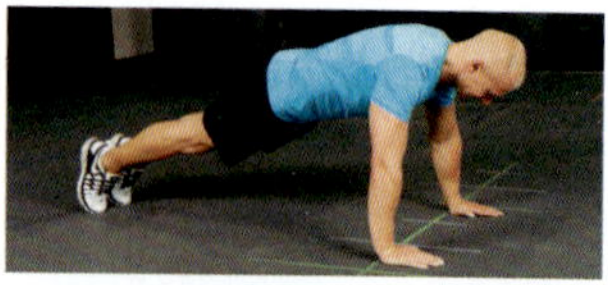

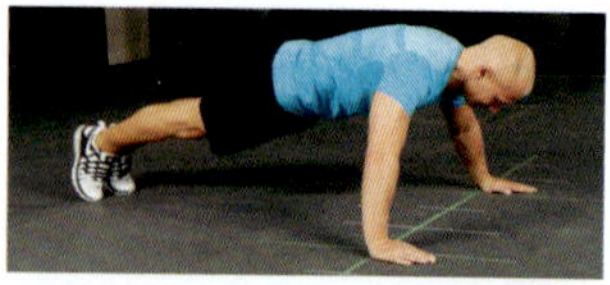

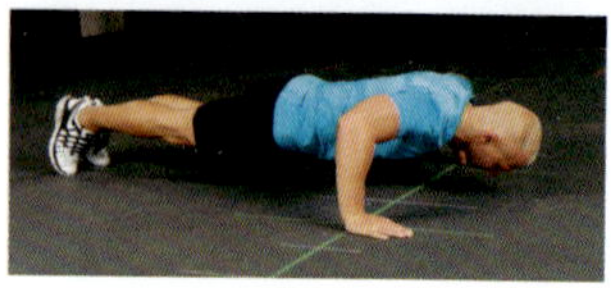

- Bild 4-5: Auch asymmetrisches Versetzen in vielfältige Richtungen verbessert die Funktionalität der Arm-Rumpf-Schlinge.

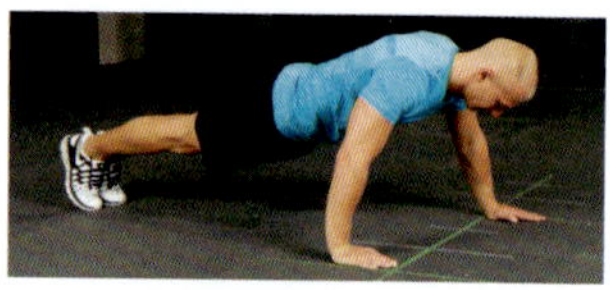

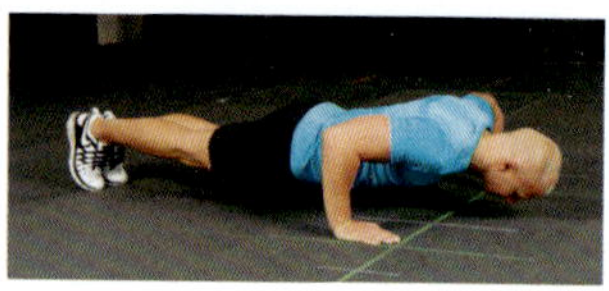

Aufgepasst!

Bei dieser Übung geht es um die funktionale Verbindungslinie Arm-Rumpf. Der oftmals verpönte „Frauenliegestütz" mit abgewinkelten Beinen wird als Übungsvariante oft vermieden. Alternativ wird frühzeitig mit langen Beinen geübt. Viele Teilnehmer verlieren dabei ihre gestreckte Körperlinie. Der Bewegungsumfang reduziert sich oder die gesamte Bewegungsqualität leidet.

Mit dem Trainingsschwerpunkt Arm-Rumpf-Schlinge macht es oftmals Sinn, die Knie am Boden zu fixieren.

Selbst das kann noch eine Überforderung darstellen.

In dem Fall empfehle ich, den Körperschwerpunkt noch weiter nach hinten zu verlagern und die Arme genau mit dem Anteil des Körpergewichts zu belasten, mit dem die Arm-Rumpf-Koordination qualitativ gut umgesetzt werden kann und die Kraft zur Übungsausführung ausreicht.

Übung 4
Rebounder

Stellen Sie sich aufrecht vor ein schräg gestelltes Minitrampolin (Rebounder).

Nehmen Sie einen Medizinball zur Hand und heben Sie diesen über den Kopf.

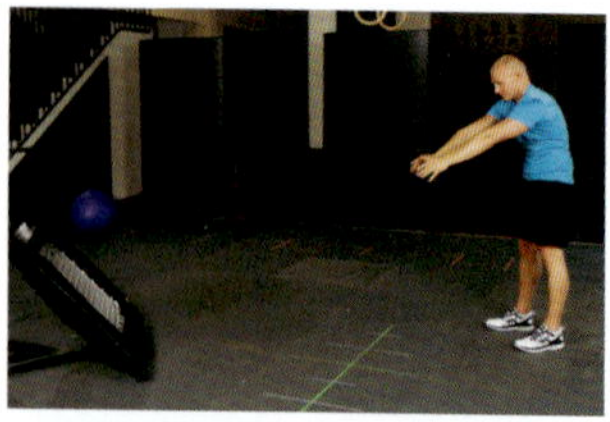

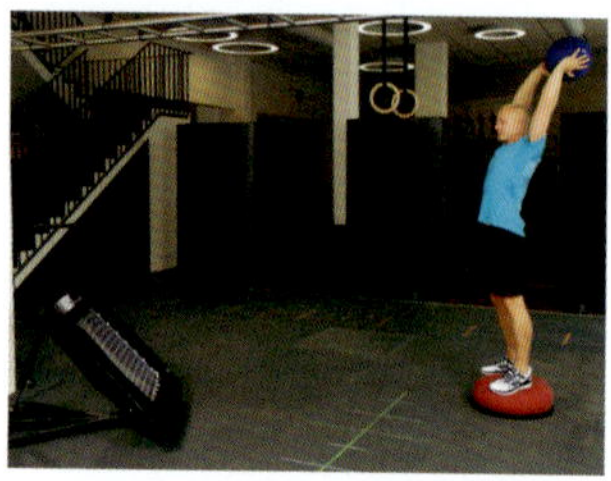

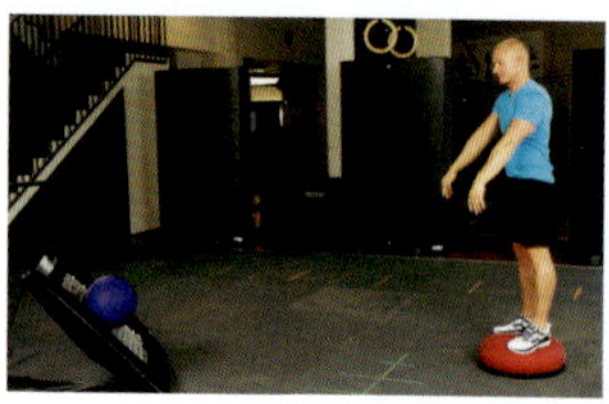

- Führen Sie den Medizinball ein wenig hinter Ihre Körperlinie, sodass eine Vorspannung in der Faszien-Muskel-Schlinge von Arm und Rumpf entsteht.
- Nutzen Sie diese Vorspannung, um den Ball kraftvoll nach vorne auf das Trampolin zu werfen.
- Spannungsvoll fangen Sie den zurückfedernden Ball in aufrechter Körperposition wieder auf.
- Stellen Sie sich auf eine instabile oder labile Unterlage. Hier z. B. der Jumper® der Firma TOGU® und führen Sie die Übung erneut durch.
- Während der Fangphase erfährt der Körper zusätzliche Stabilisierungsreize.

Gut zu wissen!
Für Rückschlagsportler ist die Übung mit einarmiger Wurfphase sinnvoll.

EXPERTENEXKURS

Mareike Großhauser – Ernährungswissenschaftlerin

Sauer und basisch

Für eine gute Knochengesundheit ist eine ausreichende Versorgung insbesondere mit Kalzium, Vitamin D und Vitamin K notwendig. Daneben spielt aber auch die Säurelast eine Rolle. Ist das Milieu zu sauer, begünstigt das das Herauslösen wichtiger Mineralstoffe aus dem Knochen. Hinzu kommt, dass die knochenabbauenden Zellen aktiver sind als die knochenaufbauenden Zellen. Damit steigt das Risiko für Osteoporose an.

Mehrere Studien konnten belegen, dass eine basenreiche Kost die Knochendichte erhöht und damit das Risiko für Knochenbrüche senkt. Insbesondere tierische Lebensmittel begünstigen ein saures Milieu. Ausscheidungspflichtige Säuren entstehen beim Abbau von schwefel- oder phosphorhaltigen Verbindungen, die vor allem im tierischen Eiweiß, wie Fleisch, Wurst, Fisch, Käse, Ei oder aber auch in Hülsenfrüchten und Nüssen, vorkommen. Schwefel ist außerdem oftmals ein Zusatzstoff von Trockenfrüchten, Wein oder Kartoffelerzeugnissen, während Phosphor in Cola, Schmelzkäse oder Wurstwaren vorhanden ist.

Saure Früchte hingegen wirken aufgrund bestimmter Inhaltsstoffe (z. B. Magnesiumzitrat) eher basisch. Auch die in Essig oder Sauermilchprodukten enthaltenen Säuren werden vollständig zu Kohlendioxid und Wasser abgebaut und von der Lunge abgeatmet. Verantwortlich für die Eliminierung von Säuren sind organisch gebundene Mineralstoffe wie Natrium- und Kaliumbikarbonat, Kalziumkarbonat oder Magnesiumzitrat in pflanzlichen Lebensmitteln, welche die Säuren abpuffern können. Die tägliche Kost sollte auch zugunsten einer starken Knochengesundheit obst- und gemüsereich sein. Eine ausreichende Zufuhr von Mineralwasser, Kräuter- und Früchtetees wirkt sich ebenfalls positiv aufs Milieu und damit auf die Gesundheit aus.

IV.E EMBODIMENT – IN KONTAKT ZU SICH SELBST

In der Bewegungslehre wird die Körperwahrnehmung mit dem Fachbegriff **Embodiment** beschrieben. In der Übersetzung heißt es: **verkörpern**, das das **Sich-zu-Hause-Fühlen** im Körper.

Über 80 % der freien Nervenendigungen lassen sich in den oberflächlichen Schichten des Bindegewebes direkt unter der Haut finden. Dieses Nervengeäst stellt ein eigenständiges Informations- und Kommunikationszentrum dar, welches bei jeder Bewegung Rückmeldungen an das Gehirn liefert.

IV.E.I WAHRNEHMEN – VERFEINERN – ENTSPANNEN – KOMMUNIZIEREN (TRAININGSBAUSTEIN V)

Die Sensoren entscheiden, neben anderen Faktoren, maßgeblich darüber, ob jemand unbeholfen und plump wirkt, oder leichtfüßig und elegant. Sie sorgen für das innere Selbstbild, das eigene Körperschema.

Das Sinnesnetzwerk der Faszien ist das größte und reichhaltigste Sinnesorgan unseres Körpers.

Schleip und Bayer (2014) formulieren es so:

„Das menschliche Unterhaut-Bindegewebe hat ein besonderes Wahrnehmungssystem für Berührungen, die Zuwendung bedeuten: Hautkontakt, Streicheln, Körperwärme. Dieses System ist ... mit dem Gehirn verbunden,.. mit der Insula, dem Zentrum für das Bewusstsein, für Empathie, Emotionen und soziale Fähigkeiten" (Schleip, 2014, S. 45).

IV.E.I.I KÖRPERWAHRNEHMUNG

Ein intaktes, reich mit Rezeptoren besetztes Bindegewebe ist also in der Lage, permanent Rückmeldung über alle Bewegungen, Haltungen und koordinativen Abläufe zu geben. Personen mit einer guten Körperwahrnehmung stehen i. d. R. aufrecht und verfallen nicht so schnell in Fehlhaltungen, wie z. B. einen runden Rücken oder ein vorgeschobenes Becken.

Die **Propriozeption** ist die Grundlage für die Wahrnehmung von Körperbewegungen, der Lage im Raum oder auch der Stellung einzelner Körperteile zueinander.

Viele nennen dies den **sechsten Sinn**, den oft vernachlässigten oder mangelhaft ausgeprägten **Körpersinn**.

Ein Zitat von Ken Wilber unterstreicht die Aussage:

„Einige von uns haben den Verstand verloren, aber die meisten von uns haben den Körper verloren."

IV.E.I.II PROPRIOZEPTOREN

Die Propriozeptoren befinden sich in großer Anzahl in den weichen Gewebestrukturen, Muskelhüllen, Sehnen, Bändern, Gelenkkapseln, dem Bindegewebe der Haut, ...

Die Mechanorezeptoren, eine den Propriozeptoren zugeordnete Rezeptorengruppe, sind für das Rückkoppeln von Bewegung von Bedeutung. Sie sprechen auf unterschiedliche Arten mechanischer Stimulation an.

Es können Zug-, Dehn-, Druck- oder Vibrationsreize variabler Intensität sein, die einen Nerv zur Informationsweiterleitung animieren.

Vier unterschiedliche Typen von Mechanorezeptoren sind bekannt:

- Golgi-Rezeptoren,
- Pacini-Rezeptoren,
- Ruffini-Rezeptoren und
- freie Nervenendigungen.

Rezeptor	Lage im Körper	Stimulation	Funktion
Golgi-Rezeptoren	• Muskel-Sehnen-Übergänge • Muskelhülle • Bänder • Gelenkkapsel • Bindegewebsplatten	• Aktive Kontraktion im endgradigen Bereich in Abhängigkeit von Geschwindigkeit und Power • Reflexsystem, autonom gesteuert	• Schutz des Muskels vor Überdehnung, Überreizung
Pacini-Rezeptoren	• Muskel-Sehnen-Übergang • Gelenkkapsel • Bandapparat der Wirbelsäule • Muskelhüllen	• Propriozeption	• Signalgeber für neue Bewegungsmuster • Wahrnehmung • Bewegungslernen • Filter für Spannungserhöhung oder -senkung

Rezeptor	Lage im Körper	Stimulation	Funktion
Ruffini-Rezeptoren	• Bänder • Gelenkkapsel • Mit häufiger Dehnspannung belegte Faszienstrukturen	• Propriozeption • Direkter Einfluss auf die Hypophyse und das parasympathische System (Entspannung)	• Detonisierung • Entspannung
Freie Nervenendigungen	• Am häufigsten vertretende Rezeptorengruppe in fast allen Faszienstrukturen, sowie im Fettgewebe vertreten	• Können Schmerz-, Chemo- oder Thermorezeptoren sein • Fühler des vegetativen Nervensystems • Propriozeption	• Steuern unbewusste Vorgänge, wie z. B. die Verdauung • Signalisieren: Druck, Schmerz, Temperatur

Mit Bewegung können die Rezeptoren teils willentlich stimuliert werden.

IV.E.I.III SCHMERZ

Besondere Aufmerksamkeit schenken wir den freien Nervenendigungen auch in Bezug auf die Schmerzwahrnehmung. Neben ihrer Aufgabenvielfalt besitzt diese Rezeptorengruppe Wandlungsfähigkeit. Sie gelten als die Artisten unter den Nervenzellen. So kann z. B. ein und derselbe Nerv mal für die Wahrnehmung und Übermittlung von Schmerz zuständig sein und dann wieder als Mechanorezeptor fungieren und Informationen über die Lage im Raum oder eine Bewegung übermitteln.

Ein einfaches Modell verdeutlicht diesen Vorgang:

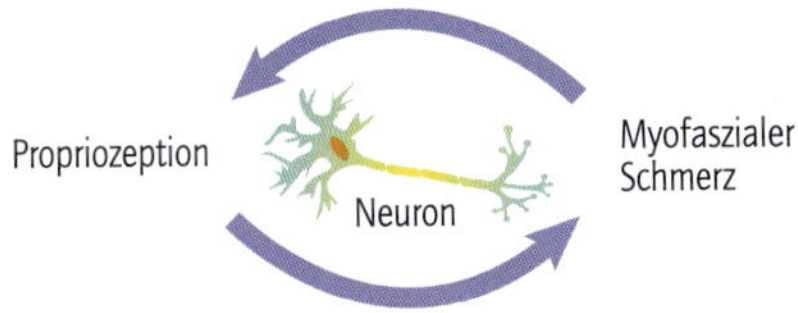

Abb. 22: WDR-(wide dynamic range) Neuron

Diese Nerven sind als „WDR"-Neurone (wide dynamic range) bekannt und arbeiten wie ein Schalter nach dem Entweder-oder-Prinzip. Es sind nicht spezialisierte Nervenzellen, die *entweder* Schmerz *oder* Bewegung rückmelden können.

Bewegung hat demnach die Fähigkeit, Schmerz zu verdrängen. Im Umkehrschluss können sie bei ausbleibendem Bewegungsimpuls und propriozeptivem Reiz aus einer „Mücke" (geringer Schmerz) einen „Elefanten" machen.

Schon gewusst?

Fibromyalgie, häufig auch als *Weichteilrheuma* bezeichnet, ist eine Erkrankung mit erniedrigter Schmerzschwelle der Nozizeptoren und zahlreichen schmerzhaften Druckpunkten (Tenderpoints). Bis zu 4 % der Deutschen sind davon betroffen, der überwiegende Teil davon (ca. 90 %) sind Frauen.

Schätzungsweise 80 % der Funktionsstörungen, z. B. im Bereich des Nackens, finden ihren Ursprung in den faszialen Strukturen. Die „echten" Nackenprobleme, mit nachweisbaren Schädigungen der Wirbelsegmente, belaufen sich auf etwa 20 % (vgl. Schwind, 2014).

Siegfried Mense (2002) konnte nachweisen, dass z. B. die Lumbodorsalfaszie sehr dicht mit Schmerzrezeptoren besiedelt ist, die eine sehr geringe Reizschwelle zeigten. Demzufolge ist die Sensibilität hier deutlich erhöht. Die Lumbodorsalfaszie gilt oft als potenzieller Auslöser tiefer Rückenschmerzen.

Helene Langevin et al. (2011) konnten Verklebungen der Faszien bei chronischen Schmerzpatienten feststellen, während Schleip (2007-2010) das Vorkommen von Myofibroblasten in den Faszien untersuchte.

Im gesunden, entzündungs- und schmerzfreien Zustand sind die Faszien aktiv und können die Kraftentwicklung des Muskels durch freies Gleiten der Strukturen gegeneinander, guten Nährstofftransport und zusätzliche Spannkraft erheblich unterstützen und damit die Bewegung ökonomisieren.

Sind die Schmerzrezeptoren aktiv und senden Schmerz, verringert sich die Mithilfe der Faszien.

Vielen wird dieses Phänomen aus eigener Erfahrung bekannt sein. Ist der untere Rücken schmerzbesetzt, werden die Muskeln fest. Jedes Bücken oder dynamisches Bewegen wird vermieden oder aber mit geradem Rücken durchgeführt. Bei jeder Bewegung wird ein Mitwirken der Faszien vermieden, da diese erneut Schmerzsignale senden würden.

Selbsttest

Aktivität des M. erector spinae bei Rumpfflexion

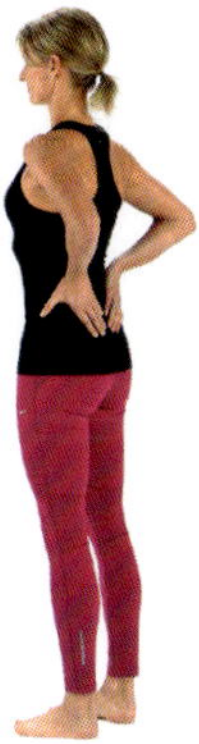

A **Aufrechter Stand**

Die Hände flach im Lendenbereich rechts und links neben die Wirbelsäule legen.

→ Ein lockerer Grundtonus der Muskulatur der Lende ist wahrnehmbar.

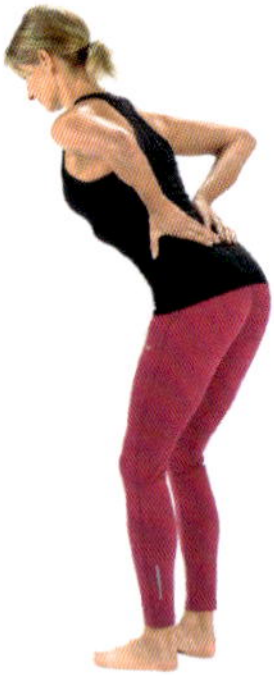

B **Rumpfflexion mit geradem Rücken**

→ Der Muskeltonus der Lende nimmt deutlich zu.

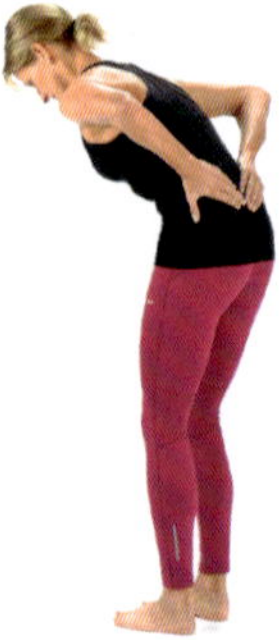

C **Rumpfflexion mit gerundetem Rücken**

→ Die Muskulatur der Lende verliert die Spannung nahezu vollständig und legt sich flächig an. Die Spannung und das Mitwirken der faszialen Anteile nimmt zu.

IV.E.I.III.I MUSKELKATER ODER FASZIENKATER

Untersuchungen der letzten Jahre zeigten, dass nur bei 25 % der Patienten die Bandscheiben für Rückenschmerzen verantwortlich sind. Oft sind es kleine Risse und Entzündungen im Bindegewebe des Rückens, die die Schmerzen verursachen (Schleip et al., 2012). Panjabi (2006) entwickelte ein Rückenschmerzmodell, das insbesondere auf der Annahme beruht, dass sich Schmerz und neurogene Entzündungsprozesse durch Mikrotraumatisierungen im Bereich von Bändern und (Facetten-)Gelenken erklären lassen. Diese **Mikroläsionen**, kleinste Verletzungen, sollen zu einer gestörten Wahrnehmung und dadurch wiederum zu einer gestörten Koordination führen, was erneute Mikrotraumatisierungen und Fehlbelastungen zur Folge haben kann.

Die genannten Mikroläsionen können infolge einer sportlichen Belastung oder aber auch infolge einer ungewohnten oder ungewohnt intensiven Alltagsbelastung entstanden sein.

Diese kleinen Risse veranlassen den Körper zur Heilung.

Ein Gewebe, ob Muskelfaser (kontraktiles Element) oder, wahrscheinlicher unter den genannten Gesichtspunkten, das umliegende Gewebe, die Faszien, hat der aktuellen Beanspruchung nicht standgehalten. Vorstellbar, wie bei einer Feinstrumpfhose, an der man zieht und sie diesem Zug nicht standhält, reißen kleinste Maschen, die zu Laufmaschen werden.

Zug auf das Bindegewebe entsteht durch Volumenzunahme des Muskels wie beim Krafttraining oder den Längenreizen des Dehnungstrainings.

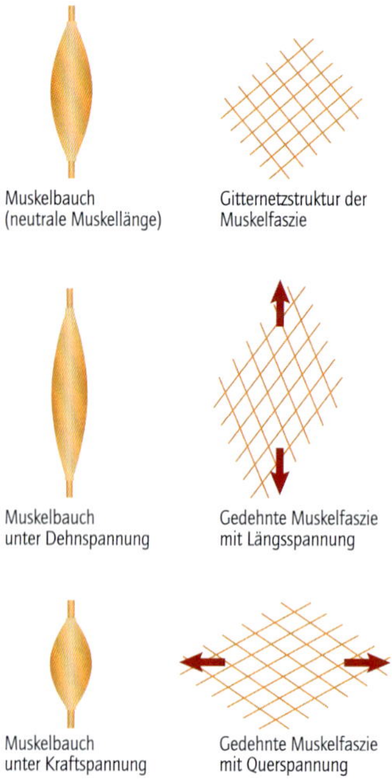

Abb. 23: Dehnspannung mit Wirkung auf die faszialen Strukturen

Ein adäquater Trainingsreiz, der eine Anpassung nach sich zieht, geht an die Grenze der Belastbarkeit der Gewebe. Diesem Trainingsreiz folgt eine Zellabbauphase. Dem Zellabbau folgt der Zellaufbau über das vorherige Maß hinaus. Im optimalen Fall erfolgt am höchsten Punkt der Synthesekurve der neue Trainingsreiz, so werden sich die jungen Bindegewebszellen entsprechend des Gebrauchs neu ausdifferenzieren und z. B. die absolute Myofibroblastenanzahl oder der Kollagenanteil steigen.

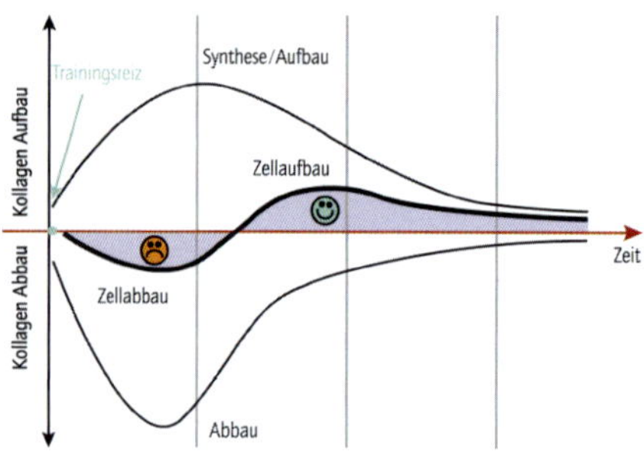

Abb. 24: Turnover des Kollagens

Entscheidend ist neben dem spezifischen Trainingsreiz die Pausendauer.

Diese Parameter sind uns lange aus dem Krafttraining bekannt. Neu ist allerdings das Wissen darüber, welches Gewebe trainingsbedingt schadhaft wurde und sich dementsprechend anpassen wird.

Subjektiv nachvollziehbar wird es für all diejenigen sein, die das flächige Gefühl eines Muskel-„Faszienkaters" kennen, teils an Stellen, wo gar kein Muskel verläuft.

Auch die Tatsache, dass vermehrt nach exzentrischen Belastungen Muskelkater wahrgenommen wird, spricht dafür, dass die Schmerzrückmeldung aus den faszialen Strukturen kommt.

Während der bei bremsender Arbeit wirkenden Zugspannungen auf das fasziale Netzwerk kommt es zu Gewebsrissen. Zugspannungen dieser Art wirken bei konzentrischer Anspannungsphase nicht.

Sollte heute eher von „Faszienkater" gesprochen werden!?

IV.E.I.IV TRAINING FÜR DIE FASZIEN

Die **Formatio reticularis** (das Neuronennetzwerk des Hirnstamms) besitzt eine Art Filterfunktion, empfängt und koordiniert die Reize, die aus den Rezeptorengruppen gesendet werden.

Wiederkehrende, geläufige, bekannte Bewegungen werden gefiltert und Neuem, Variantenreichem, Überraschendem wird Aufmerksamkeit geschenkt und dieses entsprechend weitergeleitet.

Wichtig für die Bewegungspraxis ist die Bewegungs- und Erlebnisvielfalt!

Das Wechseln von Geschwindigkeiten, die Variationen des Impacts, die Veränderung von Abfolgen, die Interaktion von neuen Bewegungsabläufen spielt eine große Rolle.

Zahlenmäßig sind die Rezeptoren, die Bewegungen wahrnehmen, wesentlich größer, als diejenigen, die für das Auslösen einer Bewegung zuständig sind. Somit bekommt das Wahrnehmen einer Bewegung, die Konzentration auf sich selbst, das Spüren einer Bewegung einen neuen Stellenwert in den Bewegungsprogrammen.

Neben dem achtsamen Bewegen kann spezifisch auf die vier Rezeptoren Einfluss genommen werden.

Einige Beispiele zeigen, wie:

GOLGI-Organe

Zur Innervation der Golgi-Rezeptoren sind intensive Dehnspannungen wichtig. Diese werden mit ansteigender Kraftentwicklung in endgradiger Gelenkstellung (maximale Dehnamplitude) gesucht.

Die Aktivierung der Golgi-Sensoren ohne „Notsituation" veranlasst eine Tonussenkung in der entsprechenden Muskulatur. Diesen Mechanismus machen sich einige therapeutische Ansätze zunutze, indem sie Dehnspannung auf die Strukturen setzen, muskuläre Gegenspannung aufbauen lassen, um dann in die Entspannung hineinzuschmelzen.

EXPERTENEITRAG

Ralf Blume – Physiotherapeut

In der Therapie werden die Muskel-Sehnen-Übergänge mit einem sehr hohen Druck minutenlang konstant irritiert. Die Golgi-Sehnenorgane übermitteln diesen Impuls dem Rückenmark, welches wiederum spannungsregulierende Informationen an die Muskulatur leitet. Die Behandlung ist nicht angenehm, aber höchst effektiv!

Ähnliche Wirkung wird mit der **AED-(Anspannen-Entspannen-Dehnen-)Methode** erzielt. Eine maximale Dehnposition wird eingenommen, in der maximalen Bewegungsreichweite wird eine intensive Gegenspannung erzeugt, um, im Anschluss daran, den Bewegungsradius zu erweitern.

Beispiel eines Anspannungs-Entspannungs-Dehnens:

In Rückenlage wird ein Bein in die maximale Dehnposition geführt.

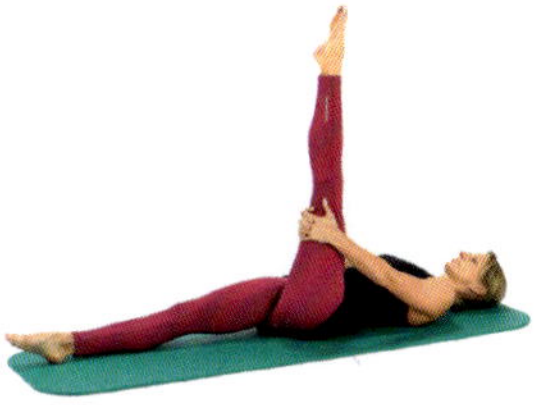

In der maximalen Dehnposition wird ein allmählich ansteigender Haltewiderstand, eine Gegenspannung der Muskulatur, gesetzt.

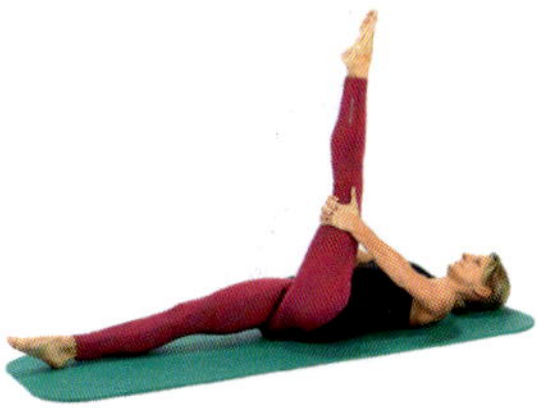

In der folgenden Entspannung wird eine Dehnung über das vorherige Maß hinaus möglich sein.

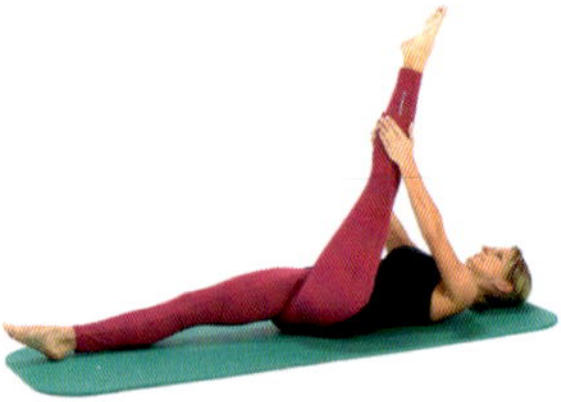

PACINI-Körperchen

Pacini-Rezeptoren lieben die Abwechslung. Alles Wiederkehrende, Gleichförmige, Monotone langweilt sie. Sie lieben schnelle Druckwechsel, Vibrationen, ruckhafte Impulse mit viel Variation.

Übung 1: Partnerarbeit

Partner 1 liegt mit ausgestreckten Beinen entspannt auf dem Rücken.

Partner 2 umfasst mit beiden Händen locker den Knöchel und das Sprunggelenk des liegenden Partners.

A Mit sanftem Zug zieht Partner 2 am Bein des Liegenden. Die Zugbewegung erfolgt synchron mit der Atembewegung der liegenden Person: Gemeinsam mit dem Ausatmen erfolgt der Zug, gemeinsam mit der Einatemphase das sanfte Nachgeben zurück.

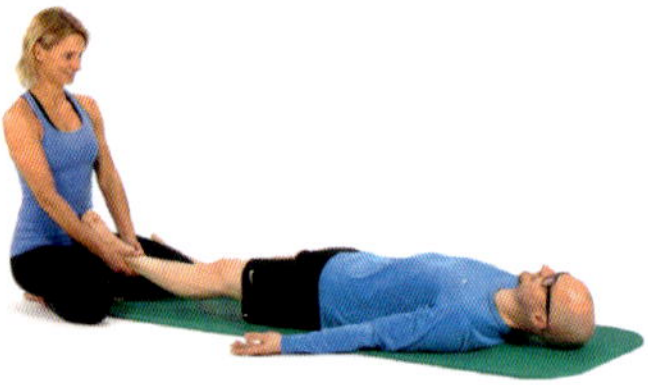

- 5-10 Wiederholungen,
- nachspüren,
- zweites Bein.

B Partner 2 hebt ein Bein des liegenden Partners einige Zentimeter vom Boden ab. Mit leichten Schüttelbewegungen bringt Partner 2 das gehobene Bein zum Vibrieren. Eine gute Resonanz der Faszien, bei gleichzeitiger Muskelentspannung, zeigt sich, wenn die kleinen Vibrationen auch auf der Bauchdecke oder aber im Schultergürtel sichtbar und spürbar sind.

- Ca. eine Minute,
- nachspüren,
- zweites Bein.

Partner 2 umfasst mit beiden Händen locker ein Handgelenk des liegenden Partners.

C Übung A und Übung B werden nun mit dem jeweiligen Arm wiederholt.

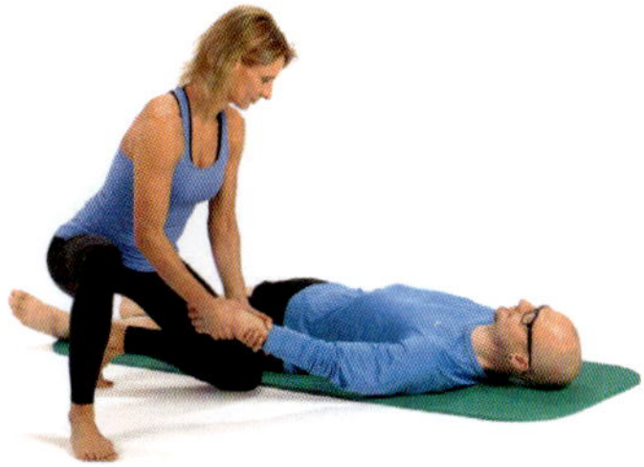

Partner 1 liegt auf dem Bauch.

Partner 2 legt eine Hand flach auf den Übergang der Lendenwirbelsäule zum Becken (Kreuz-Darmbein-Gelenk).

D Die flach aufliegende Hand bringt den liegenden Partner sanft in Schwingungen. Die Handbewegung erfolgt seitlich, d. h., von der einen Körperseite zur anderen wird „geschaukelt".

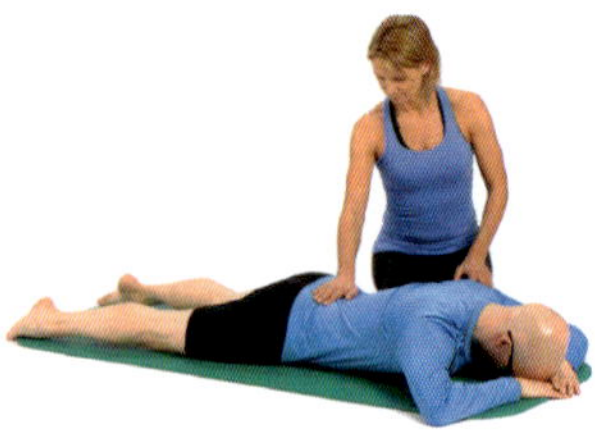

- Ca. eine Minute,
- nachspüren.

Partner 1 (liegender Partner) nimmt bei diesen Übungen die passive Rolle ein. Erfolgreich ist die Übung, wenn Partner 2 die komplette Entspannung (keine Gegenbewegung oder Gegenspannung) von Partner 1 spürt.

Stimulation mit dem Senso Massage Pad®
Leichten Druck und Vibration versetzt die liegende Person in Schwingungen.

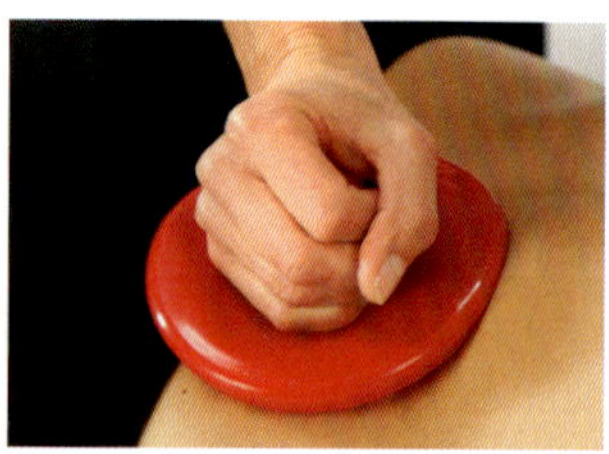

RUFFINI-Körperchen

Die Ruffini-Rezeptoren sind eher ruhige Vertreter unter den Rezeptoren. Lang anhaltender oder auch langsam wechselnder Druck sind ihre Spezialität. Langsame Dehnungen oder auch ruhige, stetige Reize zu signalisieren, gehört zum Aufgabengebiet dieser Rezeptorenart.

EXPERTENBEITRAG

Ralf Blume – Physiotherapeut

Wir, als Physiotherapeuten, können auf die regulierenden Mechanismen der Pacini- und Ruffini-Körperchen über unterschiedliche Massageformen Einfluss nehmen. Dazu nutzen wir Klopfungen, Streichungen, Knetungen und Querdehnungen in unterschiedlichen Intensitäten. Diese richten sich nach der Zielsetzung und können selbst innerhalb einer Behandlung variieren. Um Tonus aufzubauen, werden schnelle, oberflächliche Techniken genutzt – zum Beispiel in der Wettkampfvorbereitung. Langsame, tiefe Griffe dienen der Entspannung der Muskulatur und sind eher nach sportlicher Belastung angezeigt.

A.1 Leichte Tappings mit den Fingerspitzen zur Stimulation der oberflächlichen Hautrezeptoren, zur Schmerzreduktion, Durchblutungsförderung und Spannungsabnahme der Muskulatur.

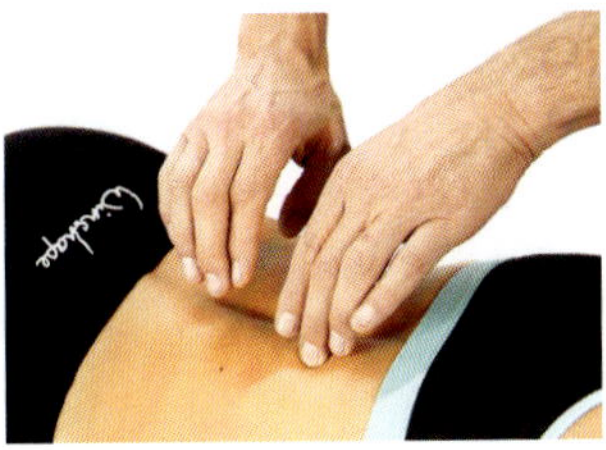

A.2 Tappings mit unterschiedlichen Fingern.

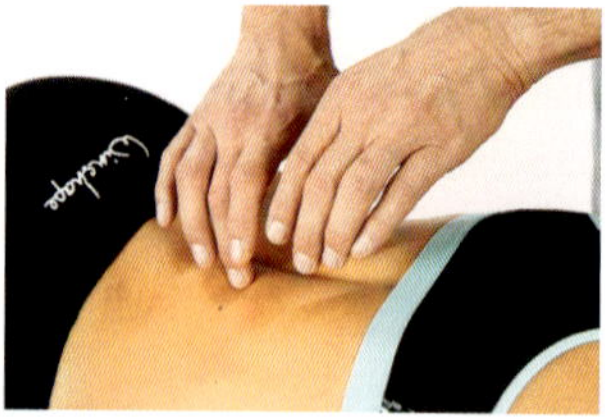

A.3 Variation: Tappings mit zwei Fingern.

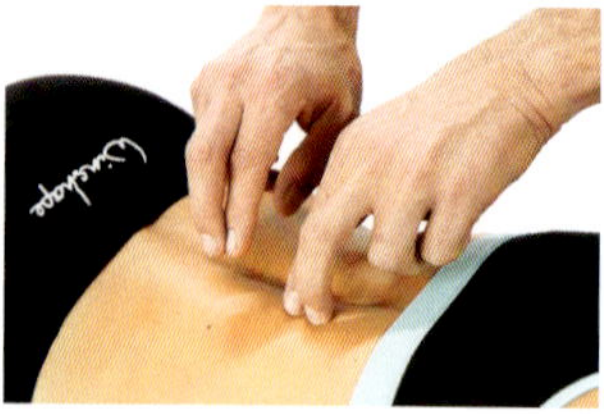

Tappings werden mit gleichbleibender mittlerer Geschwindigkeit angewandt.

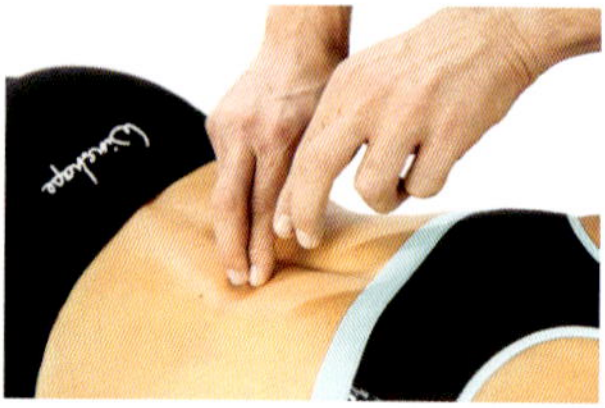

B Knetende Massage (Petrissage) zur Durchblutungsverbesserung und zur Lösung von Verspannungen in Muskulatur und Unterhautbindegewebe.

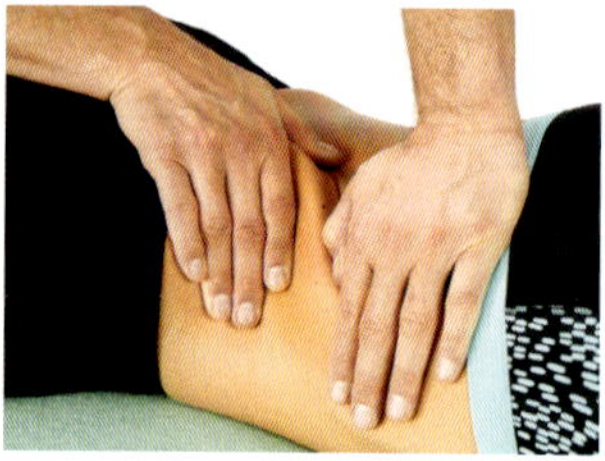

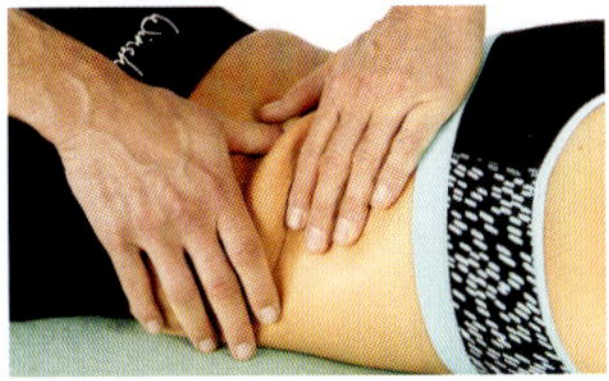

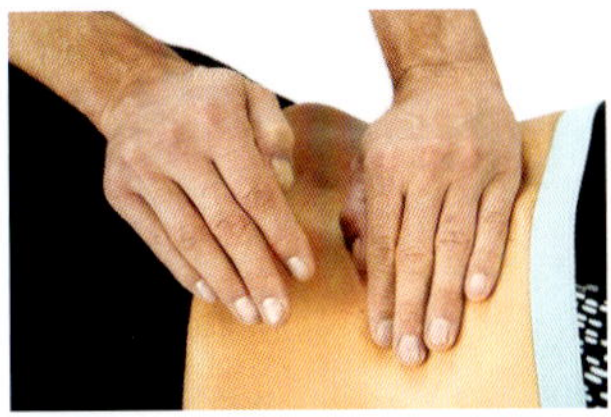

C Tapotements (schwedische Massagetechnik / Trommeln) mit der hohlen Hand wirken durchblutungsverbessernd und spannungssenkend und erreichen ihre Wirkung auch in tiefen Schichten des Körpers.

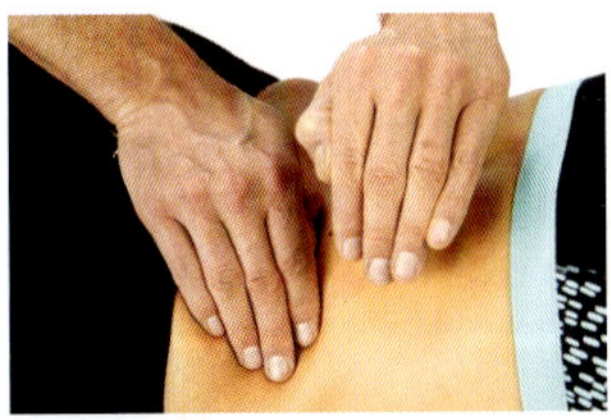

Tapotements wirken im Thoraxbereich schleimlösend auf die Lunge.

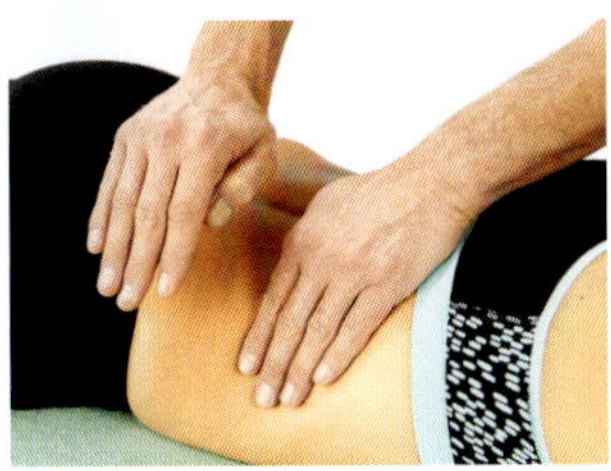

Tapotements mit der flachen Hand wirken eher in den oberflächlichen Schichten und dem Unterhautbindegewebe durchblutungsfördernd.

Tapotements mit der flachen Hand.

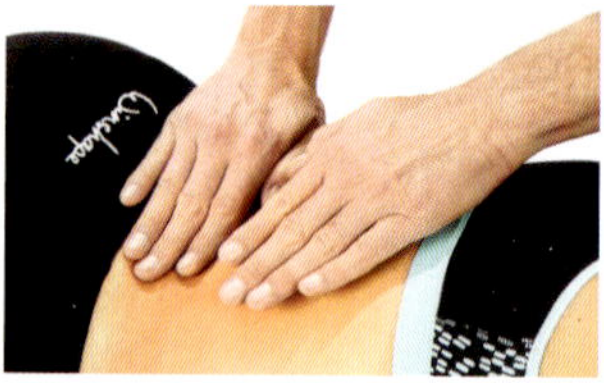

D Bindegewebige Lösegriffe wirken lokal durchblutungssteigernd und regulierend auf die Gewebeelastizität. Sie können auch über vegetative Regulationsmechanismen Einfluss auf innere Organe haben.

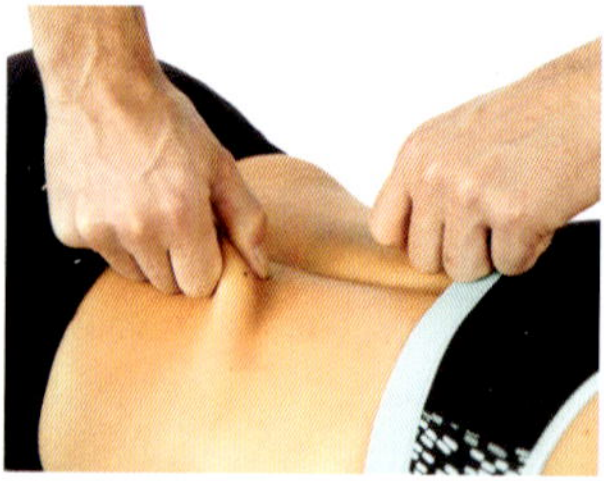

E Petrissage (hier Friktion) an der Wade. Tiefe Walkungen und Knetungen lösen Verspannungen und Verhärtungen.

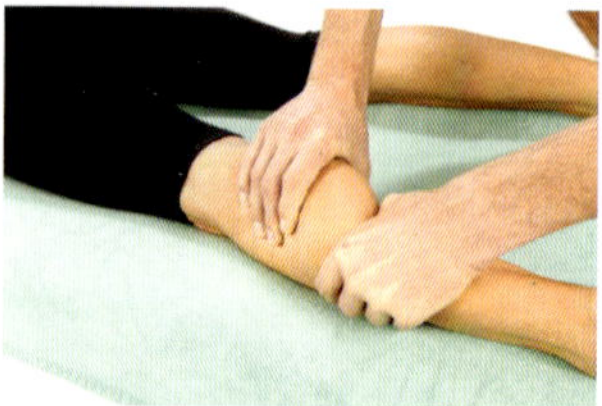

F Mit großem Druck und sehr geringem Tempo werden verdrehte Gewebeschichten entspannt.

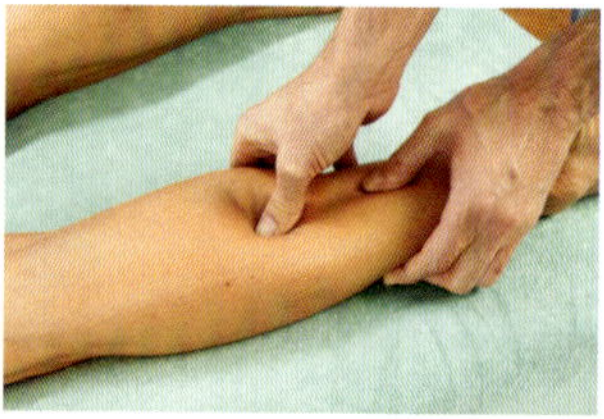

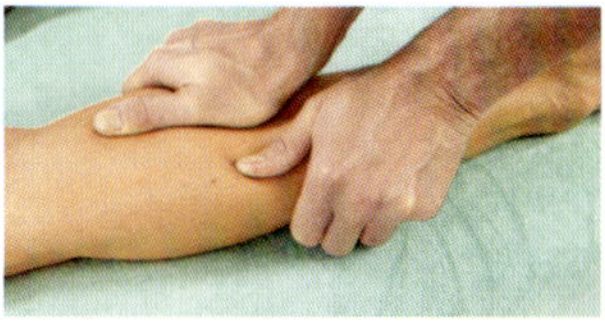

G Beidhändige Querdehnung der Wadenmuskel mit den Daumenballen.

Übung 1: Partnerarbeit
Partner 1 liegt in Bauchlage.

Partner 2 wendet Druckmassagetechniken an.

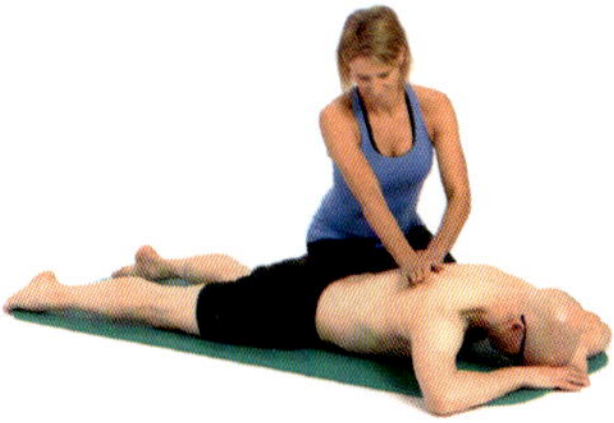

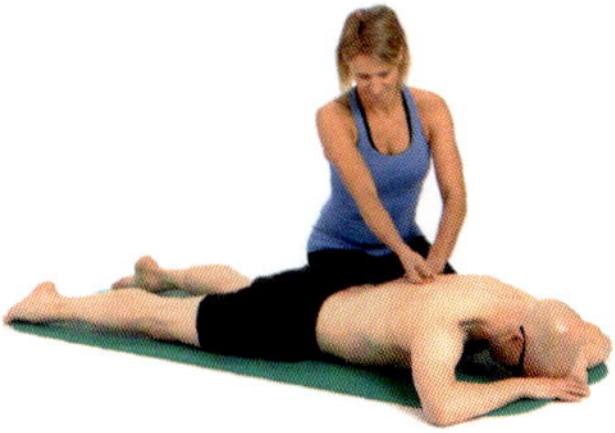

A Von der Wirbelsäule (Dornfortsätze) ausgehend, wird mit den Daumen, den Fingerknöcheln oder dem Handballen diagonal nach außen gestrichen.

Entscheidend ist:

- ein Druck, der ein „Wohlweh" verspricht
- das diagonale Arbeiten, welches mit Scherkräften auf die faszialen Strukturen wirkt
- und das langsame Arbeiten (1 cm pro Atemzug!).

B Eine weitere Möglichkeit ist das Arbeiten mit der **Foamroll®**. Dabei wird flächiger, langsamer Druck über die entsprechende Foamroll® oder einen Foamball aufgebaut.

Langsame Roll- und Massagetechniken können die Stimulation der Ruffini-Rezeptoren fördern und so detonisieren, entspannen.

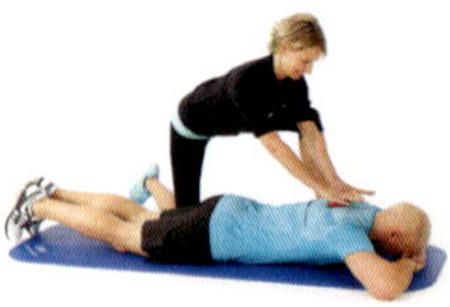

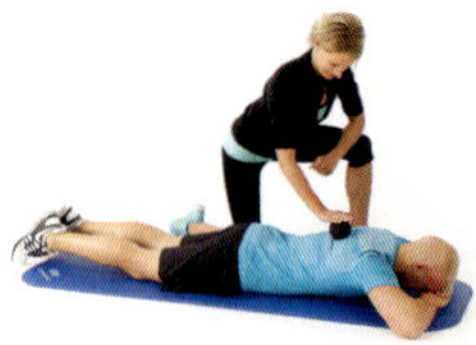

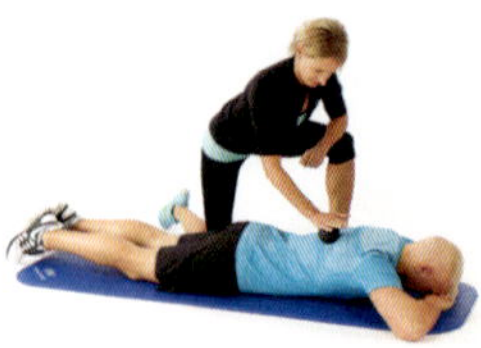

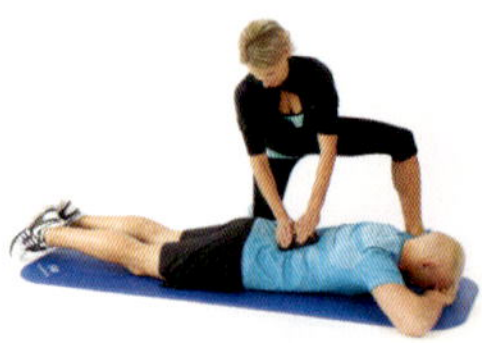

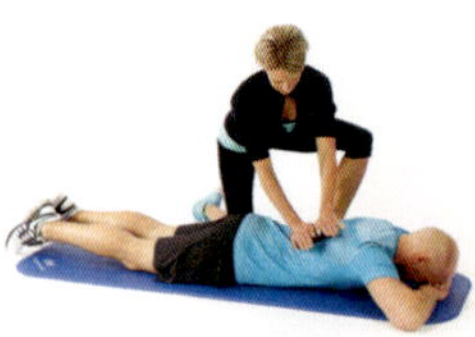

Eigenmassage:
Arbeiten Sie mit einer kleinen Foamroll, Foamball oder Tennisball.

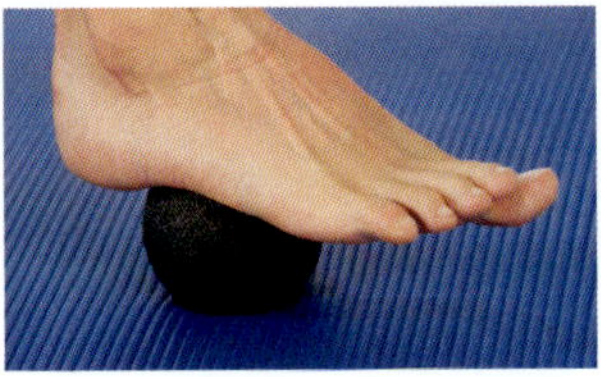
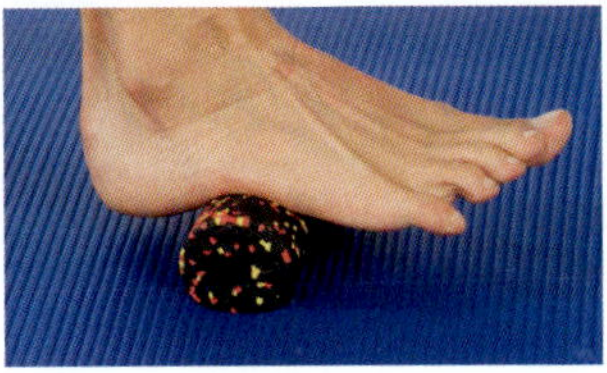

Arbeiten Sie mit einer kleinen Foamroll, Foamball oder Tennisball

Schmelzen Sie mit etwas Druck in das Gerät hinein, bis Sie eine Art Wohlweh verspüren. Verschieben Sie diesen Druck langsam in verschiedene Richtungen.

Interstitielle Rezeptoren
Die „Alleskönner" unter den Rezeptoren.

Wichtig für Sie ist die Bewegungs- und Erlebnisvielfalt!

Das Wechseln von Geschwindigkeiten, die Variationen des Impacts, die Veränderung von Abfolgen, die Interaktion von neuen Bewegungsabläufen spielt eine große Rolle.

KAPITEL 5

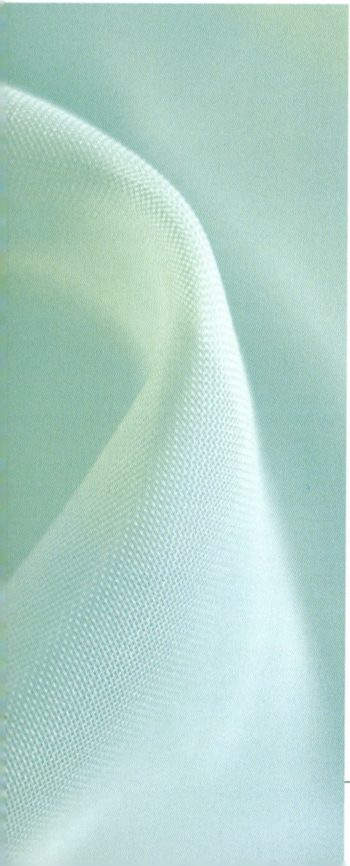

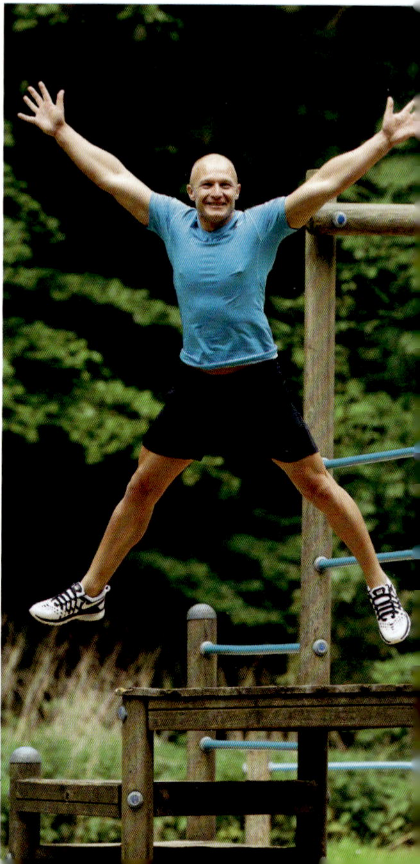

V RESÜMEE – NICHT OHNE MEINE FASZIEN

Faszien – das allumfassende, überall präsente, mit unzähligen Aufgaben versehene Organ.

Vier Trainingssäulen mit fünf Trainingszielen wurden in diesem Buch beschrieben. Sie zeigen, dass das in seinen Bestandteilen und Funktionen lange Zeit nicht ernst genommene Gewebe die neu gewonnene Aufmerksamkeit mehr als verdient. Wir können unsere Faszien nicht zu Hause lassen und ohne sie trainieren gehen. Wir tragen sie mit uns, sie sind ein Teil einer jeder Bewegung, eines jeden Atemzuges.

Die Faszien – sie begrenzen, unterstützen und versorgen.

Lassen Sie uns beginnen, uns um die Faszien zu sorgen, sie in den Trainingskontext zu integrieren.

Die physiologische Trilogie aus Muskeln, Nerven und dem Herz-Kreislauf-System ...

MUSKELN

Physiologische Komponenten des Trainings

NERVEN

HERZ-KREISLAUF-SYSTEM

Abb 25: Physiologische Trilogie

... wird zur Quadratur der Trainingsbasis.

MUSKELN

FASZIEN

Physiologische Komponenten des Trainings

NERVEN

HERZ-KREISLAUF-SYSTEM

Abb 26: Quadratur der Trainingsbasis

Alle konditionellen oder auch koordinativen Fähigkeiten bauen auf diesen vier physiologischen Systemen auf.

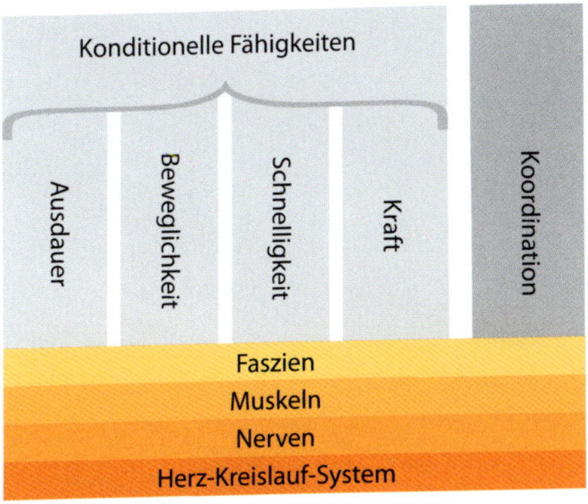

Abb 27: Physiologische Basis

Keine der genannten koordinativen oder konditionellen Fähigkeiten wird im Trainingsprozess einen Basisbaustein vernachlässigen dürfen. Lediglich der Anteil einer Fähigkeit kann trainingsbedingt variieren.

So sind Marathonläufer gut beraten, wenn sie ihren Trainingsschwerpunkt auf die Ausdauer legen und ein Training für die Elastizität der Faszien ergänzen, damit die Speicherkapazität des Kollagens optimal genutzt werden kann.

Bodybuilder hingegen legen ihren Schwerpunkt auf das intensive Krafttraining zur Querschnittserweiterung (Hypertrophie) des Muskels und ergänzen ein Training, welches zusätzlich die kollagenen Anteile der Faszien zur Neuausrichtung stimuliert.

Balletttänzer trainieren ihre Beweglichkeit. Ihr Training beinhaltet ein fasziales Training mit den Komponenten: Kollagenausrichtung (Scherengitter- und Wellenform), Spannungsunterstützung (Myofibroblasten, Kommunikation) und Erweiterung des neuralen Toleranzbereichs der steuernden Nerven.

Nicht ohne meine Faszien!

Dies sind nur einige sportspezifische Beispiele. Im Alltag und zum Gesunderhalt des Körpers steht das Versorgungssystem der Matrix auf der obersten Prioritätsstufe.

Drei Schlagwörter unserer Zeit –

Salutogenese	(der Gesunderhalt unseres Körpers)
Resilienz	(die Widerstandsfähigkeit)
Embodiment	(das „Sich-zu-Hause-Fühlen und -Sein" im eigenen Körper)

– benennen eine zeitgemäße und untrennbare Einheit!

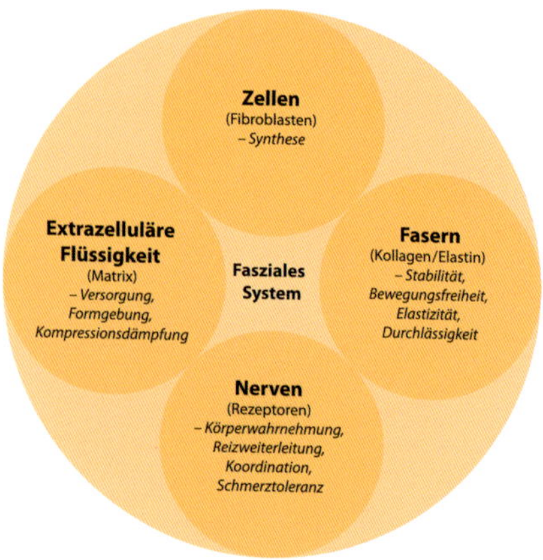

Abb 28.: Fasziales System

Das fasziale System bildet die Basis dafür.

Sie benötigen Aufmerksamkeit, Pflege und Stimulation in ihren einzelnen Bestandteilen:

Das Leben wird globaler, das Training ganzheitlicher.

Die Faszien führen uns auf einen wunderbaren, von Bewegung geprägten Weg der Achtsamkeit, Bewegungsfreude, Gesundheit und Belastungsfähigkeit.

KAPITEL 6

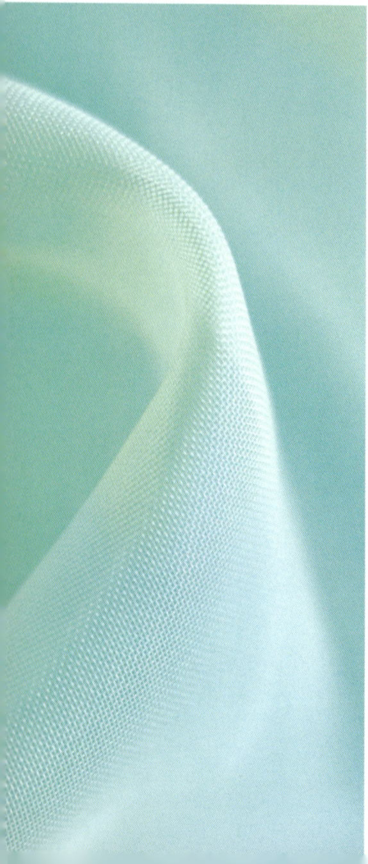

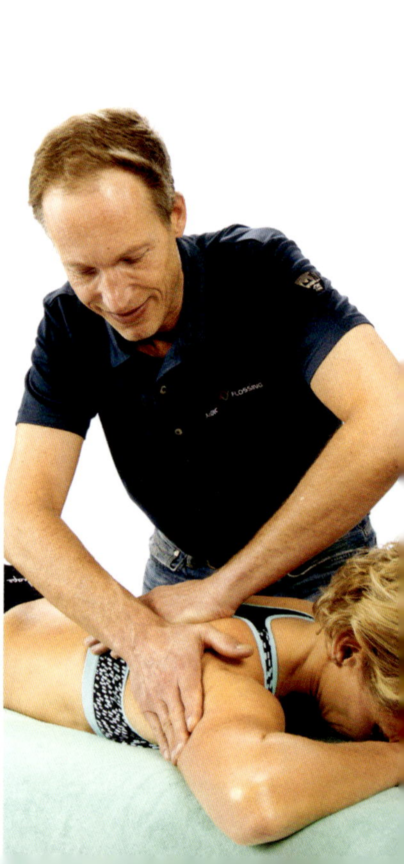

VI THERAPEUTISCHE BEHANDLUNGS- UND BEWEGUNGS-MODELLE

Für einen kleinen Überblick über die Vielfältigkeit der Möglichkeiten zur Behandlung und Bewegung sollen im Folgenden einige Anwendungsfelder beschrieben werden, die ihren Schwerpunkt auf das fasziale Gewebe legen.

Therapeutische Behandlungsmodelle

Osteopathie

Begründer ist Andrew Taylor Still (1828-1917). Er entwickelte die Behandlungsmethode bereits Ende des 19. Jahrhunderts. Seine Techniken basieren auf der Stimulation faszialer Strukturen (schwerpunktmäßig viszeraler Faszien), um Heilungsprozesse zu beschleunigen oder aber in Gang zu setzen. Das Ziel ist es, fasziale Spannungsfelder aufzuspüren und diese zu lösen.

FDM (Faszien-Distorsions-Modell)

Diese Behandlungsmethode wurde in den 1990er-Jahren von Stephen Typaldos (Osteopath und Mediziner, geboren 1957) entwickelt. Er führt Spannungszunahmen, Störungen, Krankheiten, Schmerzen auf die Verdrehung faszialer Strukturen zurück. Durch das Lösen der Torsion kann sich das Gleichgewicht des Körpers wieder einstellen und die Beschwerden verschwinden.

Rolfing-Methode

Ida Rolf (1896-1979), als amerikanische Biochemikerin (mit Tätigkeiten in der Osteopathie, Yoga und Homöopathie) setzte die Faszien schon Mitte des vergangenen Jahrhunderts in Szene. Schmerzen und Fehlhaltungen wurden auf Störungen des Bindegewebes zurückgeführt. Ihr Therapiemodell umfasst 10 Sitzungen mit einer Kombination aus Bewegung, Haltungstraining und Massage.

Bindegewebsmassagen

Verschiedene Drucktechniken wirken als mechanische Stimulation auf die Fibroblasten und regen sie zur Synthese an. Als Folge wird mehr Flüssigkeit gebunden. Ebenso reagiert die Bindegewebsflüssigkeit durch das Druckpunktverschieben mit entsprechendem Fluid-Share, was, der Geschwindigkeit folgend, eher anregend oder entspannend wirken kann. Über die Zonen der Haut (vornehmlich des Rückens) wird zudem (oder in erster Linie – so die Basis der Technik) in sekundärer Kette, Einfluss auf die Organe genommen.

Trigger-Punkt-Therapie

Triggerpunkte sind lokal begrenzte, meist von Schmerzen besetzte Bereiche innerhalb der Muskulatur und/oder faszialem Gewebe. Diese Knötchen können stecknadel- bis walnussgroß sein.

Mit kräftigen manuellen Druckanwendungen kann spontan Entspannung und Schmerzminderung entstehen.

Akupunktur

Akupunktur ist eine besondere Form der Therapie. Sie beruht auf dem Energiesystem des Menschen und gilt als übergeordnete Regulationstherapie, der alle anderen Systeme, wie Kreislauf und Nervensystem, untergeordnet sind. Mittels sehr feiner Nadeln werden bestimmte Schleusentore der Energiebahnen geflutet oder geschlossen – je nachdem, ob man Energie zu- oder abführen möchte. Heute weiß man, dass dieser gesteigerte Energiefluss sehr wohl etwas mit Faszien gemeinsam hat. Die Akupunkturnadeln, die in das Bindegewebe gestochen und dann leicht gedreht werden, veranlassen, dass sich Kollagenstränge um die Nadel winden, was eine gesteigerte Dehnspannung auf die Fibroblasten wirken lässt und sie zur Synthese anregt.

Medical Flossing

Schmerzlinderung und Bewegungsverbesserung über Einflussnahme auf das zirkulatorische und sensomotorische System durch Okklusion.

Dry Needling

Hier wird in bestimmte Punkte der verspannten Muskulatur (Triggerpunkte) eine Nadel gestochen, die bis zur Entspannung des jeweiligen Bereichs appliziert bleibt. Ursprünglich wurden Medikamente in diese Punkte injiziert, die die Spannung des Muskels reduzieren sollten –, bis man feststellte, dass alleine der mechanische Reiz der Nadel dazu schon imstande war.

Bewegungs-(therapeutische) Modelle

Gemeinsam mit den wachsenden Erkenntnissen über die Anpassungsmöglichkeiten der Faszien entwickeln sich Trainingskonzepte, die ihren Hauptfokus auf das Bindegewebe legen oder aber das Wissen um dessen Anatomie und Physiologie verstärkt integrieren.

Einige Programme, bei denen die Umsetzung sehr gut gelungen ist, sollen hier genannt werden:

Fascial Stretch

www.gunda-slomka.de

Mit dem Wissen um fasziale Strukturen verändert sich die Methodik und Zielstellung des Dehnens. Einige „althergebrachte" Meinungen müssen überdacht werden. Sogenannte *Verkürzungen* sind keine Bewegungseinschränkungen einzelner Muskeln, im Sinne von Kontraktionsrückständen im Aktin-Myosin-Komplex. Auch eine rein neural gesteuerte Bewegungseinschränkung kann ausgeschlossen werden. Kurze, bewegungsbegrenzende, feste Strukturen resultieren, so zeigt es die Faszienforschung, aus dem Bindegewebe – zum einen aus dem Kollagennetzwerk, welches „verbacken" sein kann, oder eines verringerten Flüssigkeitsanteil in der Matrix zufolge, sowie möglicherweise als verminderte neurale Toleranz der im Bindegewebe befindlichen Nerven.

Fascial Stretch legt alle anatomisch-physiologischen Erkenntnisse zugrunde und setzt umfassende Trainingsreize für das fasziale Netzwerk des Körpers.

Bewegter Rücken

www.gunda-slomka.de

Das Konzept „Bewegter Rücken" ist ein „faszinierendes" Trainingserlebnis mit fließenden, harmonischen Bewegungen und stellt eine moderne Form des Haltungs- und Rückentrainings dar. Es integriert die neuen Denkmodelle aus der Faszienforschung. Ziel ist es, den Körper als Einheit zu sehen und auf alle Strukturen und deren Vernetzung untereinander einzugehen. Im Spiel zwischen Spannung und Entspannung, zwischen Kraft, Elastizität und Gelöstheit, werden stimulierende Reize für die Muskeln, die Nerven und für die Faszien gesetzt, um so zu mehr Beschwerdefreiheit, Belastbarkeit und Geschmeidigkeit im Alltag zu führen. Dieses von Musik geführte und durch Bewegungsflows geprägte, harmonisch fließende Bewegungsprogramm ist in Zusammenarbeit mit der Euro Education Fitnessschool entstanden.

Yoga – ein tantrischer Tanz

www.christiane-wolff.de

Das seit Jahrtausenden praktizierte Yoga gilt als einzigartiger Weg zum Ausgleich und zur Lebensfreude. **Yoga** wird übersetzt mit **verbinden** oder **Beziehung**. In Einklang zu sein, ist eine wunderbare Erfahrung. Sie beruht darauf, Körper, Geist und Seele zu vereinigen und sich selbst in Verbundenheit mit der Natur und als ein Teil einer Gemeinschaft zu erleben.

Die Wurzeln des Hatha-Yogas, einer körperorientierten Form des Yogas, gehen zurück auf das tantrische Weltbild. Darin sind das Relative und das Absolute untrennbar. Der Sanskritbegriff **Tantra** bedeutet **Gewebe, Kontinuum, Zusammenhang**. Mikrokosmos und Makrokosmos sind im Tantrismus miteinander verwoben. So kann der Körper als Mittel zur Selbsterfahrung genutzt und geschätzt werden.

Eine konzentrative, meditative Verbindung zum inneren Fasziennetzwerk vertieft die Yogapraxis und erweitert das Bewusstsein. Der „Körperweg" der Faszienfitness ist aus Sicht des Tantra eine Hingabe an die kosmische Schwingung.

Die Erkenntnisse der Faszienforschung ermöglichen es, über den grobstofflichen Körper hinauszugehen und eine spirituelle Ausrichtung zu berücksichtigen. Raum, Klang, Schwingung und Achtsamkeit laden ein, sich auf unterschiedlichen Ebenen zu bewegen und Verbundenheit zu erfahren. Im Flowing Om Yoga verbinden sich die Prinzipien der Spiraldynamik® mit der Faszienforschung und dem philosophischen und spirituellen Wissen.

TriloChi®

Faszien & Meridiane – ein starkes Team im TriloChi®

Michaela Busch – www.trilochi.de

TriloChi®

Das ganzheitliche Bewegungs- und Energiekonzept „TriloChi" basiert auf der Traditionellen Chinesischen Medizin. Die sinnlichen und achtsam ausgeführten Bewegungen wirken harmonisierend auf Körper, Geist, Seele und Emotionen und aktivieren den Energiefluss im Körper entlang der Meridiane. Die TriloChi-Methode integriert den Ansatz der Faszienforschung und nutzt die wissenschaftlichen Erkenntnisse, um die Einflussnahme und Wirkung von Bewegungen auf den physischen Körper besser zu verstehen.

In der TriloChi®-Methode verschmelzen die unterschiedlichen Betrachtungsweisen der Faszien (Yang) und der Meridiane (Yin) im „Körperhaus" Mensch zu einer Einheit (Dao). Sie nähren, tragen und schützen sich gegenseitig. Als Einheit ebnen sie uns den Weg zu innerer Erkenntnis und tiefem Wissen.

Fascial Walk

Markus Roßmann – www.fascial-walk.com

Die aktuellen Ergebnisse aus der Faszien- und Muskelforschung haben ergeben, dass das richtige und bewusste Gehen mit die gesündeste Bewegungsform für unseren Körper ist. Eine tragende Rolle dabei spielt das bisher völlig in der Bedeutung unterschätzte Fasziennetz im Körper. Das Organ Faszie verändert das Verständnis für das funktionelle, richtige Gehen. Unter Einbezug der Gewebeformen wird die Alltagsbewegung Gehen eine Quelle der Energie und Gesundheit. Mehr Effektivität, mehr Ausstrahlung und weniger Zeitaufwand sind markante Merkmale der Methode.

Fascial Walk ist keine vorgegebene Gehtechnik, sondern passt sich den individuellen Strukturen eines jeden Menschen an. Darin verbirgt sich der große Unterschied zu anderen Gehmethoden und auch die große Chance, einen anderen Weg zu finden, mit seinen Körper Frieden zu schließen und wieder Freude an der so wichtigen „Bewegung" zu finden.

Fascial Run

Markus Roßmann

Laufen ist gesund – ***Fascial Run*** ist gesünder!

Joggen/Laufen ist immer noch die aktive Gesundheitsvorsorge Nummer eins. Laufen hat aber einen großen Nachteil: Die Belastung der Gelenke ist hoch. Wissenschaftliche Erkenntnisse zeigen, dass es wichtig ist, möglichst viele Gelenke ihren Möglichkeiten und Freiheitsgraden entsprechend regelmäßig durchzubewegen.

Fascial Run ist ein Laufkonzept, bei dem nicht nur die Herz-Kreislauf-Funktionen trainiert werden, sondern der komplette Bewegungsapparat (Knochen, Bänder, Sehnen, Muskeln, und Faszien).

Fascial Run ist effektiv und macht viel Spaß.

LITERATURVERZEICHNIS

- Albrecht, K. et al. (1997). *Stretching. Das Expertenhandbuch.* Heidelberg. Haug Verlag.
- Berg, F. van den (2011). *Angewandte Physiologie 1. Bindegewebe des ... Bewegungsapparates verstehen und beeinflussen.* 3. Auflage. Stuttgart. Thieme Verlag.
- Boyle, M. (2011). *Functional Training. Neue Trainingstechniken für Trainer und Athleten.* München. Riva Verlag.
- Brecklinghaus, H.-G. (2009). *Rolfing – Strukturelle Integration. Was die Methode kann, wie sie wirkt und wem sie hilft.* Grundelfingen. Lebenshaus Verlag.
- Brecklinghaus, H.-G. (2010). *Rolfing Movement. Die Praxis für den Alltag.* Books on Demand. Lebenshaus Verlag, Grundelfingen. Lebenshaus Verlag.
- Dalton, E. et al. (2011), *Dynamic body. Exploring form. Expending function.* Freedom from Pain Institut.
- Freiwald, J. (2009). *Optimales Dehnen. Sport – Prävention – Rehabilitation. Balingen.* Spitta Verlag.
- Galloway, J. (2002). *Galloway's Book on Running.* Shelter Publications, Bolinas, CA, USA.
- Geiger, A. (2009). *Faszien – Schlüssel zur Stabilität, Sensomotorik und Symmetrie. Die Auswirkungen der orthopathischen Behandlung nach dem Faszien-Distorsions-Modell (FDM) von Stephan Typaldos, d. O., auf den aufrechten Stand.* Saarbrücken. Books on Demand.
- Gengnagel ,Ch. (2202). Arbeitsblatt der Technische Universität München, Fakultät für Architektur Lehrstuhl für Hochbaustatik und Tragwerksplanung .
- Güllich, A. & Krüger, M. (Hrsg.). (2013). *Sport. Das Lehrbuch für das Sportstudium.* Heidelberg. Springer Verlag.

- Hodges, P. W. & Richardson, C. A. (1996). Inefficient muscular stabilization of the lumbar spine associated with low back pain. A motor control evaluation of transversus abdominis. *Spine, 21* (22), 2640-2650.
- Hoheisel, U., Taguchi, T. & Mense, S. (2012). Nociception: *The thoracolumbar fascia as a sensory organ.* In R. Schleip, T. W. Findley, L. Chaitow & P. A. Huijing (Eds.), *Fascia: The Tensional Network of the Human Body* (pp. 95-101). Kidlington: Churchill Livingstone.
- Huijing, P. A., Hollander, P., Findley, T. W. & Schleip, R. (2009). *Fascia research II – Basic science and implications for conventional and complementary health care.* München: Urban & Fischer.
- Kapandji, I. A. (1982). *Funktionelle Anatomie der Gelenke. Rumpf und Wirbelsäule (3).* Stuttgart. Enke Verlag.
- Kjaer, M. et al. (2010). Contraction intensity and feeding affect collagen and myofibrillar protein synthesis rates differently in human skeletal muscle. Am J Physiol Endocrinol Metab. 298: E 257-E269
- Klapp, B. (1978). *Das Klappsche Kriechverfahren.* Stuttgart. Thieme Verlag.
- Kram, R. & Dawson, T. J. (1998). Energetics and biomechanics of locomotion by red kangaroos (Macropus rufus). *Comp Biochem Physiol B Biochem Mol Biol, 120* (1), 41-49.
- Langevin H. M. (2006). Connective tissue: A body-wide signaling network? *Med Hypoth, 66* (6):1074-1077.
- Langevin, H. M. et al. (2009). Ultrasound evidence of altered lumbar connective tissue structur in human subject with chronic low back pain. *BMC Muscoloskelet Disord.*
- Langevin, H. M., Fox, J. R., Koptiuch, C., Badger, G. J., Greenan-Naumann, A. C., Bouffard, N. A. & Henry, S. M. (2011). Reduced thoracolumbar fascia shear strain in human chronic low back pain. *BMC Musculoskelet Disord, 12,* 203.

- Langevin, H. M. & Huijing, P. A. (2009). Communicating about fascia: History, pitfalls and recommendation. *International Journal of Therapeutic Massage and Bodywork, (*1-6).
- Larssen, Chr. (2007). *Die zwölf Grade der Freiheit. Kunst und Wissenschaft menschlicher Bewegungskoordination.* 3. Auflage Petersberg. Verlag Vianova, 3. Auflage.
- Leonhardt, H., Tillmann, B., Töndury, G. & Zilles, K. (Hrsg.). (2003). *Anatomie des Menschen.* Stuttgart. Thieme Verlag.
- Luczak, H. & Thomas, Chr. (2015). Der innere Halt. *GEO*, 2, 96-119.
- Lukas, Chr. (2012). *Faszienbehandlung mit der Blackroll.* Books on Demand.
- McGill, S. (2007). *Low-back-disorders – evidence-based-prevention and -rehabilitation* (2 ed.). Champaign: Human Kinetics.
- Mense, S. (2002). Pathophysiologie des Rückenschmerzes und seine Chronifizierung – Tierexperimentelle Daten und neue Konzepte. *Schmerz, 15* (6), 413-417.
- de Mariee, J. J. (2013). *Dynamik des menschlichen Bindegewebes. Funktion, Schädigung und Wiederherstellung.* München. Urban & Fischer. 2. Auflage
- Myers, W. Th. (2010). *Anatomy Trains. Myofasziale Leitbahnen für Manual- und Bewegungstherapeuten.* 2. Auflage. München. Urban & Fischer Verlag.
- Myers, T. & Frederick, C. (2014). Fasziendehnung. In R. Schleip, T.W. Findley, L. Chaitow & P.A. Huijing (Hrsg.). *Lehrbuch Faszien. Grundlagen - Forschung - Behandlung.* München: Urban & Fischer.
- Panjabi, M. M. (2006). A hypothesis of chronic back pain: Ligament subfailure injuries lead to muscle control dysfunction. *Eur Spine J.*, 15, 668-676.
- Paoletti, S. (2011). *Faszien. Anatomie. Strukturen. Techniken. Spezielle Osteopathie.* Urban & Fischer.

- Rauber, A., von Leonhardt, H., Töndury, G. & Zilles, K. (Hrsg.). (1987). *Anatomie des Menschen. Lehrbuch und Atlas.* Stuttgart. Thieme Verlag.
- Sawicki, G. S., Lewis, C. L. & Ferris, D. P. (2009). It pays to have a spring in your step. *Exerc Sport Sci Rev, 37* (3), 130-138.
- Schleip, R. (2004). *Deutsche Zeitschrift für Osteopathie.* 1, 10-16
- Schleip, R., Naylor, I. L., Ursu, D., Melzer, W., Zorn, A., Wilke, H. J., Lehmann-Horn, F. & Klingler, W. (2006). Passive muscle stiffness may be influenced by active contractility of intramuscular connective tissue. *Med Hypotheses, 1,* 66-71.
- Schleip, R. (2009). *Der aufrechte Mensch. Die besten Übungen für ein gesundes Körperbewusstsein.* München. Südwest Verlag.
- Schleip, R., Duerselen, L., Vleeming, A., Naylor, I. L., Lehmann-Horn, F., Zorn, A., Jaeger, H. & Klingler, W. (2012). Strain hardening of fascia: Static stretching of dense fibrous connective tissues can induce a temporary stiffness increase accompanied by enhanced matrix hydration. *Bodyw Mov Ther .1,* 94-100.
- Schleip, R. et al. (2012). *The tensual network oft the human body.* Elsvier Science.
- Schleip, R., Findley, T. W. Chaitow, L. Huijing, P. A. (2012) *Lehrbuch Faszien. Grundlagen – Behandlung – Forschung.* Urban & Fischer.
- Schleip, R. & Müller, D. G. (2013). *Journal of Bodywork am Movement Therapies.* Elsevier.
- Schleip, R. & Müller, D. (2013). *Faszientraining. Theorie und Praxis zum Aufbau eines geschmeidig-kraftvollen Bindegewebes.* Ausbildungsbegleitendes Manual.
- Schleip, R. & Bayer, J. (2014). *Faszien Fitness. Vital, elastisch, dynamisch in Alltag und Sport.* Riva Verlag.
- Schwind, P. (2003). *Alles im Lot. Einführung in die Rolfing-Methode.* München. Knaur Verlag.

- Schwind, P. (2009). *Faszien- und Membrantechnik. Handbuch für die Praxis.* München. Urban & Fischer Verlag. 2. Auflage.
- Schwind, P. (2014). *Faszien. Das Gewebe des Lebens.* Irsana Verlag.
- Slomka, G. & Regelin, P. (2005). *Stretching – aber richtig!.* München. Blv-Verlag.
- Staubesand, J. (1996). Zum Feinbau der Fasia cruris mit besonderer Berücksichtigung epi- und intrafaszialer Nerven. *Manuelle Medizin 34*, 196-200.
- Staubesand, J., Baumbach, K. U. K. & Li, Y. (1997). La structure fine de l'aponévrose jambière. *Phlebologie 50,* 105e113.
- Stecco, C. & Stecco, A. (2012). *Deep fascia of the lower limbs fascia: The tensional network of the human body* (Vol. 1, pp. 31-35). Edingburgh: Elsevier.
- Stecco, C. & Stecco, A. (2012). Fascial manipulation. Fascia: The tensional network of the human body. Edinburgh: *Elsevier. ,1,* 335-342.
- Tesarz, J., Hoheisel, U. & Mense, S. (2009). The innervation of the fascia thoracolumbalis. In: P.A. Huijing, P. Hollander, T.W. Findley, R. Schleip. *Fascia research – basic science and implications for conventional and complementary health care.* München: Elsevier Science.
- Tesarz, J. (2010). Die Fascia thoracolumbalis als potenzielle Ursache für Rückenschmerzen: anatomische Grundlagen und klinische Aspekte. *Osteopathische Medizin*; 1, 28-34, Elsevier GmbH – Urban & Fischer.
- Thömmes, F. (2013). *Faszientraining. Physiologische Grundlagen, Trainingsprinzipien, Anwendung im Team- und Ausdauersport sowie Einsatz in Prävention und Rehabilitation.* München. Copress Verlag.
- Tittel, K. (1985). *Beschreibende funktionelle Anatomie des Menschen.* 10. Auflage. Stuttgart. Gustav Fischer Verlag.

- Weineck, J. (1990). *Optimales Training. Leistungsphysiologische Trainingslehre unter besonderer Berücksichtigung des Kinder- und Jungendtrainings.* 7. Auflage. Erlangen. Perimed Fachbuch.
- Werbeck, B. & Spirgi-Gantert, I. (1996). *Funktionelle Bewegungslehre nach Susanne Klein-Vogelbach. Bewegung und lernen.* Berlin. Heidelberg. New York. Springer Verlag. 5. Auflage.
- Wiemann, K. (1991). Beeinflussung muskulärer Parameter durch ein zehnwöchiges Dehnungstraining. *Sportwissenschaft, 21,* 295-306.
- Wiemann, K., Klee, A. & Stratman, M. (1999). Filamentäre Quellen der Muskel-Ruhespannung und die Behandlung muskulärer Dysbalancen. *Krankengymnastik, 51*, 628-649.
- Woldt, J. & Suchy, R. (2001). *Bewegen mit den 5 Elementen. Mit einfachen Übungen Leib und Seele in Einklang bringen.* Darmstadt. Schirner Verlag.
- Yahia, L. H. et al. (1993). Viscal elastic properties oft he human lunbodorsal dascia. *J. biomed.Eng.*, *9*, 425-429.
- Zenz, M. & Jurna, I. (2001). *Lehrbuch der Schmerztherapie. Grundlagen, Theorie für Aus- und Weiterbildung.* 2. Auflage Stuttgart. Wissenschaftliche Verlagsgesellschaft.
- Zichner, L., Engelhardt, M. & Freiwald, J. (1994). *Sensibles, integratives und messbares Organ.* Frankfurt. Ciba Geigy Verlag.

Ergänzende Medien

DVD – Fascia in Motion/Faszien in Bewegung (2013)
Producer: www.european-musicstore.de
Bezugsquelle: g.slomka@4more-education.de

DVD – Modern Stretching (2010)
Producer: www.more-ya.de
Bezugsquelle: g.slomka@4more-education.de

DVD – *Bewegter Rücken* Vol.I (2013) / Vol.II (2014)
Producer: www. european-musicstore.de
Bezugsquelle: g.slomka@4more-education.de

Kontakt:

Gunda Slomka, 4more education®
Pro Sport GmbH
E-mail: g.slomka@4more-education.de
Web: www.gunda-slomka.de

Faszien in Bewegung.
Bücher für die Bewegung!

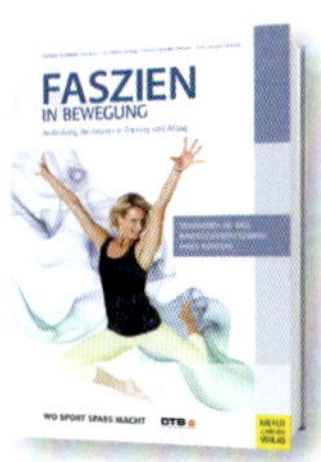

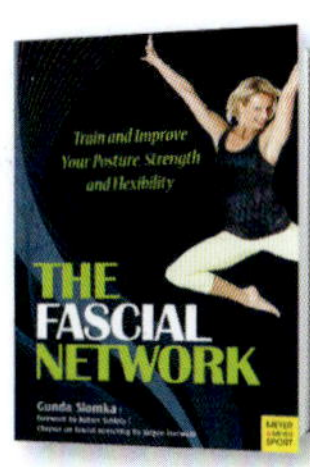

BILDNACHWEIS:

Covergestaltung:	Eva Feldmann
Coverfoto:	Volker Minkus
Umschlaggestaltung:	Sannah Inderelst
Satz:	Eva Feldmann, Sannah Inderelst
Fotos Innenteil:	Volker Minkus – www.minkus-images.de S. 36 Fotolia – © K.Anisko S. 53 Abb. 6 – verändert nach Fotolia – © Matthew Cole S. 73, 74 Thinkstock – Kollektion: iStock, Fotograf: Maridav S. 169 Thinkstock – Kollektion: iStock, Fotograf: defun
Grafiken:	Sonja Kirsch, München S. 123-126 Grafiken entnommen aus Anatomy Trains 2/E, (ISBN 9780443102837), Myers et al (ed), (S. 90, 120, 142, 162), Copyright Elsevier, 2009
Lektorat:	Dr. Irmgard Jaeger

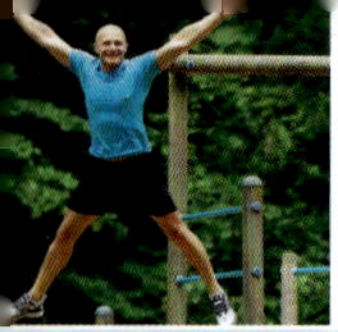

SO HALTEN SIE SICH FIT!

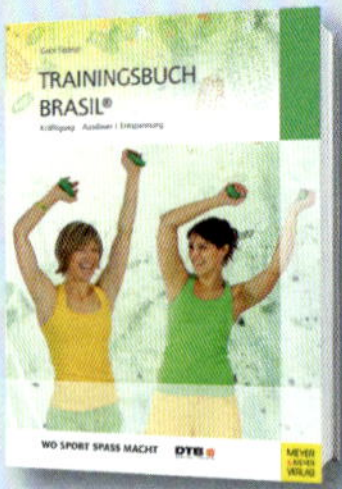

Gabi Fastner
TRAININGSBUCH BRASIL®
ISBN 978-3-89899-832-1
€ [D] 16,95/€ [A] 17,50

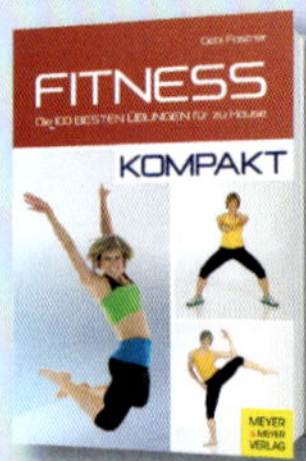

Gabi Fastner
FITNESS KOMPAKT
ISBN 978-3-89899-965-6
€ [D] 9,95/€ [A] 10,30

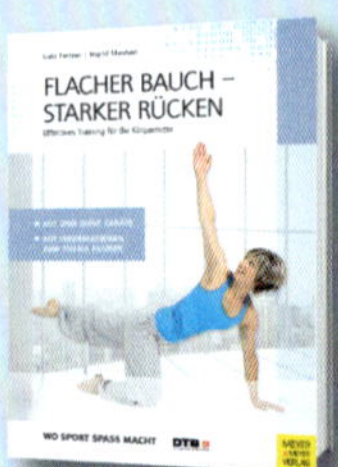

Gabi Fastner
FLACHER BAUCH –
STARKER RÜCKEN
ISBN 978-3-89899-887-1
€ [D] 19,95/€ [A] 20,60

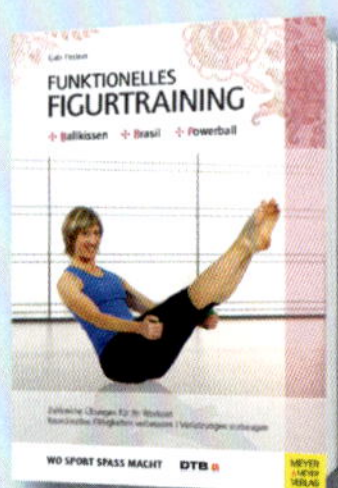

Gabi Fastner
FUNKTIONELLES
FIGURTRAINING
ISBN 978-3-89899-752-2
€ [D] 19,95/€ [A] 20,60

Alle Bücher auch als E-Books erhältlich.